INHALT

VORWORT

»Geht es uns gut, dann strahlen wir das aus –
im Innen sowie im Außen.«

Mehr Energie, Leichtigkeit, Lebensfreude und ein natürliches Strahlen – das wünschen wir uns alle. Doch wie funktioniert das? Wie schaffen wir es, täglich unsere volle Energie zu entfalten, in Balance zu bleiben und diese innere Zufriedenheit auch im Außen auszustrahlen?

Eigentlich ist das gar nicht so schwer, und in der Theorie wissen wir auch, wie es geht: Dass eine gesunde Ernährung und regelmäßige Bewegung wichtig sind, dass Auszeiten uns darin unterstützen, mehr im Hier und Jetzt zu leben und jeden Augenblick bewusst wahrzunehmen. Und doch leben wir nicht so, weil in der Hektik des Alltags schnell alles andere wichtiger wird: der Job, der auf uns wartet, dringliche Termine, die anstehen, die Rechnungen, die bezahlt und abgelegt werden müssen. Kurzum: Wir sind oftmals so sehr damit beschäftigt, im Rad des Lebens mitzuschwingen, dass die Dinge aus der Balance geraten. Wer am Ende auf der Strecke bleibt, sind wir. Bestimmt kennst du diese Phasen auch? Jedem Anspruch gerecht zu werden und gleichzeitig gut für sich selbst zu sorgen, fällt nicht leicht. Auch ich kenne diese Momente. Um besser auf mich aufzupassen, habe ich vor vielen Jahren beschlossen, die Stopp-Taste zu drücken. Ich wollte bewusst innehalten, meine Bedürfnisse wieder wahrnehmen, mich besser um meinen Körper kümmern, mich von Ballast lösen und ehrliche Selbstfürsorge betreiben. Die Benefits spürte ich schnell. Ich fühlte mich leichter, klarer, hatte wieder mehr Energie, fühlte mich nicht mehr fremdbestimmt und konnte den Dingen des Alltags wieder gelassener begegnen.

Sehnst du dich auch danach? Hierfür kann es hilfreich sein, einen klaren Schnitt zu machen. Das Schöne: Oftmals reichen bereits kleinere Anpassungen, die du in deinen Alltag integrierst. Im Laufe der Jahre habe ich hieraus mein Naturally Good® Easy-Detox-Programm entwickelt. Mein Wissen und meine eigenen positiven Erfahrungen teile ich seither in 1:1-Coachings und in meinen Onlinekursen.

Detox hat nach meinem Verständnis nichts mit Nahrungsverzicht oder der nächsten »hippen« Saftkur zu tun. Vielmehr geht es darum, sich wieder darauf zu besinnen, wie wir eigentlich leben wollen. Vielleicht hast du in der letzten Zeit zu viel Ungesundes gegessen, zu wenig geschlafen, dir keine Pausen gegönnt und deine Bedürfnisse immer wieder hintangestellt? Genau hierfür ist mein persönliches Detox-Programm perfekt. Du wirst dich wieder selbst wahrnehmen, neue Lebensenergie tanken und Körper, Geist und Seele in

Einklang bringen. Neben der körperlichen gilt es deshalb auch immer, die geistige und seelische Ebene anzuschauen. Wo kann ich entrümpeln, und was darf ich loslassen, um Platz für Neues zu schaffen? Detox ist wie ein Reset, den wir manchmal brauchen, um zu erfahren, wie es sich anfühlt, wenn unsere Lebensenergie wieder fließen kann. Und hierfür braucht es nicht immer gleich das ganze Programm. Manchmal reichen bereits kleine liebevolle Erinnerungen an uns selbst, um wieder in unsere Mitte zu finden – ein kleiner Gedanke, den wir mitnehmen, eine Notiz an uns selbst, ein schlichter Spruch, den wir uns merken, um öfter Nein zu sagen, oder eine köstliche Soulfood-Mahlzeit, die der Seele gut-tut und neue Lebensgeister weckt. All das ist für mich Detox.

Mit diesem Buch möchte ich mein Wissen und meine eigenen positiven Erfahrungen an Menschen wie dich weitergeben. Manchmal geraten die Dinge aus der Balance, aber wenn wir wissen, an welchen Stellschrauben wir im Alltag drehen müssen, können wir besser auf uns aufpassen und finden immer wieder zurück. Dieses Buch und mein 21-Tage Easy-Detox-Programm unterstützen dich darin. Hast du Lust, auf den folgenden Seiten mehr zu erfahren?

It's time to shine: Hol dir dein natürliches Strahlen zurück. Ich wünsche dir viel Freude auf deiner Entdeckungsreise zu mehr Energie, Leichtigkeit, Zufriedenheit und Balance.

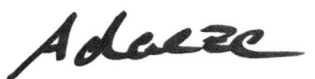

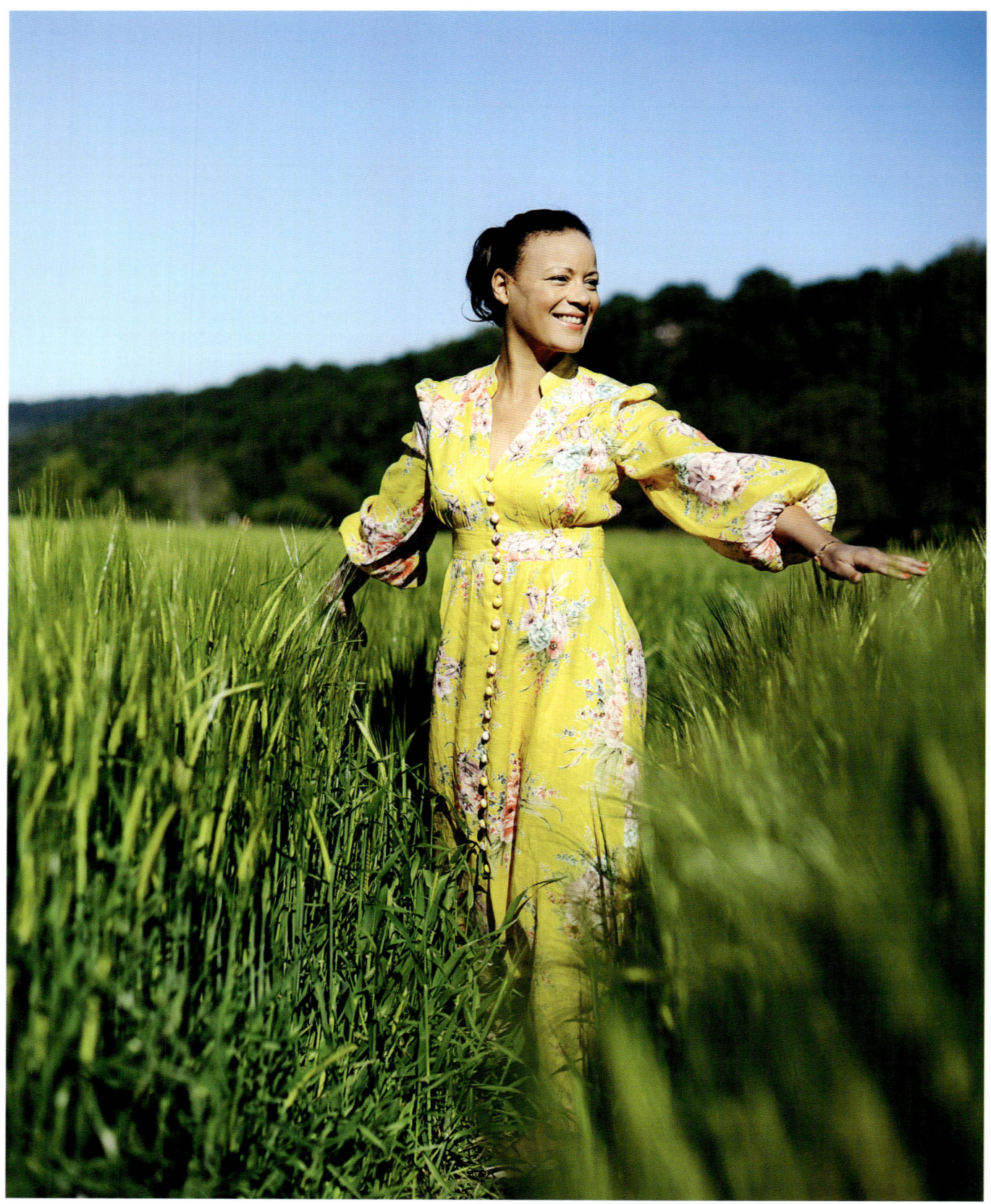

WAS DU VON DIESEM BUCH ERWARTEN KANNST

»Alles im Leben ist Energie –
wenn sie aufgebraucht ist,
ist alles nichts mehr.«

Alles geht ineinander über und ist voneinander abhängig. Unsere Ernährung schenkt uns unsere Lebensenergie. Sie beeinflusst aber gleichzeitig auch unsere mentale Gesundheit, und wenn sich unsere Seele schwer anfühlt, weil es uns emotional nicht gut geht, dann zeigt sich das nicht nur in körperlichen Symptomen, sondern auch in unserem Äußeren. Es ist wichtig zu wissen, welche Nährstoffe uns Lebensenergie schenken. Dazu gehört aber auch zu wissen, wie wir unsere Energie nur noch in die Richtung lenken, die uns guttut, und wie wir uns von Energieräubern trennen können. Kennst du deine Energiequellen und weißt du, wie du immer wieder auflädst? Oft verschwenden wir viel zu viel Zeit und unsere kostbare Energie für unbegründete Sorgen und Ängste. Das ist nicht nur unproduktiv, sondern macht auch unglücklich. Auf das, was gerade um dich herum passiert, hast du keinen Einfluss. Worauf du aber sehr wohl Einfluss hast, ist, wohin du deine Energie lenkst. Richte deine Gedanken auf das Positive im Leben.

Dieses Buch ist für diejenigen gedacht, die sich langfristig liebevoll und fürsorglich um sich und ihre Gesundheit kümmern möchten. Ich wünsche mir, dass »Strahlend schön« dein Alltagsbegleiter wird – von Easy Detox zu Daily Detox. Der präventive Blick auf unsere ganzheitliche Gesundheit liegt mir dabei besonders am Herzen. Nicht erst handeln, wenn es (fast) zu spät ist, sondern gesund sein und gesund leben als fortwährendes Projekt und beste Investition in dich selbst zu erfahren.

Ich wünsche mir, dass du mit Faszination und Begeisterung auf dein Wunderwerk Körper schaust und Lust hast, mehr über seine einzigartigen Selbstheilungskräften zu erfahren. Möchtest du wissen, an welchen Stellschrauben du täglich drehen kannst, um energiegeladen, fit, gesund und strahlend schön durchs Leben zu gehen? Der Schlüssel hierfür liegt in uns selbst. Wir haben es in der Hand, gut für uns zu sorgen. Über die Auswahl unserer Lebensmittel, über unseren Lebensstil und wie wir uns selbst begegnen, können wir täglich viel tun, um die auf uns einprasselnden »Gifte« zu minimieren. Indem wir bewusst hinschauen – Körper, Geist und die Seele miteinbeziehen – und dafür sorgen, dass es uns gut geht, entsteht Platz für Neues, Gutes, Schönes, Klares.

Mit diesem Buch teile ich nicht nur mein Ernährungswissen und über 70 köstliche Rezepte für mehr Leichtigkeit und Energie mit dir, sondern gebe dir auch Tipps, Übungen und praktische Lösungen an die Hand, wie du Körper, Geist und Seele in Einklang bringst.

TIME
TO
SHINE

Strahlend schön mit dem
21-Tage Easy-Detox-Programm

Adaeze Wolf

STRAHLEND SCHÖN

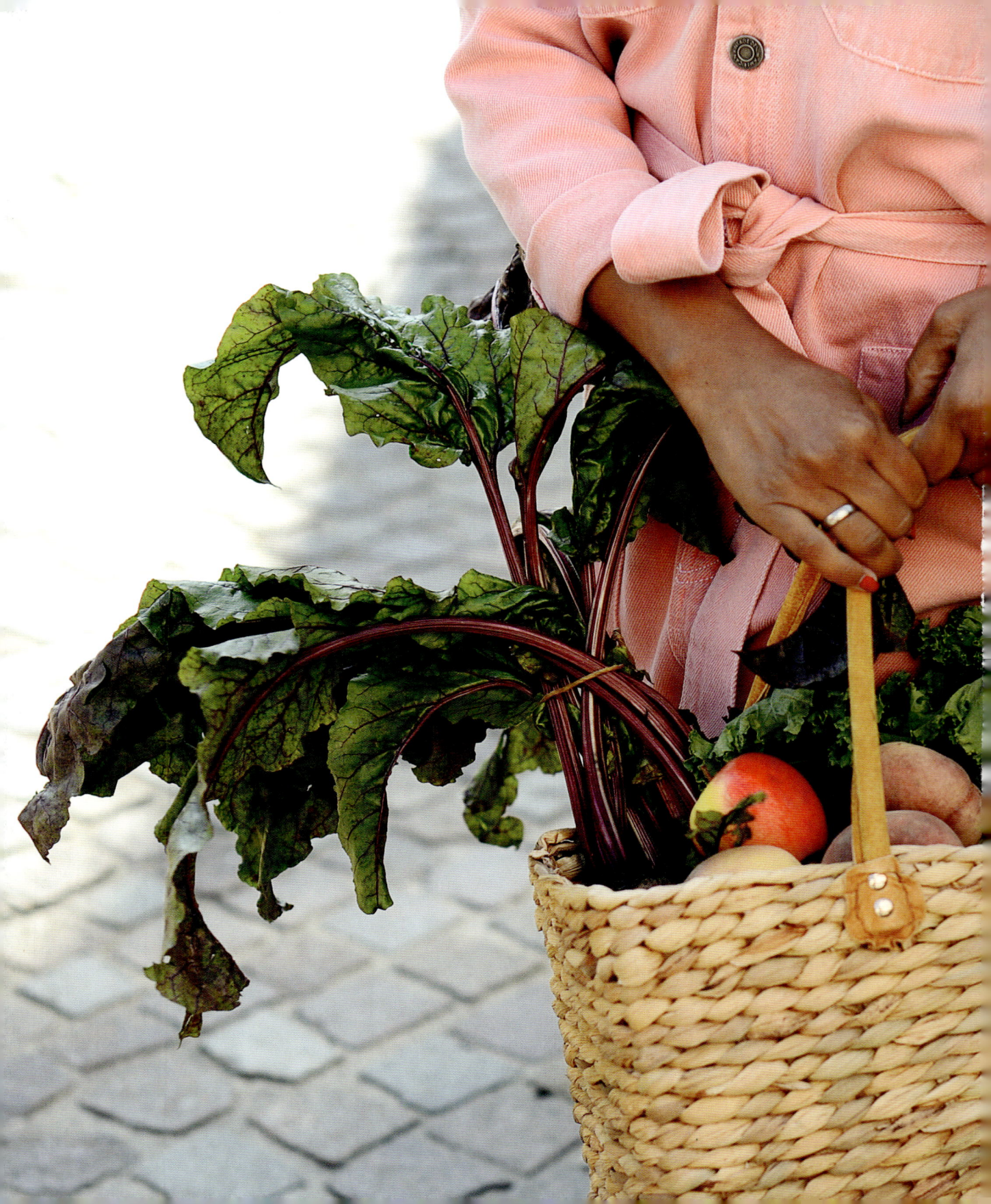

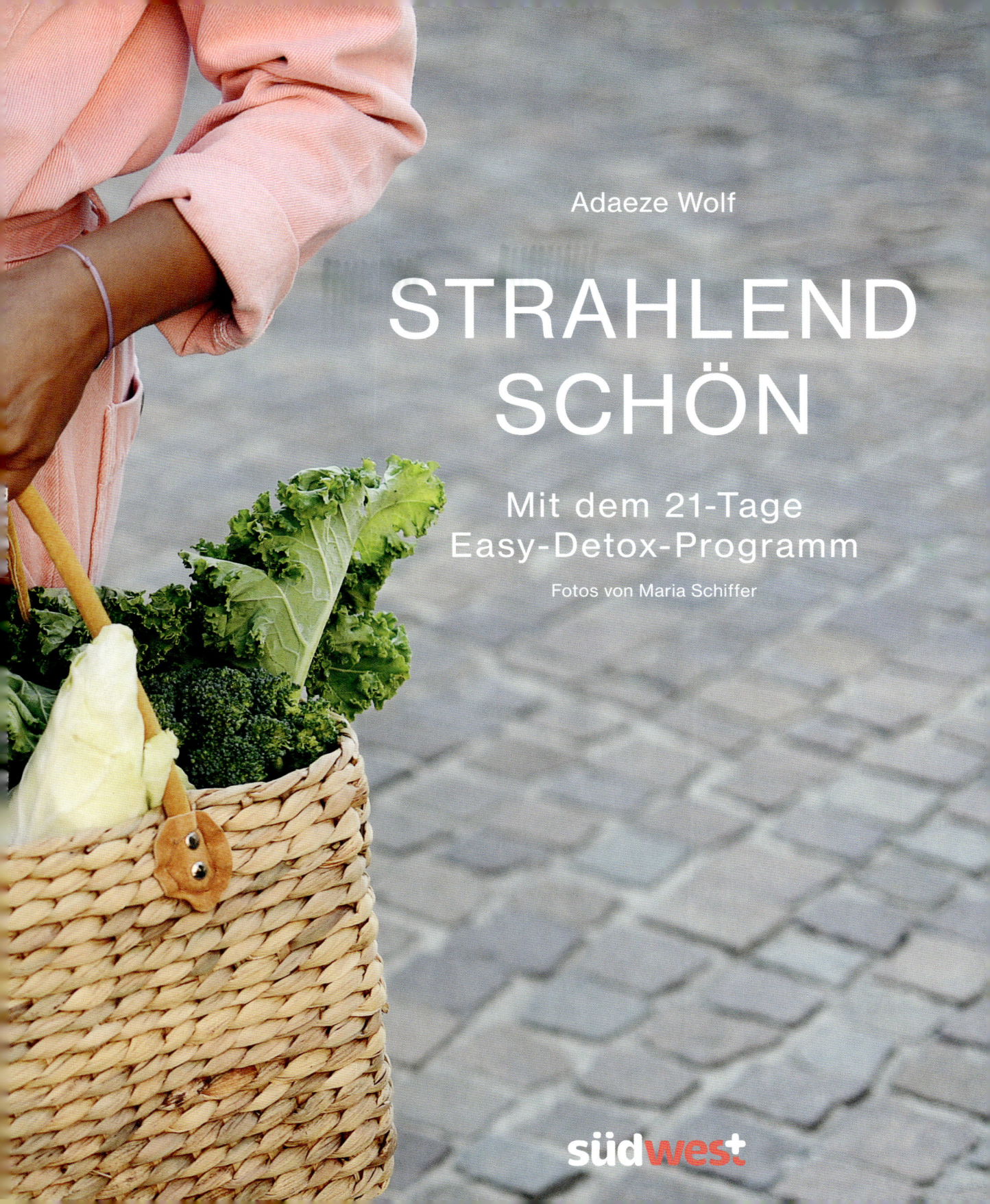

Adaeze Wolf

STRAHLEND SCHÖN

Mit dem 21-Tage Easy-Detox-Programm

Fotos von Maria Schiffer

südwest

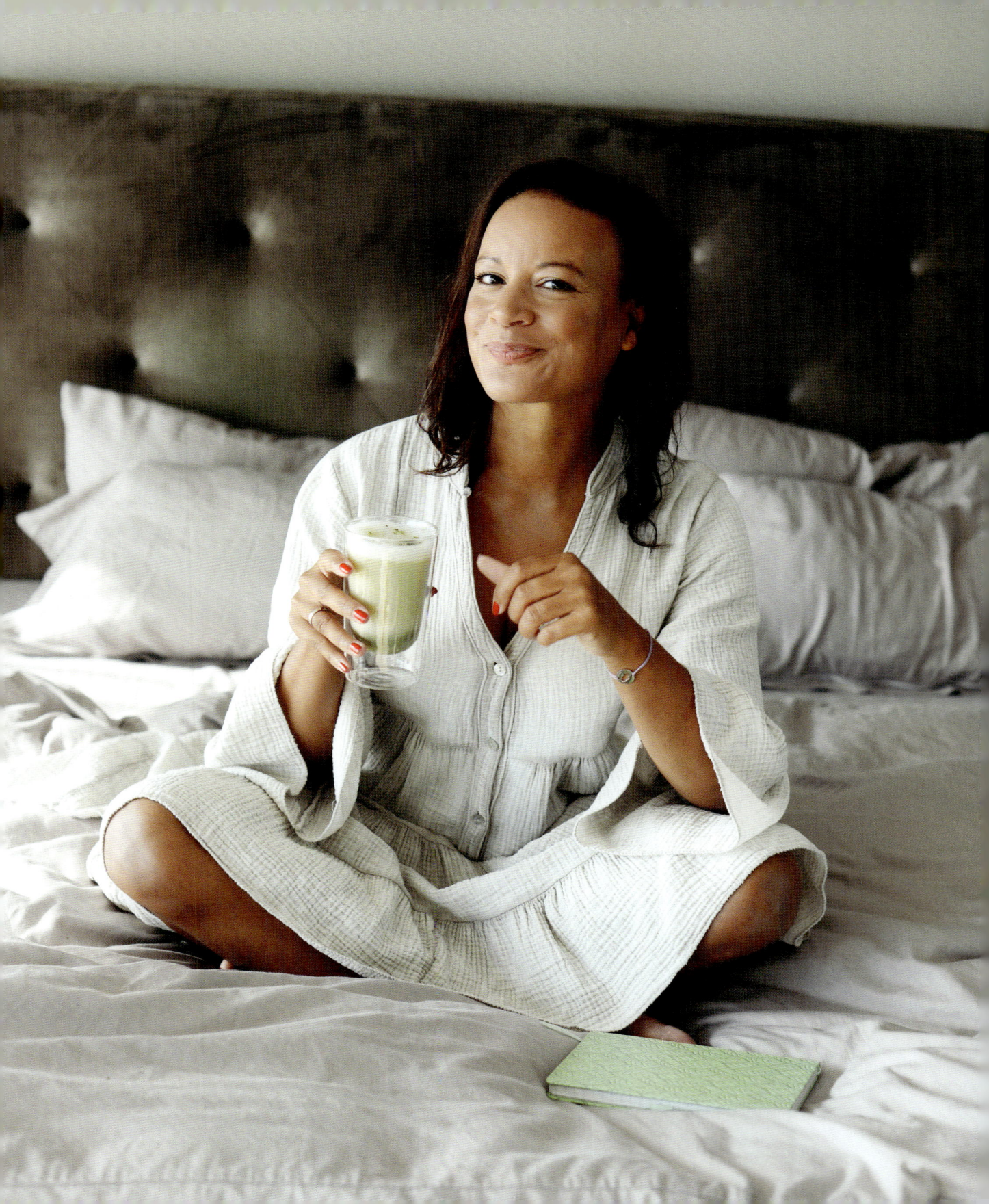

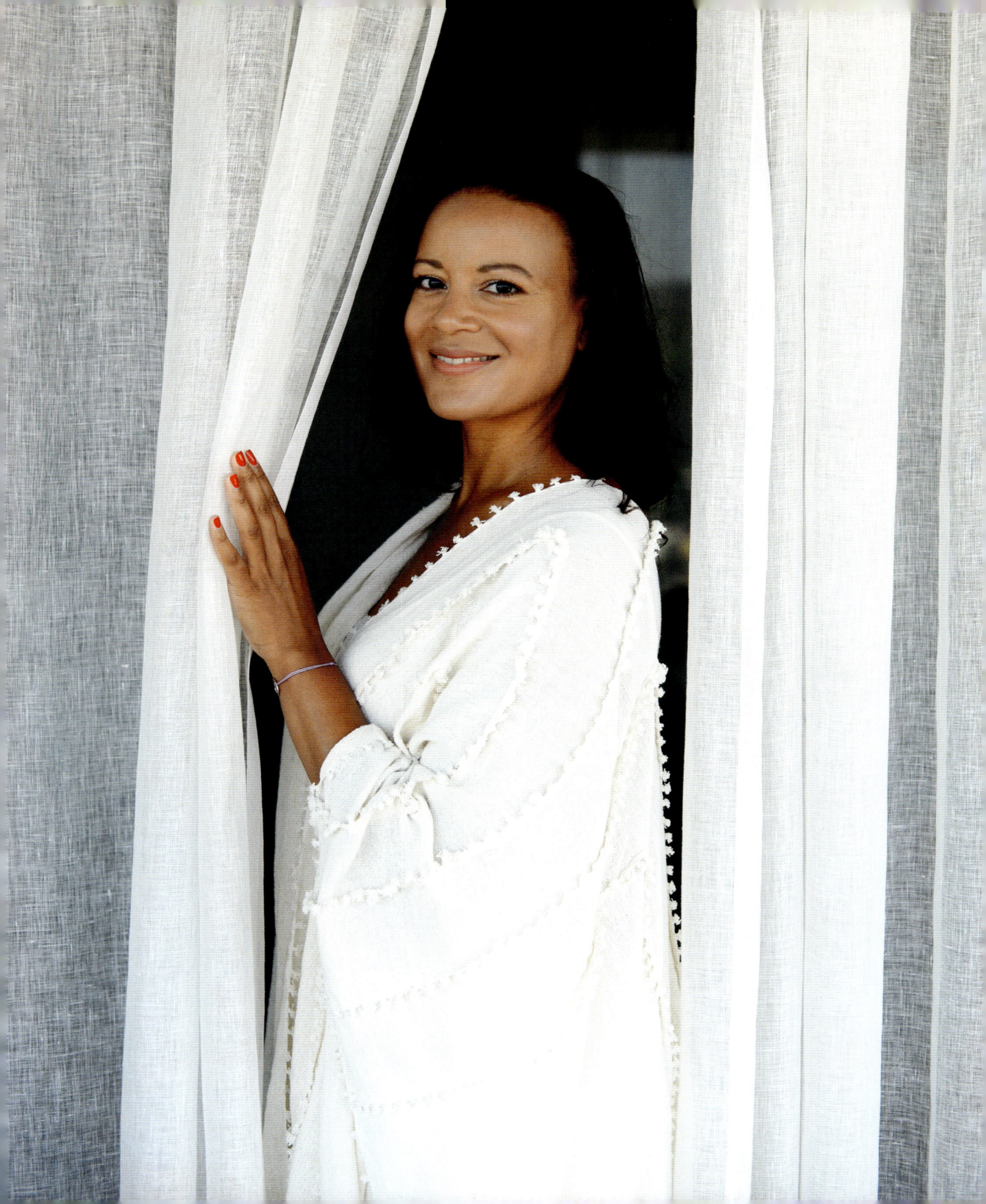

EASY DETOX: JUNGBRUNNEN FÜR KÖRPER, GEIST UND SEELE

EASY DETOX ist ein sanftes Entlastungsprogramm für Körper, Geist und Seele. Es ist ein modernes Reset-Programm zum natürlichen und ganzheitlichen Entlasten. Es geht darum, Schad- und Giftstoffen aus den Zellen abzubauen und gleichzeitig deinem Körper eine kleine Verschnaufpause zu gönnen, um die natürliche Balance wiederherzustellen. Und keine Sorge: All das passiert ohne Nahrungsverzicht, sondern mit regelmäßigen Mahlzeiten. Hierfür warten köstliche Fitfood-Rezepte auf dich. Sie aktivieren deinen Stoffwechsel und helfen dabei, deine Organe wie Leber, Darm, Nieren und Haut schonend zu entlasten. All das führt zu mehr Leichtigkeit, Wohlgefühl und neuer Energie.

Das bedeutet: Sich wieder richtig wohlfühlen, kräftiger, vitaler und agiler sein, an Ausstrahlung gewinnen, schönere Haut und eine straffere Körperhaltung bekommen, Entlastung schaffen, Ballast loswerden, sich leichter fühlen und insgesamt von innen heraus strahlen. Auch im Kopf wieder frei sein und seelische Ausgeglichenheit erlangen. Einfach mehr Lebensfreude und Leichtigkeit auf allen Ebenen versprühen. Easy-Detox ist keine Diät, sondern darauf ausgerichtet, sich von Ballast zu befreien, neue Energie freizusetzen, die Verdauung anzuregen und Körper, Geist und Seele in Einklang zu bringen.

Wie das funktioniert?

Freue dich auf Entlastung dank leichter Fitfood-Rezepte. Du wirst deinen Körper mit köstlichen Power-Lebensmitteln versorgen, die dir das Plus an Lebensenergie schenken. All das wird deine Zellregeneration stimulieren und Körper, Geist und Seele mit essenziellen Nährstoffen versorgen. Gleichzeitig unterstützen dich meine einfachen Übungen und Tipps darin, in jeder Situation schneller wieder in deine Balance zu finden.

Für wen ist das Programm?

Ganz gleich, ob du dir mehr Energie wünschst und deine Ernährung umstellen, deinen ins Stocken geratenen Stoffwechsel ankurbeln, mehr Leichtigkeit empfinden oder das eine oder andere Kilo dauerhaft abnehmen möchtest – dieses Buch unterstützt dich darin, schneller wieder in deine Balance zu finden.

Mit Easy-Detox

1. gewinnst du neue Energie.
2. löst du dich von Ballast.
3. reinigst du Körper, Geist und Seele auf sanfte Weise.
4. fühlst du dich wieder wohl in deiner Haut.
5. verbesserst du deine Stimmung.
6. stärkst du dein Immunsystem.
7. verlangsamst du den Alterungsprozess.
8. holst du dir deinen natürlichen Glow zurück.
9. verbesserst du deine mentale Gesundheit.
10. kannst du fokussierter im Alltag sein.
11. regulierst du dein Gewicht.
12. beugst du stillen Entzündungen vor, die mit Alterung und chronischen Krankheiten in Verbindung gebracht werden.

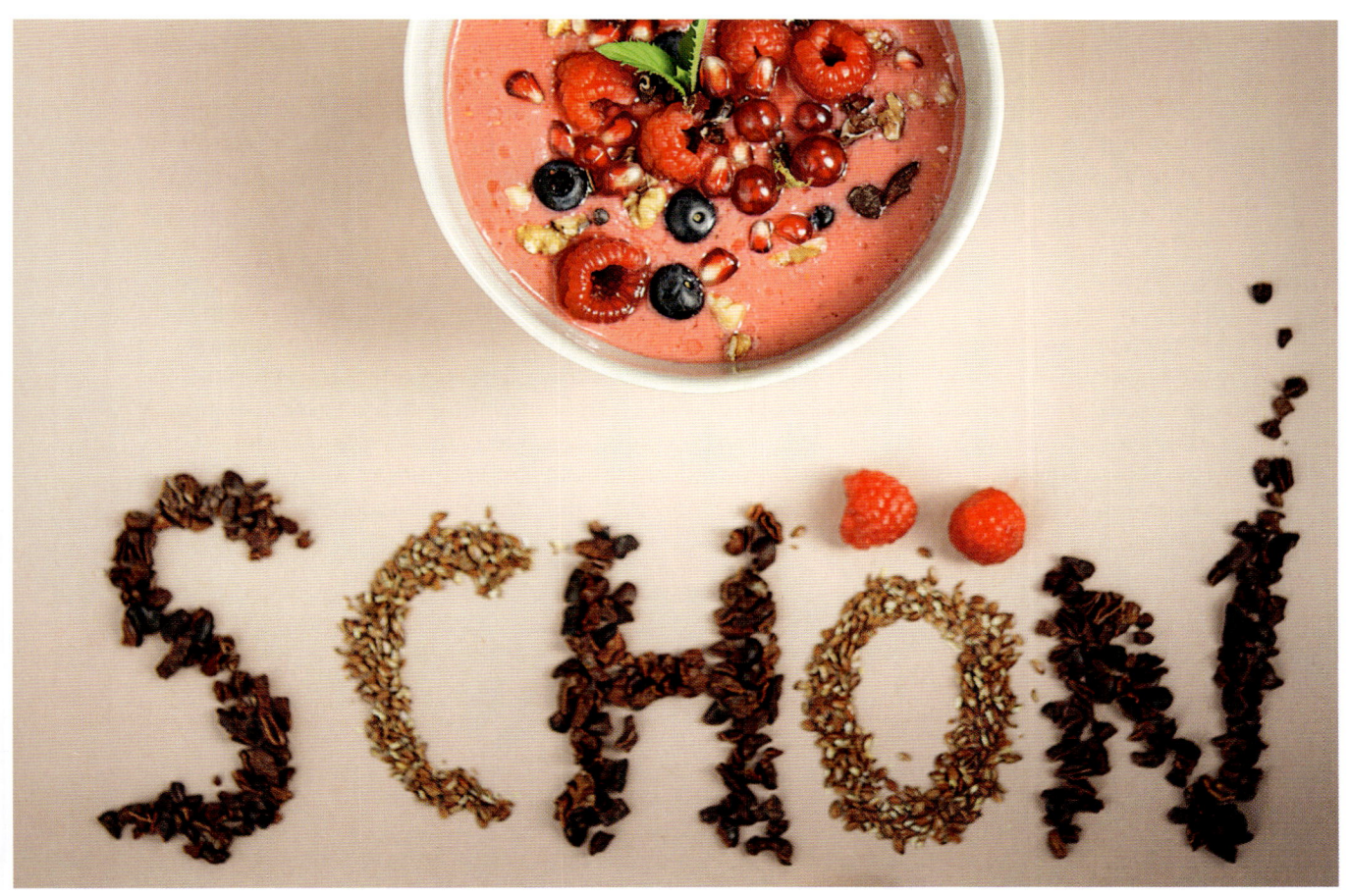

WIE IST DAS BUCH AUFGEBAUT?

Das Buch gliedert sich in drei Hauptteile zu **Körper**, **Geist** und **Seele,** in denen du viele Rezepte, Tipps und Übungen findest. Im vierten Teil bist du dran und kommst in die Umsetzung. Mit meinem Easy-Detox 21-Tage-Programm kannst du das Gelernte anwenden und dir deine Energie und Leichtigkeit im Alltag schnell zurückholen.

Detox your Body

Teil 1 erklärt die Zusammenhänge deines Körpers in Bezug auf Detox auf leicht verständliche Weise. In diesem Kapitel werden dir die Grundprinzipien der Entgiftung nähergebracht. Lass dich von deinem Wunderwerk Körper begeistern und erfahre, wie die einzelnen Vorgänge ineinandergreifen. Resultierend daraus wirst du schnell verstehen, warum ein regelmäßiger Detox für deine Zellgesundheit unerlässlich ist und was du tun kannst, um den natürlichen Prozess der inneren Reinigung zu unterstützen. Wusstest du beispielsweise, dass längere Essenspausen wie eine Rundumerneuerung für deine Zellen sind?

Detox your Mind

In diesem Teil erfährst du, was deine mentale Gesundheit stärkt und wie du im Alltag deine psychische Gesundheit stärken bzw. dich von mentalem Stress lösen kannst. Kennst du die Auslöser, die Stress verursachen oder welche Nahrungsmittel deine Stimmung positiv beeinflussen können? Über die Darm-Hirn-Achse nehmen auch deine Darmbakterien großen Einfluss auf deine mentale Gesundheit. Kennst du Energieräuber in deiner Ernährung, die auf mentaler Ebene wirken? Mach dir bewusst, welche das sind und wie du dich von von diesen lösen kannst.

Detox your Soul

Themen, die ungelöst sind, belasten die Seele. Noch bevor wir uns auf körperlicher Ebene von Ballast befreien, müsste manchmal eigentlich eine Entgiftung der Seele stattfinden. Alles, was sich auf unserem Herzen schwer anfühlt, belastet und beschwert uns im Alltag.

Bestimmt kennst du auch kraftraubende Gedanken? Sie entziehen dir Energie und belasten seelisch und körperlich. In diesem Kapitel erfährst du mehr über deine Energiequellen. Weißt du, welche Dinge deiner Seele guttun und wie du deine Energiequellen im Alltag nutzen kannst, um immer wieder aufzuladen?

Easy-Detox ist absolut alltagstauglich

Und keine Panik. Detox hat für mich nichts mit einer radikalen Umstellung deiner Ernährungs- oder Lebensgewohnheiten zu tun. Bei dem Easy-Detox-Programm geht es nicht ums Hungern, sondern darum, über eine energiereiche Nahrung und angepasste Lebensweise deine mentale und ganzheitliche Gesundheit zu stärken. Indem du dich auf allen Ebenen von Ballast löst, kannst du immer wieder in dein natürliches Gleichgewicht finden. Du wirst schnell erkennen, dass bereits kleine Veränderungen und Anpassungen im Alltag ausreichen, um dir mehr Lebensenergie und Gesundheit zu schenken. Wusstest du beispielsweise, dass du durch regelmäßiges Trinken bereits einen großen Beitrag für deine Gesundheit leistest? Wasser zählt zu den wichtigsten Lebensmitteln für den menschlichen Körper. Ohne Wasser kein Leben. Wenn du über den Tag verteilt genug Wasser trinkst, können deine Organe richtig funktionieren. Wasser versorgt die Zellen und Organe mit lebenswichtigen Nährstoffen und hilft, Giftstoffe aus unserem Organismus auszuschwemmen. Auch Essenspausen tun deinem Körper äußerst gut. Indem du nicht ständig snackst, gibst du deinem Körper zwischen den Mahlzeiten mehr Zeit für seine Verdauungsarbeit. Dadurch werden die Zellen im Körper aktiviert, welche für die gewünschte Entgiftung zuständig sind. Dieser Prozess, bei dem sich unser Körper selbst recycelt und kaputte Zellen entrümpelt, wird auch Autophagie genannt. Auf Seite 62 wirst du mehr darüber erfahren.

Meine einfachen Tipps kannst du sofort im Alltag umsetzen und spüren, wie leicht es ist, deinen Organismus in Balance zu halten. Einerseits wirst du im Rahmen des Easy-Detox-Programms viel über deinen Körper sowie seine Organe und Mechanismen erfahren – hierzu dienen dir vor allem die über 70 Easy-Detox-Rezepte sowie meine praktischen Tipps für den Alltag (siehe Seite 53 – andererseits wirst du selbst aktiv und lernst dich und deine Bedürfnisse besser kennen. Ich wünsche Dir viel Freude dabei.

Eat the Rainbow: Wie sehen die Rezepte aus?

Das Easy-Detox-Programm ist darauf ausgerichtet, neue Energie freizusetzen, die Verdauung anzuregen, den Körper von Giftstoffen zu befreien und das Gleichgewicht von Körper, Geist und Seele in Einklang zu bringen. Hierfür bedienen wir uns vor allem der Lebensmittel, die deine Entgiftungs- und Ausscheidungsprozesse sanft unterstützen. Alle Rezepte folgen der Naturally Good® Easy-Detox-Philosophie. Sie sind alle reich an Vitaminen, Mineral- sowie sekundären Pflanzenstoffen und enthalten reichlich Ballaststoffe für eine gesunde Darmfunktion. Die Rezepte sind leicht verdaulich und sorgen gleichzeitig für mehr Energie, Leichtigkeit und Wohlbefinden. Alle Rezepte in diesem Buch sind rein pflanzlich sowie gluten-, laktosefrei und frei von raffiniertem Zucker. Warum? Viele der industriell hergestellten Nahrungsmittel fördern Entzündungen, lösen oxidativen Stress aus und überlasten dein Entgiftungssystem, was Zellentartungen begünstigt und krankmachende Gene aktiviert. Echte nährstoffreiche, bioaktive Lebensmittel bewirken das Gegenteil: Sie hemmen Entzündungen, bringen Hormone ins Gleichgewicht, fördern die Entgiftung, erhöhen dein Energielevel und unterstützen ein gesundes Darmmilieu, das dein Immunsystem stärkt.

Erlebe, wie eine pflanzliche Ernährung für dich arbeitet und neue Lebensgeister weckt.

Alle Rezepte setzen auf die Kraft der Natur. Sie enthalten alles, was deine Lebensgeister weckt und gleichzeitig die innerkörperliche Reinigung unterstützt. Freue dich auf einen bunten Mix an rein pflanzlichen Gerichten, die eine Menge an Vitaminen, Mineralstoffen und Spurenelementen, Ballaststoffen und Enzymen enthalten, denn genau das ist es, was deine Darmbakterien brauchen und lieben, um sich positiv zu vermehren. Erfahre, wie einfach und köstlich es ist, den Pflanzenanteil in deiner Ernährung zu erhöhen. Ich verspreche dir, du wirst auf allen Ebenen profitieren und schnell spüren, dass diese Form der Ernährung für dich arbeitet und Körper, Geist und Seele guttut. Sie schenkt dir mehr Klarheit, Fokus und Energie.

Unsere Natur hat so wunderbare Lebensmittel zu bieten, die es verdienen, das Wort »Leben« in sich zu tragen. Diese »Mittel, um zu leben«, liefern dir die Energie, die du dir wünschst, um dein Leben mit Leichtigkeit, voller Power und ganzheitlicher Gesundheit zu bestreiten. Sobald sie den größten Anteil in deiner Ernährung ausmachen, wirst du nicht nur von den positiven Nebeneffekten profitieren, sondern dich regelrecht nach Gesundem sehnen und den Anteil an nicht dienlichen Lebensmitteln automatisch reduzieren. Ich verspreche dir, du wirst es lieben, mehr Energie zu haben, dich rundum wohlfühlen und fortan ein inneres und äußeres Leuchten mit dir zu tragen. Dich wohlzufühlen, den Körper und dein Gewicht in Balance zu halten und dein inneres Leuchten zu entfachen, ist wirklich ganz einfach. Freue dich darauf, auf den folgenden Seiten mehr zu erfahren.

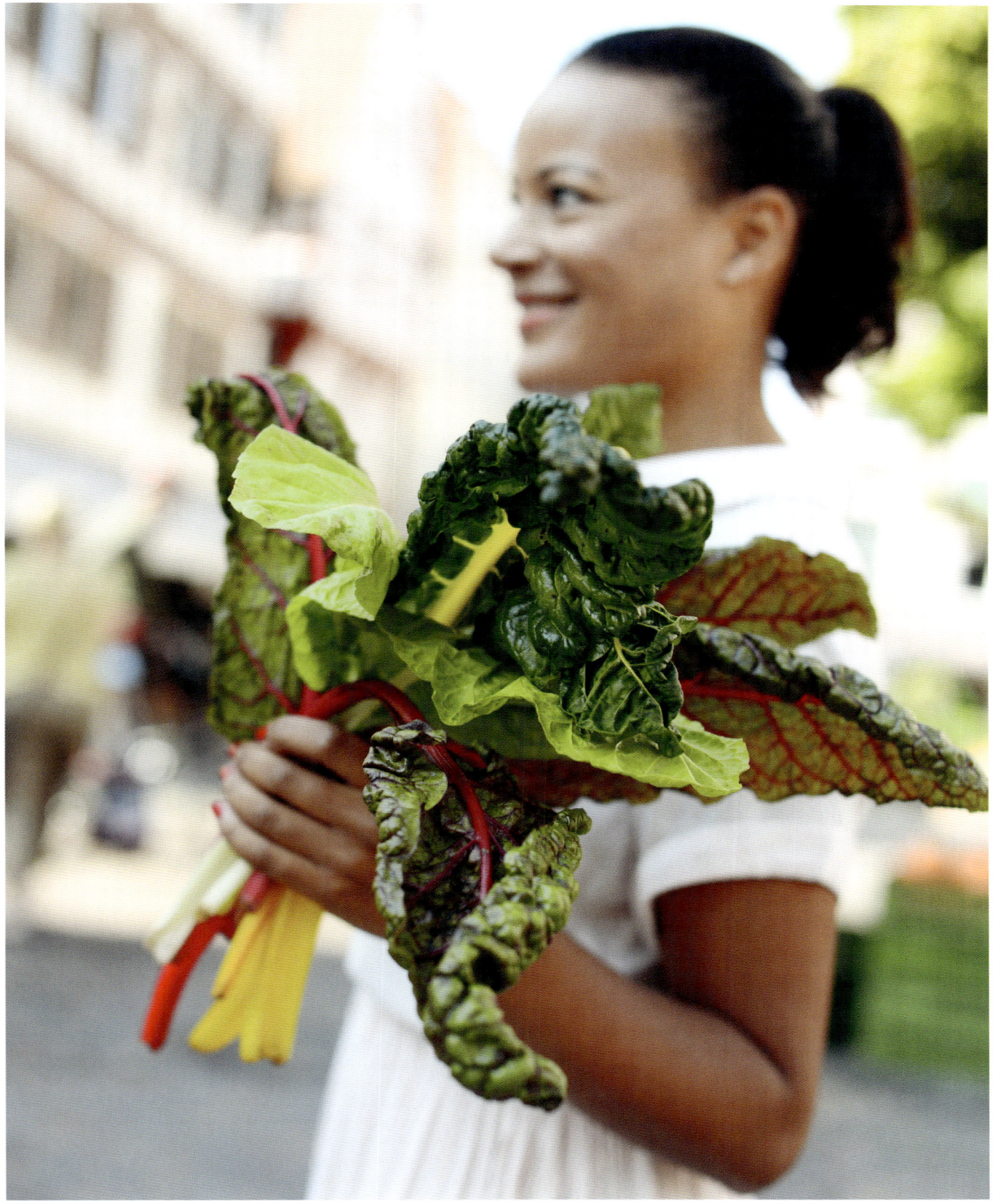

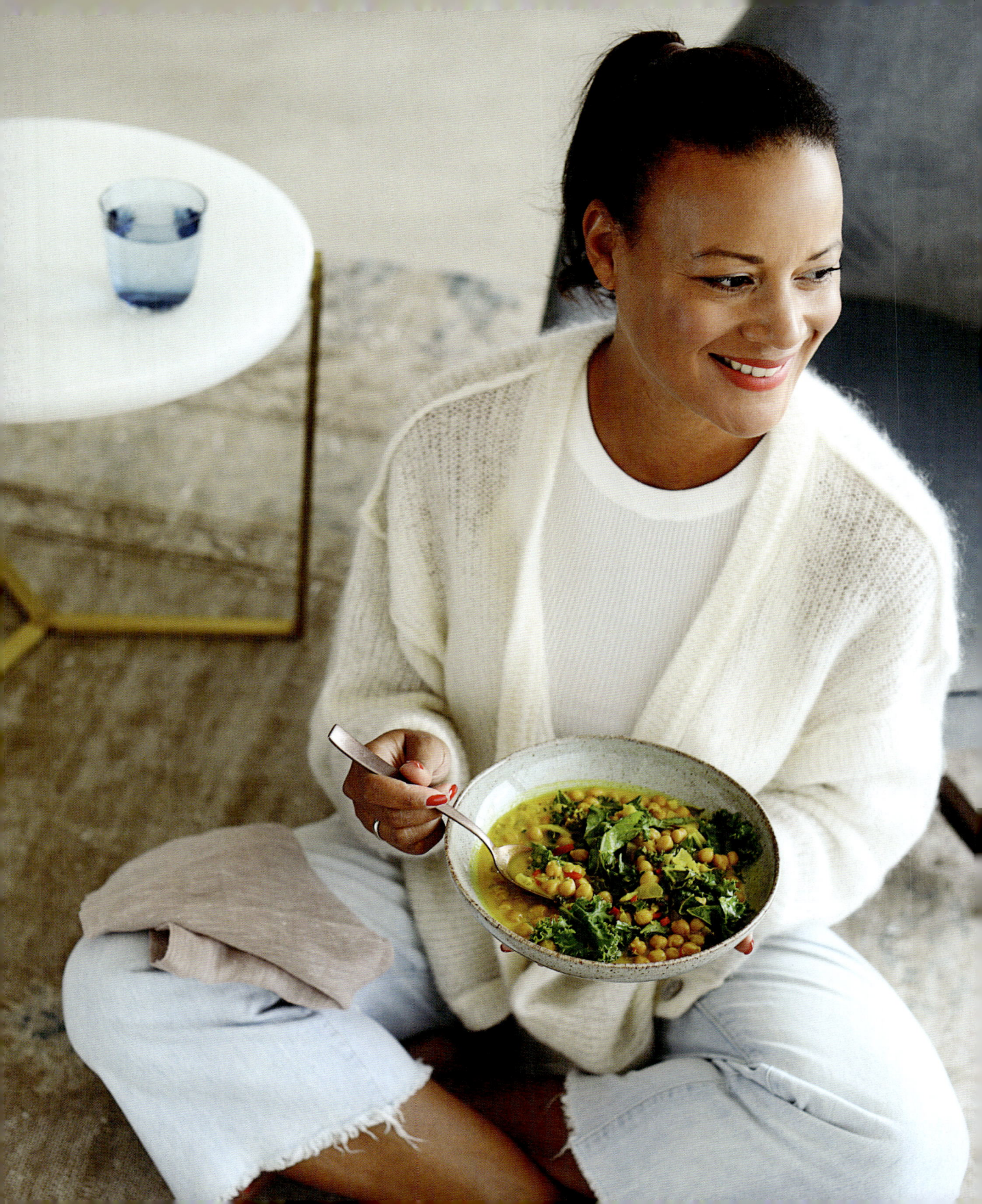

DETOX YOUR BODY

Für mehr Energie und Leichtigkeit

WAS IST EIGENTLICH DETOX?

Detox ist ein Begriff, der aktueller denn je ist und doch immer wieder kontrovers diskutiert wird. Für die einen geht Detox mit komplettem Nahrungsverzicht einher, andere sehen darin eine reine Saft- oder Smoothie-Kur. Wieder andere verbinden Detox mit radikalen Diätkuren, um den Körper zu »entschlacken«. Also wofür steht Detox genau?

Tatsächlich ist der Begriff Detox nicht klar definiert. Leider. Vielleicht auch, weil Begriffsdefinitionen wie »Giftstoffe« und »Schlacken«, die mit Detox in Verbindung gebracht werden, bei Skeptikern immer wieder für Gesprächsstoff sorgen. Nach neuesten Studien und Erkenntnissen, wird heute jedoch nicht mehr daran gezweifelt, dass unser Organismus mit bestimmten Substanzen, die im Rahmen des Stoffwechsels entstehen, manchmal einfach nicht mehr selbstständig fertig wird. Ob wir diese Abfallprodukte des Stoffwechsels nun als Giftstoffe, Schlacken oder Ablagerungen bezeichnen, ist reine Definitionssache. Dass Ablagerungen, die infolge von gestörten Stoffwechselabläufen entstehen, nichts in unserem Organismus zu suchen haben und sich letztlich negativ auf unser Energielevel und unsere ganzheitliche Gesundheit auswirken, steht dagegen fest.

Sei gut zu deinem Körper.
Er arbeitet in jeder Millisekunde deines Lebens für dich!

Der Begriff **Detox** ist aus dem englischen von **Detoxification** abgeleitet, was übersetzt »**Entgiftung**« bedeutet. Vielleicht fragst du dich berechtigterweise, ob dein Körper nicht in der Lage ist, sich selbst zu reinigen. Doch, das ist er. Es stimmt, dass der Körper sich selbst entgiftet. Unser Organismus ist ein faszinierendes und ausgeklügeltes System, bei dem die innere Reinigung und Entgiftung rund um die Uhr stattfinden. Das ist ein natürlicher Vorgang, bei dem Leber, Nieren, Dickdarm, Haut, das Lymphsystem und die Lunge die Hauptakteure sind. Hierfür bedient der Körper sich unterschiedlicher Helferlein. In jeder Sekunde deines Lebens greifen hierfür zahlreiche Prozesse ineinander, um schädliche Substanzen zu neutralisieren und angefallenen körpereigenen Zellmüll zu entsorgen. Gleichzeitig entstehen durch Zellteilung neue Zellen. Das Zusammenspiel dieser regelhaften Abläufe unseres Körpers, ist ein einzigartiges Wunderwerk und unser Jungbrunnen zugleich. Solange alles reibungslos verläuft, sind wir in Balance und fühlen uns fit, energiegeladen und für die Anforderungen des Alltags gewappnet, was wir auch ausstrahlen.

Die Homöostase: It's all about the balance

Diese natürliche Balance, die unser Organismus in jeder Sekunde unseres Lebens aufrechtzuerhalten versucht, wird auch Homöostase genannt. Vielleicht hast du hiervon schon mal gehört? Damit du ein besseres Verständnis dafür hast, welche faszinierenden Aufgaben dein Körper in jeder Millisekunde deines Lebens für dich übernimmt, möchte ich dir dein körpereigenes Regulationssystem – die Homöostase – vorstellen. Ich finde es wahnsinnig spannend zu wissen, wie alle Prozesse, die unseren Körper am Laufen halten, ineinandergreifen und voneinander abhängig sind, um unsere Zellen mit der Energie zu versorgen, die wir zum Leben benötigen. Hieraus schöpfst du deine Lebensenergie für alles, was innerhalb und außerhalb deines Körpers passiert.

Das körpereigene Regulationssystem

Unseren Organismus im Gleichgewicht zu halten, ist das Prinzip des Lebens und das Geheimnis für Vitalität, Gesundheit und ganzheitliches Wohlbefinden. Nur wenn alle Prozesse im Körper reibungslos ablaufen und die Organe bestmöglich versorgt sind, bleiben unsere körpereigenen Selbstregulierungskräfte mobilisiert. Es ist ein natürlicher Prozess und ein Geschenk deines Körpers an dich, der einfach so in jeder Sekunde deines Lebens abläuft. Hieraus entsteht unsere Lebensenergie. Es ist die Energie, die du benötigst, um dein volles Potenzial zu entfalten, um deine Träume und Visionen zu verwirklichen und um dein Leben nach deinen Vorstellungen zu gestalten. Letztlich ist es die Energie, die dir hilft, dein Leben aktiv zu führen.

Ganz gleich, ob körperliche, seelische oder mentale Reize auf dich einwirken, dein körpereigenes Regulationssystem zieht im Hintergrund die Fäden und ist permanent bemüht, die Balance wiederherzustellen. Jetzt fragst du dich vielleicht, warum ein Detox-Programm dann überhaupt sinnvoll ist, wo sich unser Körper doch selbst regulieren kann? Hierauf möchte ich auf den folgenden Seiten ausführlicher eingehen, denn wenn du den natürlichen Kreislauf deines Organismus einmal verstanden hast, wirst du auch schnell verstehen, weshalb du immer von einem Detox profitieren wirst und warum du ihn dir regelmäßig gönnen solltest.

Aufgabe deines körpereigenen Regulationssystems

Aufgabe deines Regulationssystems ist es, sich ständig, in möglichst kurzer Zeit und mit geringstem Energieaufwand äußeren und inneren Veränderungen anzupassen. Oberstes Ziel ist es, die optimale Versorgung aller Organe zu gewährleisten. Alle Regulationsprozesse können jedoch nur dann reibungslos ablaufen, wenn für einen regelmäßigen Energieschub in Form von Nahrung gesorgt wird. Durch die Zerkleinerung und Aufspaltung in ihre Bestandteile, wird unsere Nahrung nutzbar gemacht. Dadurch werden alle Regelmechanismen wie die Atmung, die Verdauung, der Stoffwechsel, die Versorgung unserer Zellen und die Zellkommunikation – aber auch unsere Gedanken und Gefühle – im gegenseitigen Austausch gesteuert. Zellmüll und Abfallprodukte, die innerhalb des Stoffwechsels entstehen, werden neutralisiert und über unsere Ausscheidungsorgane wie die Niere, den Darm oder die Haut ausgeschieden.

Beim Lesen dieser Zeilen wird dir sicher schnell klar, dass alles ineinandergreift und voneinander abhängig ist. Unsere tägliche Aufgabe ist es, dafür zur sorgen, dass unsere Homöostase im Körper nicht gestört wird. Davon abhängig ist auch die Tatsache, wie gesund, gestärkt, energiegeladen, fit und aktiv wir uns fühlen.

Und wenn die Balance kippt?

Problematisch wird es dann, wenn die Balance kippt. Leider nehmen wir täglich zahlreiche Toxine aus der Nahrung und aus der Umwelt auf. Wehren können wir uns dagegen nur bedingt. Eine ungesunde Ernährungs- und Lebensweise – beispielsweise durch einseitige Ernährung Alkohol, Stress, zu wenig Bewegung, aber auch Belastungen durch Feinstaub und verschmutzte Luft sowie Pestiziden in unseren Lebensmitteln oder durch die Einnahme von Medikamenten – fordern unseren Organismus bis aufs Äußerste. Bis zu einem gewissen Grad kommt er damit auch klar. Um die Homöostase aufrechtzuerhalten, greift er dann auf seine vielen kleinen »Helferlein« – unser körpereigenes Reparatursystem – zurück. Werden die regelhaften Abläufe unseres Körpers allerdings permanent gestört, entsteht schnell eine Überlastung, wodurch die Kommunikation und der Austausch innerhalb der Zellen nicht mehr aufrechterhalten werden kann. In diesen Momenten schafft es unser Körper nicht mehr oder nur noch mühevoll, seine körpereigenen Regulationsprozesse ausreichend zu mobilisieren, um die Massen an Toxinen vollständig auszuleiten. Wird dieses sensible System dauerhaft gestört, dann hat das fatale Folgen für unsere Gesundheit. Sogenannte »Störungen« äußern sich häufig in Form von Energie- und Antriebslosigkeit, hormonellen Schwankungen, aber auch Schlaf- und Gewichtsproblemen. Auch auf mentaler und seelischer Ebene leiden wir unter einer körperlichen Dysbalance, was sich im Alltag daran zeigt, dass wir oftmals weniger leistungsfähig und schneller gereizt sind. Auch äußerlich werden die Auswirkungen einer gestörten Zellkommunikation schnell sichtbar. Unsere Haut ist oft irritiert, gereizt und weniger elastisch, wodurch Falten entstehen und wir schneller altern.

Wenn die Homöostase aus dem Takt gerät

Auf körperlicher Ebene fühlen wir uns schlapp und energielos. Oftmals werden wir gleichzeitig zu schlechteren Kostverwertern und nehmen schneller zu oder schwerer ab. Auch sind wir aufgrund eines geschwächten Immunsystems anfälliger für Infektionskrankheiten durch Viren, Bakterien oder Pilze.

Auf mentaler Ebene fühlen wir uns den Aufgaben des Alltags nicht mehr gewachsen. Wir schaffen es nicht, unser volles Potenzial abzurufen und fühlen uns überfordert.

Auch die Seele leidet, wenn unsere Regulationssysteme nicht mehr richtig ineinandergreifen. Manchmal äußert sich das in Selbstzweifeln, oder wir hadern ständig mit uns und unserem Gegenüber.

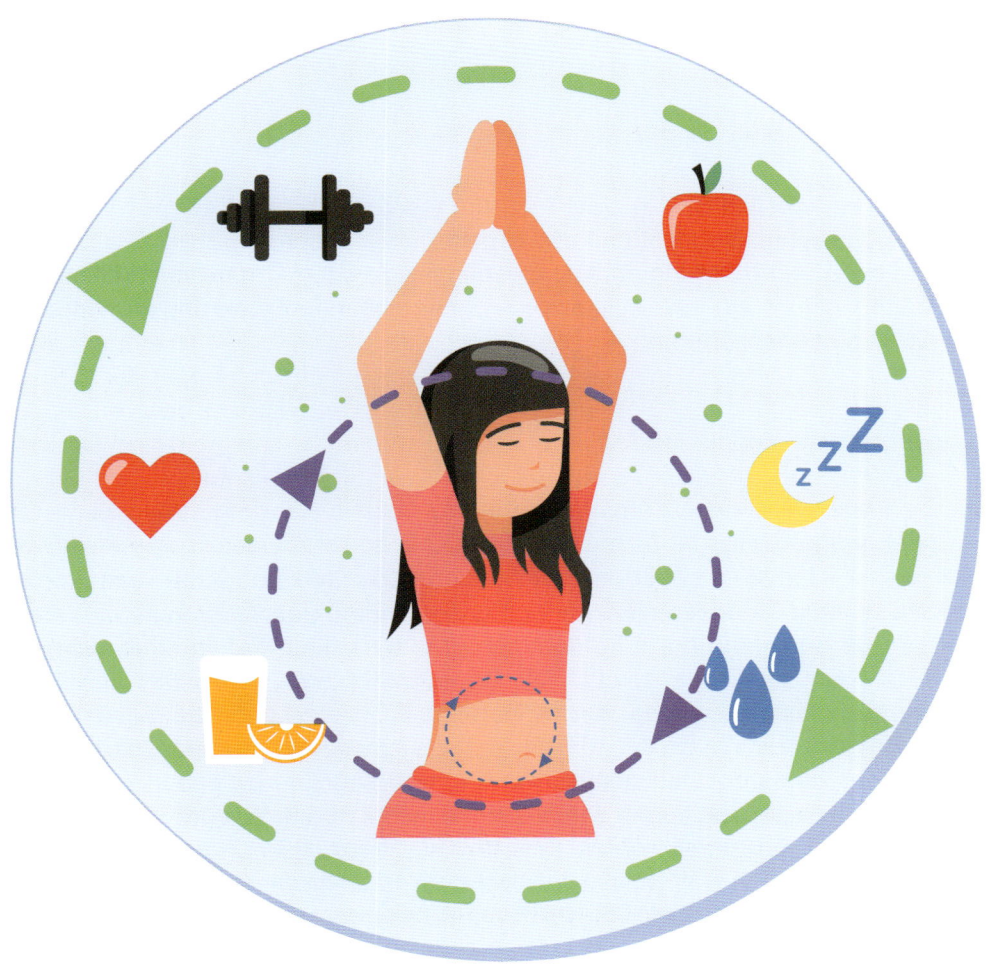

WAS SCHENKT DIR DEINE LEBENSENERGIE?

Es gibt Tage, an denen scheint jede Aufgabe zu viel. An anderen Tagen hingegen sind wir gestärkt und können gefühlt tausend Dinge auf einmal erledigen. Vielleicht kennst du diese Tage auch und fragst dich, woran das liegt. Was ist eigentlich Energie, wie entsteht unsere Lebensenergie und welche Faktoren rauben oder erhöhen unser persönliches Energielevel? Eine wichtige Frage, die es zu beantworten gilt, wenn du wissen möchtest, wie du von Easy-Detox profitieren kannst.

Unsere Lebensenergie ist die Energie, die unseren Körper am Leben hält.

In der TCM (Traditionellen Chinesische Medizin) steht der Begriff Energie für die Lebensenergie Qi, die gleichmäßig fließt und alle Organe miteinander verbindet. Sie hält unseren Körper am Leben und treibt ihn an. Um diesen einzigartigen Organismus gleichmäßig im Fluss zu halten, gilt es, ihn über eine ausgewogene gesunde Ernährung zu »füttern«. Das schenkt dir deine Lebensenergie.

Was auf körperlicher Ebene passiert

Um unsere Lebensenergie zu empfangen, muss unsere Nahrung zunächst in Energie umgewandelt werden. Hierbei helfen uns die 100 Billionen kleinen Energiekraftwerke in unserem Körper – die Mitochondrien. Sie befinden sich in unseren Zellen und produzieren die gesamte Energie für unseren Körper und unser Gehirn. Unsere Energie wird also nicht unmittelbar aus der Nahrung aufgenommen, sondern über das in allen Körperzellen gespeicherte Adenosin-Tri-Phosphat (ATP = Energiewährung). Hierbei wird aus Sauerstoff ein Energiemolekül hergestellt, das sich ATP nennt. ATP liefert dann die notwendige Energie je nach Beanspruchung. Da der ATP-Speicher nur sehr gering ist und nur begrenzt zur Verfügung steht, muss er über unsere Nahrung und ihre Energieträger (Kohlenhydrate, Fette und Eiweiß) stetig neu gefüllt werden. Eine ausreichende Versorgung mit Vitaminen, Mineralstoffen und Spurenelementen (Mikronährstoffen) ist in diesem Zusammenhang ebenso wichtig, denn um ATP überhaupt herzustellen, braucht das Mitochondrium allein 32 verschiedene Mikronährstoffe. So verbessern beispielsweise Vitamin B12, Eisen oder

Selen die ATP-Produktion und stellen sicher, dass deine Mitochondrien optimal versorgt sind. Fehlt dagegen einer dieser Nährstoffe, dann kann das Mitochondrium nicht richtig funktionieren, wodurch vermehrt freie Radikale freigesetzt werden. Leidest du etwa an einem unentdeckten Nährstoffmangel, dann wird dieser dein Energielevel enorm absenken. Die Versorgung mit den richtigen Nährstoffen ist deshalb Grundvoraussetzung für die Produktion von ATP – also der Entstehung von Energie in deinem Körper.

Während der Energieproduktion fällt in den Mitochondrien giftiger Zellmüll (freie Radikale) an, der neutralisiert und ausgeschieden werden muss. Das ist ein natürlicher Vorgang und grundsätzlich kommt dein Organismus damit gut zurecht, allerdings nur dann, wenn durch eine ausreichende Mikronährstoffversorgung genug freie Radikale abgefangen werden können. Dadurch bleibt der Abtransport von Zellmüll und Giftstoffen gewährleistet und du in deiner Energie. Können schädliche Substanzen und freie Radikale nicht mehr ausreichend abgefangen werden, werden die Mitochondrien beschädigt und nicht mehr richtig versorgt, wodurch ein reibungsloser Energiestoffwechsel nicht mehr gewährleistet ist. Infolgedessen nimmt die Produktion von ATP ab, wodurch auch unser Energielevel automatisch absinkt. Das hört sich vielleicht im ersten Moment etwas theoretisch an. Am Ende brauchst du dir lediglich eines merken:

»Alle Prozesse deines Körpers sind miteinander verbunden
und voneinander abhängig.«

Wie hoch dein persönliches Energielevel im Alltag tatsächlich ist, hängt von unterschiedlichen Faktoren ab. Die Versorgung mit den richtigen Nährstoffen sowie angepasste Lebensgewohnheiten wie ausreichend Schlaf, Bewegung und eine gute mentale Gesundheit spielen in diesem Zusammenhang eine wichtige Rolle. Vor allem Stress und mentale Belastungen gehen enorm zulasten deines Energiekontos. Mehr dazu und was du dagegen tun kannst, erfährst du im Kapitel »Detox your Mind«. Die gute Nachricht lautet jedoch: Wir können täglich positiv auf unser Energielevel einwirken und haben es zum Großteil selbst in der Hand, die einströmenden Gifte zu minimieren und Energieräuber im Alltag zu meiden.

WAS DU ÜBER DEINE VERDAUUNG WISSEN SOLLTEST

Unsere Gesundheit beginnt im Darm und nur,
wenn wir uns gut um den Darm kümmern,
können wir tatsächlich gesund sein.

Das Thema Darmgesundheit liegt mir persönlich sehr am Herzen, denn hier baut sich alles auf und fügt sich letztendlich alles zusammen. Ein gesunder Darm geht mit zahlreichen gesundheitlichen Vorteilen einher, wie der Stärkung des Immunsystems, einer ausgeglichenen Verdauung mit weniger Unverträglichkeiten und sogar einem gesteigerten psychischen Wohlbefinden. Ich bezeichne den Darm auch als »Tor zum gesunden Glück«. Eine gesunde Darmflora ist Basis für einen gut funktionierenden Stoffwechsel, der den Austausch und Abtransport von Nährstoffen in deinem Organismus sichert. Wie gesund, glücklich und energiegeladen du letztendlich durchs Leben gehst, hängt deshalb hauptsächlich von der Gesundheit deines Darms ab.

Dein Verdauungssystem ist äußerst sensibel und sehr komplex. Die eigentlichen Helden im großen Verdauungssystem sind unsere Darmbakterien. Sie entscheiden als einer der wichtigsten Schlüsselfaktoren darüber, ob wir gesund oder krank, dick oder dünn, gut gelaunt oder depressiv, mutig oder ängstlich, energiegeladen oder energielos sind. Diese Gemeinschaft aus Viren, Bakterienstämmen und Pilzen, die das Mikrobiom bilden, sind für wahnsinnig komplexe Vorgänge verantwortlich, wie beispielsweise für unser Immunsystem, Stressreaktionen, unseren Schlaf, unsere Stimmung, unser Verhalten, unseren Stoffwechsel und auch unser Gewicht. Wenn es um deine ganzheitliche Gesundheit geht, greift eine einfache Regel: Arbeitet dein Darm nicht einwandfrei, dann erhält dein Organismus nicht alle Nährstoffe, um gesund, fit und energiegeladen zu sein. Auch die Kommunikation zwischen den Zellen sowie der Abtransport von Giftstoffen wird dadurch nicht ausreichend gewährleistet. Ist die Zellkommunikation gestört, dann geht das wiederum zulasten unseres Energielevels. So kann Energielosigkeit ein Hinweis darauf sein, dass du die Nährstoffe nicht richtig über deinen Darm aufnimmst oder er sich daraus keinerlei Nährstoffe ziehen kann. Daraus resultierend kann ein Mangel an Vitaminen und Mineralstoffen entstehen. Beide sind an verschiedenen wichtigen Prozessen beteiligt, zum Beispiel am Aufbau und Schutz von Zellen. Außerdem wirken Vitamine und Mineralstoffe wesentlich an der Regulation des Stoffwechsels mit. Du siehst, alle noch so kleinen Schritte in unserem Körper hängen miteinander zusammen.

Bei der Auswahl deiner Lebensmittel und bei deinen Alltagsentscheidungen ist es daher wichtig, bewusst darauf zu achten, was dem Darm guttut.

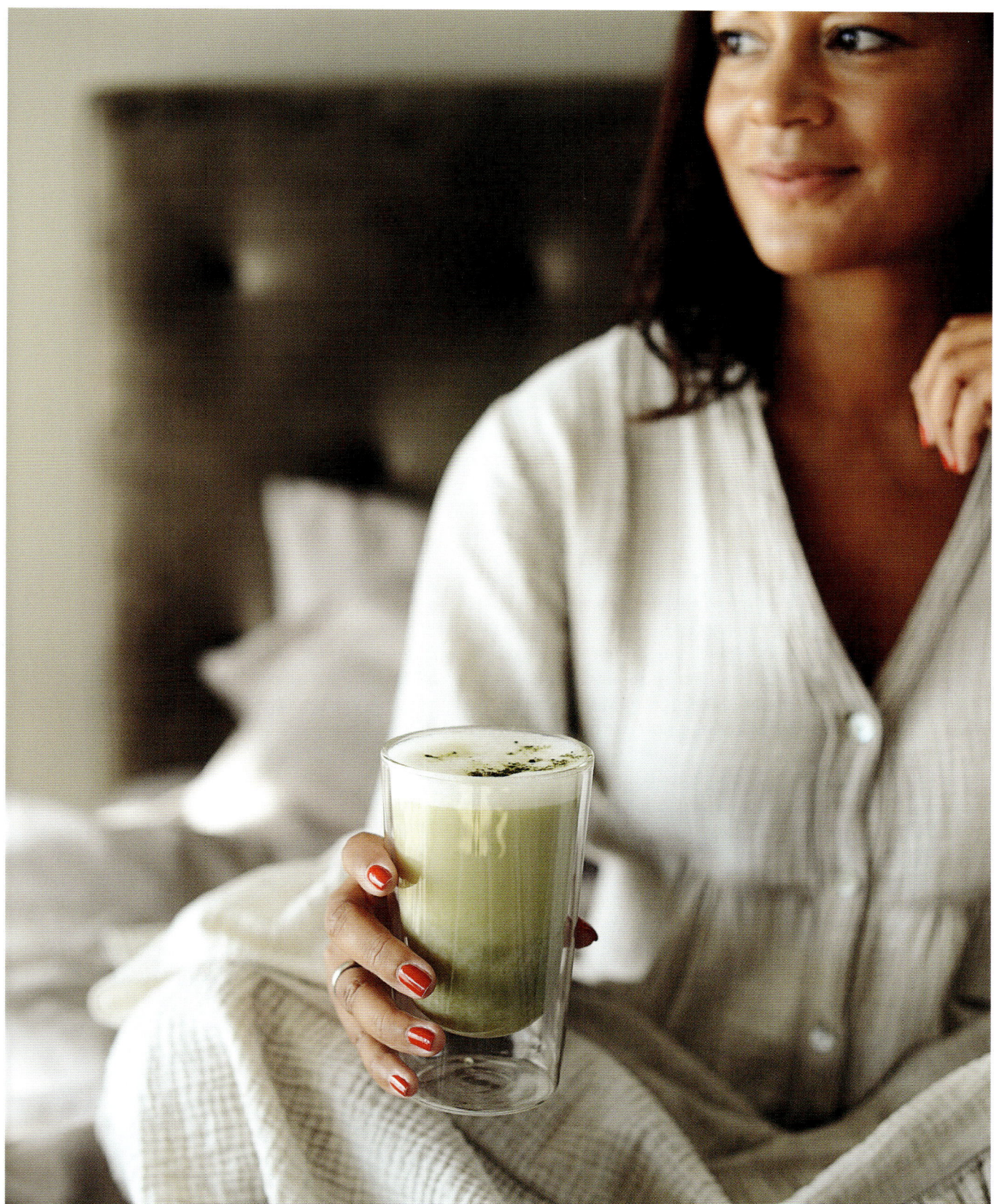

DER DARM
UND SEINE AUFGABEN

Wusstest du, dass der Darm auch als das Organ des Annehmens und Loslassens bezeichnet wird?

Damit unsere körpereigenen Prozesse reibungslos funktionieren, benötigen wir Energie. Diese gewinnen wir aus unserer Nahrung. Hättest du gedacht, dass wir im Laufe unseres Lebens rund 40 Tonnen Nahrung zu uns nehmen? Bildlich gesehen kommen da schon einige LKW-Ladungen zusammen. Alles, was wir im Laufe unseres Lebens essen und trinken, muss in unseren Verdauungsorganen, vor allem von der Darmwand, geprüft, weitergeleitet, verarbeitet und ausgeschieden werden. Angefangen vom Mund, über die Speiseröhre bis in den Magen, landet schlussendlich alles zuerst im Dünn- und dann im Dickdarm. Jede einzelne Phase ist wichtig. Alle beteiligten Prozesse erfüllen spezifische Aufgaben und helfen bei der Verstoffwechselung mit. Durch die mechanische Zerkleinerung beim Kauen und der anschließenden Aufspaltung im Darm wird die aufgenommene Nahrung mithilfe von Enzymen feinsäuberlich in ihre Bestandteile zerlegt. Ganz nach dem Motto »die guten ins Töpfchen ...« sorgt deine Verdauung dafür, dass lebenswichtige Nährstoffe aus deiner Nahrung in deine Zellen gelangen, verwertet und für die Gesunderhaltung aller Vorgänge nutzbar gemacht werden.

Dieses äußerst vielfältige Ökosystem übernimmt aber nicht nur die Aufspaltung der Nahrung und die Gewinnung essenzieller Nährstoffe, sondern produziert auch Vitamine, Hormone und wehrt, über eine intakte und gesunde Darmschleimhaut, mikrobielle »Eindringlinge« ab. Auch werden rund 40 Prozent der aufgenommenen Giftstoffe über den Darm abgebaut. Damit zählt er zu den Hauptausleitungsorganen des Körpers und ist ein wichtiger und entscheidender Faktor für unser Wohlbefinden. Alles, was wir nicht brauchen oder schädlich für uns ist, wird in Stuhl umgewandelt und letztendlich ausgeschieden. Damit der Darm von giftigen und krankmachenden Keimen nicht selbst befallen werden kann, ist er gleichzeitig auch Hort unseres Immunsystems und beherbergt etwa 80 Prozent aller Immunzellen.

Unser gesamter Organismus muss als eine wunderbare, miteinander funktionierende Lebensgemeinschaft betrachtet werden.

Allerdings funktioniert das nur, wenn unsere Darmflora gesund und gestärkt ist. Ein Darm, der schlecht arbeitet und infolge einer Fehlernährung dauerhaft geschwächt wurde, kann schnell zur Giftschleuder werden. Dies geschieht nämlich dann, wenn eine Fehlbesiedelung der schlechten Darmbakterien, beispielsweise infolge einer zucker- und fettreichen Ernährung, häufigen Antibiotikagaben, chronischem Stress und Bewegungsmangel stattfindet. Vielleicht hast du in diesem Zusammenhang auch schon mal von einem löchrigen Darm (Leaky Gut) gehört? Hierbei gelangen Abfall- und Giftstoffe in den Blutkreislauf und sorgen dort für Entzündungen. Eine geschwächte Darmflora begünstigt daher nicht nur die Entstehung von Krankheiten, wie Lebensmittelallergien, chronische Erkrankungen und Leaky Gut, sondern kann auch zu Energielosigkeit und negativen Stimmungen – im schlimmsten Fall sogar zu Depressionen – führen. Nicht umsonst wird in diesem Zusammenhang auch von unserem Bauchhirn gesprochen. Hierzu erfährst du noch mehr im Kapitel »Detox your Mind«.

Der Darm und seine Aufgaben im Überblick

- Verdauung
- Immunfunktion
- Mentale Balance
- Energiebereitstellung
- Regulation des Wasser- und Salzhaushalts
- Vitamin- und Hormonproduktion

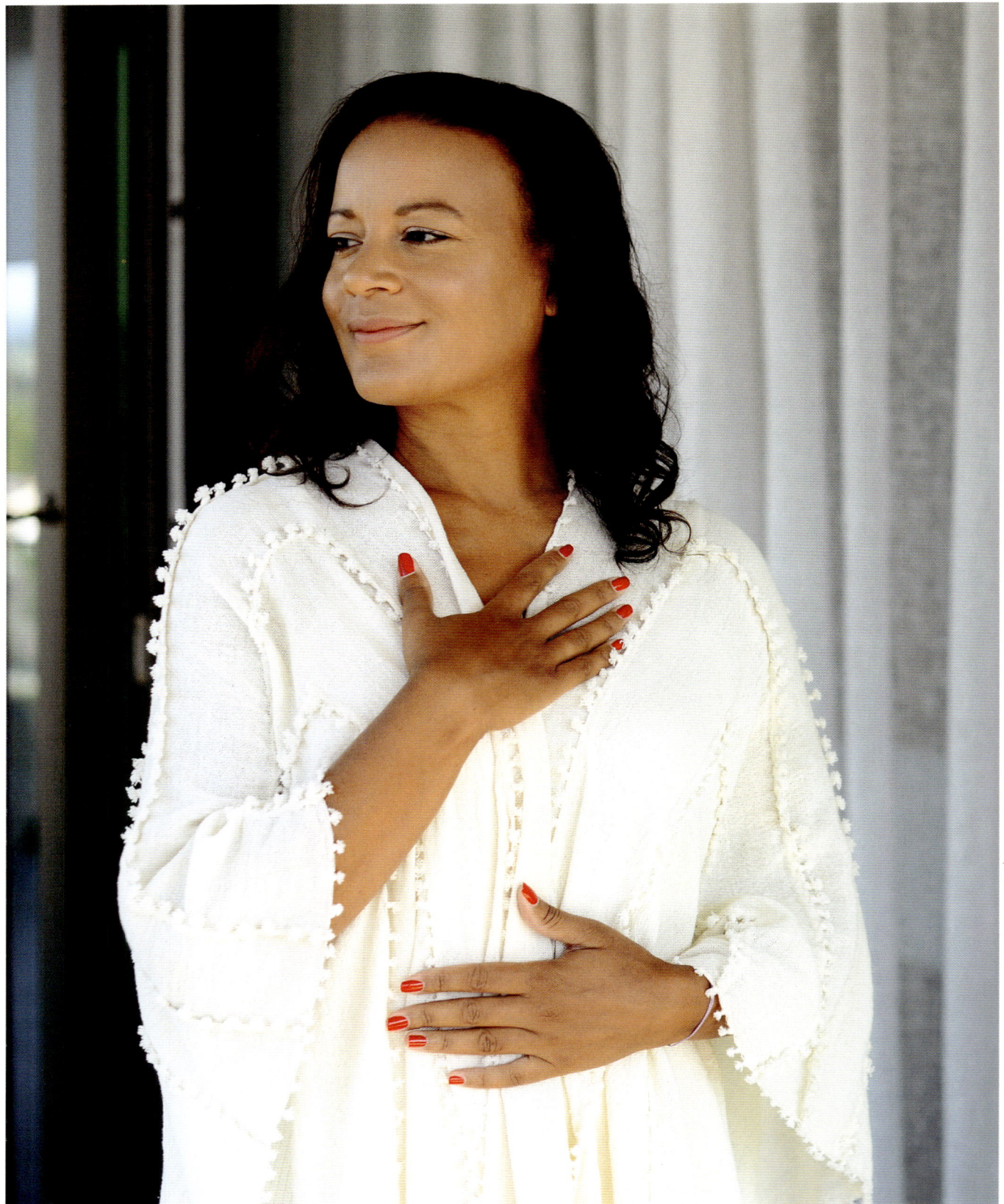

WODURCH WIRD DAS GLEICH-GEWICHT IM DARM GESTÖRT?

Im Laufe unseres Lebens und durch unseren modernen – oftmals ungesunden – Lebensstil wird unsere Darmflora empfindlich gestört. Faktoren wie Antibiotika, Stress, falsche Ernährung, Pestizide in unseren Lebensmitteln, Bewegungsmangel, Rauchen und Alkohol setzen der Darmflora und ihren Bewohnern erheblich zu. Die Folge: Die guten Bakterien schwinden nach und nach und schlechte Darmbakterien können sich unter ungünstigen Bedingungen immer weiter vermehren. Die Konsequenzen sind Blähungen, eine gestörte Verdauung, Gewichtszunahme, Konzentrationsstörungen, Antriebslosigkeit sowie ein schwaches Immunsystem.

Es gibt jedoch gute Nachrichten: Die Darmflora lässt sich sehr leicht und vor allem schnell verändern. Jede Veränderung des Lebensstils und der Ernährung kann schon nach kurzer Zeit zu einer Veränderung der Bakterienbesiedlung führen. Die Ernährung haben wir selbst in der Hand und können über die gezielte Auswahl unserer Lebensmittel einen großen Beitrag für ein gesundes Darmmilieu leisten. Laut Studien ist inzwischen auch erwiesen, dass äußere Faktoren einen größeren Einfluss auf die Darmflora haben als genetische. Es ist also nie zu spät anzufangen.

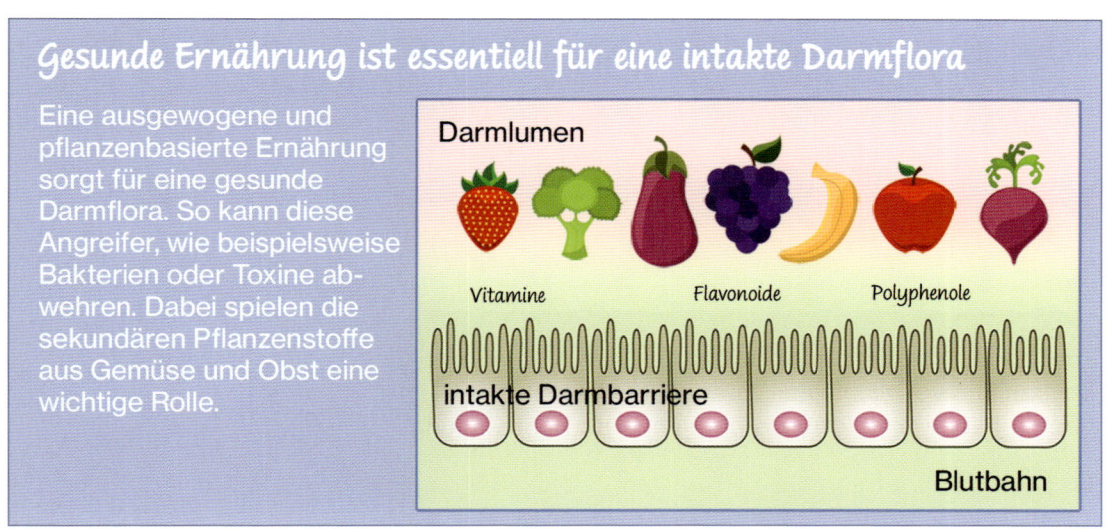

Gesunde Ernährung ist essentiell für eine intakte Darmflora

Eine ausgewogene und pflanzenbasierte Ernährung sorgt für eine gesunde Darmflora. So kann diese Angreifer, wie beispielsweise Bakterien oder Toxine abwehren. Dabei spielen die sekundären Pflanzenstoffe aus Gemüse und Obst eine wichtige Rolle.

Darmlumen

Vitamine   Flavonoide   Polyphenole

intakte Darmbarriere

Blutbahn

WAS FÖRDERT
DIE DARMGESUNDHEIT?

Ernährung, Bewegung und Entspannung sind die drei
wichtigsten Bausteine, mit denen wir unserem Darm und
uns selbst etwas Gutes tun können.

Ernährung

Bei der lebensnotwendigen Verdauungsarbeit unterstützen den Darm etwa 100 Billionen
kleine Bakterien, die im Darm zuhause sind. Wie sich die verschiedenen Bakterienstämme
zusammensetzen, unterscheidet sich (ähnlich wie der Fingerabdruck) von Mensch zu
Mensch ganz individuell. Die Ernährung hat dabei einen großen Einfluss, denn um unge-
wünschte Darmbewohner, wie schädliche Bakterien, Viren und Parasiten zu beseitigen,
benötigen wir mehr von den guten und schlankmachenden Darmbakterien. Dabei geht es
aber nicht nur um die Auswahl geeigneter Lebensmittel, sondern auch um Essenspausen,
von denen du im Kapitel 62 mehr erfährst.

Bewegung

Kommt der Körper in Bewegung, freut das auch den Darm. Auf diese Weise kann er besser arbeiten und bleibt mobil. Bewegungsmangel lässt die Darmmuskulatur erschlaffen.
Dennoch solltest du auf das Timing von Bewegungseinheiten achten. Während ein entspannter Spaziergang den Darm nach einer Mahlzeit bei der Verdauung unterstützt, stra-
pazieren anstrengende und schweißtreibende Sportarten vor allem den Magen, aber auch
den Darm, unnötig. Daher am besten nach dem Essen etwa zwei Stunden mit dem Spor-
teln warten.

Stressreduktion und Entspannung

Verdauungsprobleme hängen oft mit Stress zusammen. Grund dafür ist das sogenannte
Bauchhirn, welches im Austausch mit dem Gehirn steht und die Darmtätigkeit reguliert.
Blähungen, Durchfall und Verstopfungen können die Folge sein. Ein ungutes Bauchgefühl
hängt deshalb auch immer von anderen Faktoren als der Nahrungsaufnahme ab. Wem
Stress auf die Verdauung schlägt, kann sich zwar kurzfristig mit einer Wärmflasche etwas
Gutes tun, langfristig lohnt es sich jedoch zu überlegen, welche Entspannungsmethoden
das persönliche Stresslevel senken. Mehr dazu erfährst ab Seite 89.

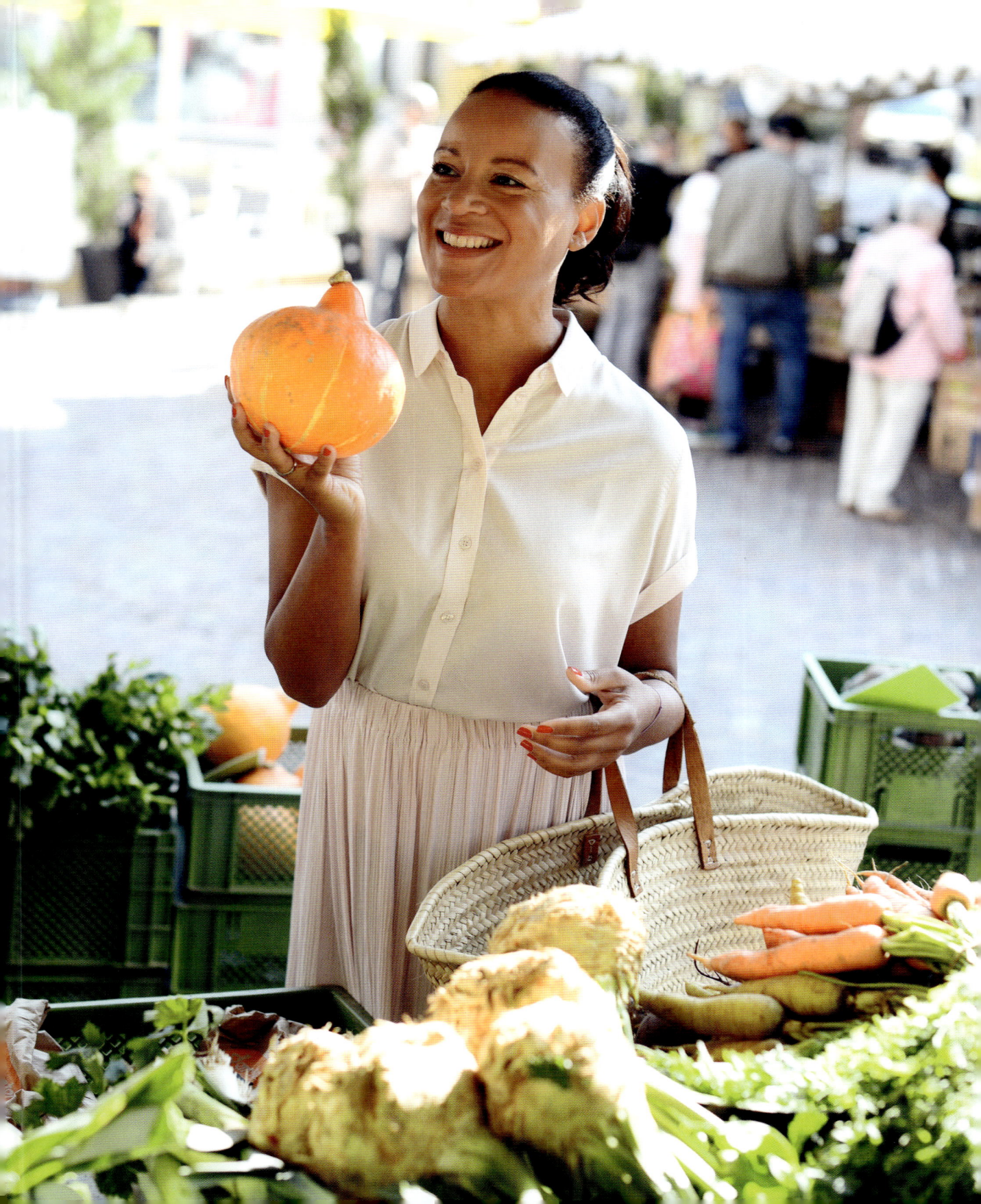

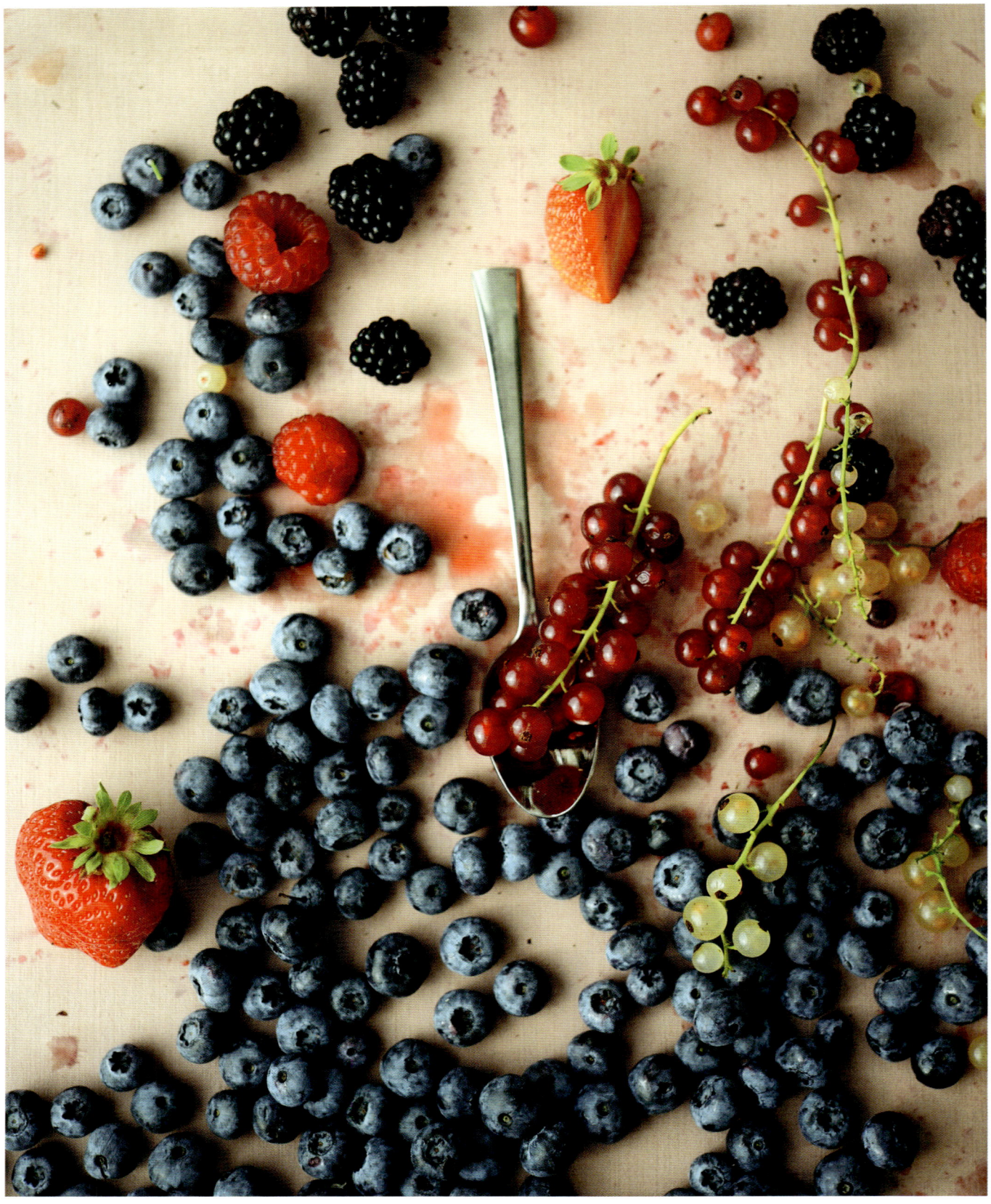

RUNDUM GESUND: DIESE LEBENSMITTEL SIND GUT FÜR DEN DARM

Präbiotika und Probiotika

In unserem Darm lebt eine Vielfalt an Bakterien – wie es uns geht, hängt davon ab, welche die Oberhand gewinnen. Je nachdem, wie wir diese Mikroorganismen füttern, bevölkern sie den Darm in unterschiedlichen Zusammensetzungen. Eine zucker- und fettreiche Ernährung mögen unsere »guten« Darmbakterien zum Beispiel weniger. Fermentierte Lebensmittel dagegen enthalten viele lebende, »gute« Mikroorganismen, die unsere Darmflora ins Gleichgewicht bringen. Das heißt, sie sind probiotisch – das bedeutet »für das Leben«. Dabei handelt es sich um lebende Bakterienkulturen und Hefepilze, die sich im Darm ansiedeln und unerwünschte Bakterien verdrängen. Präbiotika können auch ganz gezielt eingesetzt werden, um die Darmflora in eine gesunde Richtung zu beeinflussen. **Gute Lieferanten sind** frisches Sauerkraut, Kimchi, Kombucha, Kefir und Miso (fermentierte Sojapaste).

Das Gegenstück zu diesen lebenden Darmschmeichlern aus Fermentiertem sind die Präbiotika, eine Untergruppe der Ballaststoffe. Präbiotika bezeichnen Stoffe, die wir nicht verdauen können und die deshalb den Darmbakterien als Nahrung zur Verfügung stehen. Diese regen den Darm an, ordentlich Verdauungsarbeit zu leisten. Dazu zählen vor allem Ballaststoffe wie Inulin (von Natur aus reich daran sind z. B. Chicorée, Artischocke, Lauch, Knoblauch) oder auch die feinen Kerne von Him- oder Brombeeren, die im Dickdarm bestimmten »guten« Bakterienstämmen (z. B. Bifidobakterien) als Futter dienen und somit für eine ausgeglichene Darmflora sorgen. Je mehr Präbiotika wir also essen, desto wohler fühlen sich unsere »guten« Darmbakterien. **Gute Lieferanten sind** Vollkornprodukte, Gemüse, Obst, Pseudogetreide (wie beispielsweise Quinoa, Amaranth) und Hülsenfrüchte.

Perfekt ist es, wenn regelmäßig prä- und probiotische Lebensmittel auf deinem Teller landen. Die Kombination bringt deinen Darm ins Gleichgewicht, was zu einem besseren Bauchgefühl und mehr Wohlbefinden führt. Ein Rundum-sorglos-Paket also! Grundsätzlich gilt: Frische, möglichst wenig verarbeitete, naturbelassene sowie fermentierte Lebensmittel sind gut für die Darmflora. Grund dafür sind die vielen Schutzstoffe, die sich in Obst (insbesondere Beeren) und Gemüse oder auch in so köstlichen Sachen wie Kaffee oder dunkler Schokolade finden. Diese Stoffe sind Energy-Nahrung für deine Zellen und leisten somit einen Hauptbeitrag zu deiner ganzheitlichen Gesundheit. Da sie mit Blick auf ein ausgeglichenes, strahlendes Inneres und Äußeres essenziell sind, möchte ich dir deine Alltags-Heros einmal etwas ausführlicher vorstellen.

Ballaststoffe, Fermentiertes, Bitterstoffe & sekundäre Pflanzenstoffe

Diese Schutzstoffe sind nicht nur gesund und besonders förderlich für ein gutes Darmklima, sondern auch an unterschiedlichen Regulationsprozessen deines Körpers beteiligt. Man weiß inzwischen, dass fast 90 Prozent der Pflanzenstoffe nicht, wie alle anderen Nährstoffe, über den Dünndarm aufgenommen werden können, sondern fast unverändert im Dickdarm landen. Erst mithilfe der gesunden Darmbakterien findet dort die Verwandlung zum Super-Hero statt, wodurch eine Vielzahl von Schutzstoffen für uns verfügbar gemacht werden. Um hiervon auf vielfältige Weise zu profitieren, müssen unterschiedliche Voraussetzungen erfüllt sein.

Eat the Rainbow

Es gilt: Je abwechslungsreicher deine Ernährung ist, desto mehr dieser Schutzstoffe wirst du logischerweise aufnehmen und desto mehr gute Darmbakterien können sich vermehren. Deshalb liebt dein Mikrobiom die Vielfalt, auch Diversität genannt. Im Gegenzug beschenkt es dich mit einem Plus an guten Bakterien. Erst so ist gewährleistet, dass genügend Bakterien vorhanden sind, um Nahrungsbestandteile aufzuspalten zu verwerten und tatsächlich auch aufzunehmen.

Ich bin daher ein großer Fan von einem bunten Mix an bioaktiven Lebensmitteln und versuche sie auf unterschiedliche Weise täglich in meine Mahlzeiten zu integrieren. Deiner Gesundheit und deinen Zellen zuliebe solltest du das auch tun, denn nur so können wir tatsächlich in unserer Energie bleiben. Wahre Schönheit kommt also tatsächlich von innen und ist gewiss keine Frage des Alters, sondern eine Frage eines intakten Mikrobioms und gesunder Zellen. Anhand der Easy-Detox-Rezepte wirst du sehen, wie einfach du alles miteinander kombinieren und in deinen Speiseplan integrieren kannst. Glaube mir, diese Form der Ernährung ist wie ein Jungbrunnen und eine umfassende Zellerneuerung. Belohnt wirst du mit einem Hoch an Energie, das du nicht nur im Innen, sondern auch im Außen spürst. Vielleicht bist du jetzt neugierig und fragst dich, was es nun genau mit den einzelnen Schutzstoffen auf sich hat? Ich habe dir das Wichtigste zusammengefasst.

Setze auf Ballaststoffe!

Unsere Darmbakterien lieben Ballaststoffe, und das hat wiederum zahlreiche gesundheitliche Vorteile für uns. Durch das Verwerten dieser Stoffe werden kurzkettige Fettsäuren, darunter Buttersäure, Essigsäure und Propionsäure, freigesetzt, was für eine intakte Darmbarriere enorm wichtig ist. Buttersäure sorgt beispielsweise dafür, dass die Zellteilung in der Darmschleimhaut ungestört funktioniert. Dies kann das Risiko für Darmkrebs vermindern.

Gesundwunder für den ganzen Körper

Vor allem wenn du dich nach mehr Leichtigkeit sehnst, dein Gewicht regulieren oder abnehmen möchtest, wirst du von einer ballaststoffreichen Ernährung besonders profitieren. Durch ihre hohe Quellfähigkeit binden Ballaststoffe viel Wasser und sorgen dafür, dass der Magen- und Darminhalt voluminöser wird. Dadurch werden die lebenswichtigen Inhaltsstoffe unserer Nahrung langsamer ins Blut abgegeben, was uns durch die vermehrte Ausschüttung von Sättigungshormonen, glücklich fühlen lässt. Zusätzlich binden Ballaststoffe bestimmte Stoffwechselprodukte, beispielsweise Gallensäure oder Ammoniak. Dadurch helfen sie bei der Entlastung von Leber und Nieren und können den Cholesterinspiegel senken.

MERKE! Ballaststoffe tragen zur Ausschüttung von Sättigungshormonen bei, regen das Immunsystem an und haben eine direkte Wirkung auf das Fettgewebe, die Leber und das Gehirn. Da Ballaststoffe im Darm aufquellen, fördern sie eine gesunde Verdauung und beugen Verstopfungen vor.

Mehr Ballaststoffe essen – so einfach geht's

Jetzt fragst du dich vielleicht, wo du diese gesunden kleinen Wunderstoffe findest und wie du sie möglichst vorteilhaft in deine Mahlzeiten einbaust. Das ist ganz einfach, denn Ballaststoffe sind in zahlreichen Lebensmitteln enthalten. Empfohlen wird eine Aufnahme von mindestens 30 Gramm pro Tag. Besonders Vollkorngetreideprodukte und Hülsenfrüchte eignen sich dafür hervorragend. In meinen Rezepten versuche ich, zu jeder Mahlzeit eine stärkehaltige Ballaststoffquelle, wie etwa Getreide oder Hülsenfrüchte und auch Gemüse oder Obst, einzubauen. Die allgemeine Empfehlung der Deutschen Gesellschaft für Ernährung (DGE) lautet, mindestens 5 bis 6 Portionen Obst und Gemüse am Tag zu essen. Wenn du dich an dieser Empfehlung orientierst, dann brauchst du normalerweise keine Berechnungen anzustellen, wie du genügend Ballaststoffe aufnehmen kannst. Damit du siehst, wie leicht sich Ballaststoffe in deinen täglichen Mahlzeitenplan aufnehmen lassen, habe ich hier einen Beispieltag für dich berechnet.

Falls du bisher wenig Ballaststoffe gegessen hast, dann empfehle ich dir, deine Zufuhr schrittweise zu erhöhen. So gibst du deinem Darm Zeit, sich daran zu gewöhnen, und beugst eventuellen Verdauungsbeschwerden durch die Umstellung vor. Bei einem empfindlichen Darm kann es hilfreich sein, die Speisen mit Fenchel oder Kümmel zu würzen. Durch das Einweichen von Getreide und Hülsenfrüchten garantierst du ebenfalls eine bessere Verträglichkeit. Wichtig: Damit Ballaststoffe aufquellen und ihre Wirkung entfalten können, solltest du unbedingt auf eine ausreichende Flüssigkeitszufuhr achten.

Ein Beispieltag: Wie du einfach mehr Ballaststoffe in deinen Speiseplan integrieren kannst:

Frühstück	Ballaststoffe
30 g Haferflocken	3,0 g
1 geschälte Banane (ca. 120 g)	2,4 g
10 g Walnüsse	0,7 g
150 g Joghurt	0,0 g
Gesamt	**6,1 g**

Snack	
1 Scheibe Vollkornbrot (50 g)	3,5 g
20 g Erdnussmus	1,6 g
Gesamt	**5,1 g**

Mittagessen	
75 g Quinoa (gegart)	5,2 g
100 g geputzter Brokkoli	3,0 g
100 g geschälte Möhren	3,0 g
125 g Tofu	0,4 g
Gesamt	**11,6 g**

Snack	
1 geschälter Apfel (130 g)	2,6 g
Gesamt	**2,6 g**

Abendessen	
150 g Kichererbsen (gegart)	11,5 g
½ geputzte Paprika (100 g)	2,0 g
100 g geputzte Zucchini	1,2 g
Gesamt	**14,7 g**

Tagesration an Ballaststoffen	40,1 g

Besonders ballaststoffreiche Lebensmittel

Gemüse:
- Artischocken
- Spargel
- Topinambur
- Möhren
- Rotkohl
- Wirsing
- Brokkoli
- Fenchel
- Rosenkohl
- Okra
- Grünkohl
- Kartoffeln und Süß-
  kartoffeln, gekocht
- Spinat
- Rote Beten
- Kürbis
- Chicorée
- Zwiebeln
- Knoblauch

Obst
- Johannisbeeren
- Brombeeren
- Kumquats
- Avocados
- Zitrusfrüchte
- Bananen
- Birnen
- Kiwis
- Äpfel

Getreide/
Pseudogetreide
- Vollkornschrot
  und -mehl
- Grünkern
- Hafer
- Amaranth
- Gerste
- Quinoa

Hülsenfrüchte
- Kichererbsen
- Erbsen
- Bohnen aller Art
- Linsen
- Sojabohnen

Trockenfrüchte
- Aprikosen
- Äpfel
- Pflaumen

Nüsse und Samen
- Leinsamen
- Walnüsse
- Chiasamen
- Kürbiskerne
- Mandeln
- Erdnüsse
- Macadamianüsse

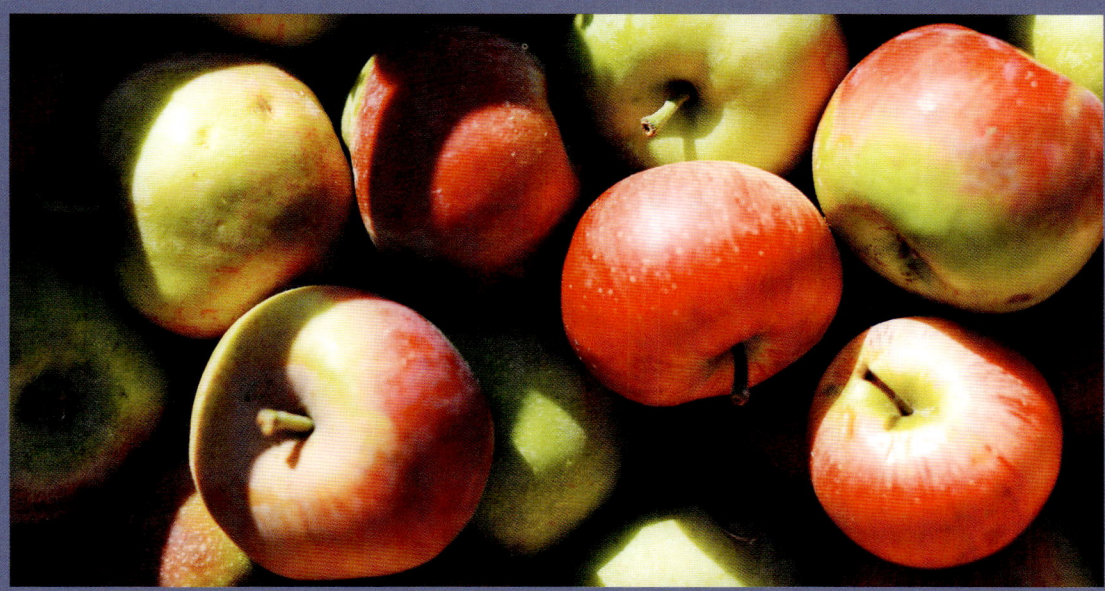

Sauer macht lustig und schön. So gesund ist Fermentiertes.

Seit jeher wird in nahezu allen Kulturen auf der ganzen Welt fermentiert. Früher wurde die Fermentation vor allem zur Konservierung von Lebensmitteln genutzt. Heute erfreuen wir uns vor allem an dem säuerlich, frischen Geschmack und den zahlreichen Gesundheits-Benefits. Auch ich bin ein großer Fan von Fermentiertem und versuche deshalb, es so oft wie möglich in meine Ernährung zu integrieren. Und dafür gibt es gleich mehrere Gründe. Beim Fermentieren bilden sich durch den natürlichen Gärungsprozess reichlich lebende darmgesunde Bakterien, die das Immunsystem unterstützen und an der Herstellung vieler essenzieller Vitamine im Körper beteiligt sind. Die in fermentierten Lebensmitteln vorkommenden Milchsäurebakterien siedeln sich im Darm an und helfen, unerwünschte Bakterien zu verdrängen, was das Darmmilieu ins Gleichgewicht bringt. Dank der Gärung stecken Sauerkraut, Naturjoghurt, Kombucha & Co. voller Fitmacher und sind dazu noch gut bekömmlich. Einzig Personen mit einer Histaminintoleranz sollten beim Verzehr von Fermentiertem vorsichtig sein und besser zu frischen, histaminarmen Lebensmitteln wie beispielsweise Kohl- oder Wurzelgemüsen greifen.

Pflanzen-Power dank sekundärer Pflanzenstoffe

Sekundäre Pflanzenstoffe sind Farb-, Duft- und Aromastoffe, die in Obst, Gemüse, Vollkorn, Kartoffeln, Nüssen, Hülsenfrüchten und in fermentierten Lebensmitteln (z. B. Sauerkraut) enthalten sind. Diese Schutzstoffe haben es in sich, denn obwohl sie nur in winzigen Mengen vorkommen, besitzen sie zahlreiche gesundheitsfördernde Eigenschaften. Sie schützen unsere Zellen und sorgen gleichzeitig dafür, dass angelagerter Zellmüll aus Stoffwechselvorgängen abtransportiert und ausgeschieden wird. Indem du dich täglich für Obst und Gemüse entscheidest, kannst du bereits viel für die Gesunderhaltung und Reinigung deines Körpers tun. Kein Wunder, dass diese kleinen »Wunderstoffe« in den letzten Jahren mehr und mehr in den Mittelpunkt der Forschung gerückt sind. Sekundäre Pflanzenstoffe werden in unterschiedliche Stoffklassen unterteilt. Die bekanntesten sind wohl die Carotinoide oder auch die Polyphenole, wie beispielsweise Anthocyane und Flavonoide, die unseren Beeren ihre schöne leuchtende Farbe verleihen.

Carotinoide

Obst- und Gemüsesorten, die viele Carotinoide enthalten, erkennst du schon an der intensiven gelben oder roten Farbe, aber auch in Blättern können Carotinoide vorkommen. Die meisten Carotinoide liegen als Provitamin A vor, also einer Vorstufe, die im Körper zu Vitamin A umgewandelt wird. Carotinoide haben eine krebsvorbeugende und entzündungshemmende Wirkung.

Die positive Wirkung von Fermentiertem:

- Die enthaltenen Mikroorganismen wirken probiotisch. Das heißt, Bakterien und Hefepilze haben richtig gute Arbeit geleistet, indem sie die Zuckermoleküle in den Lebensmitteln verstoffwechselt haben. Die wertvollen Probiotika, wie die milchsäureproduzierenden Laktobazillen, blieben dabei erhalten.

- Ein hoher Gehalt an B-Vitaminen, Eisen und Zink sorgt für schöne Haut, Haare und Nägel.

- Fermentiertes wirkt antioxidativ und entzündungshemmend. Das während des Gärprozesses gebildete Vitamin C stärkt das Immunsystem.

- Fermentiertes ist gut bekömmlich und unterstützt die Verdauung. Menschen mit Reizdarmsyndrom können beispielsweise lange gegangenes Sauerteigbrot besser vertragen, da während der Teigruhe der wesentliche Anteil der Zucker, die zu Blähungen führen, abgebaut wird.

- Fermentiertes hilft, Toxine und Antinährstoffe zu neutralisieren. Beim Fermentieren wird zum Beispiel Phytinsäure abgebaut, welche die Aufnahme von Zink und anderen Nährstoffen behindern kann.

- Es entstehen wertvolle Säuren, die das Immunsystem stärken, antioxidativ wirken und den Blutzuckerspiegel senken können.

- Entgegen der weitverbreiteten Meinung ist das Herstellen von Fermentiertem denkbar einfach.

Ob Kombucha, Sauerkraut oder Kimchi – ich liebe sie alle und bereite sie mir regelmäßig in meiner Küche zu. Mal abgesehen davon, dass fermentierte Lebensmittel einfach wahnsinnig lecker sind und viele Gerichte geschmacklich aufpeppen, empfehle ich dir vor allem deiner Gesundheit zuliebe Fermentiertes unbedingt öfter auf deinen Speiseplan zu setzen. Auf der folgenden Seite findest du ein köstliches Rezept für Kimchi und auf Seite 194 ein Rezept mit unserem deutschen Klassiker Sauerkraut.

KIMCHI

Kimchi ist ein koreanischer Klassiker und lässt sich am ehesten mit unserem heimischen Sauerkraut vergleichen. Was beide gemeinsam haben, ist ihr guter Ruf als »gesundes Essen«. Kimchi gilt als wahre Vitaminbombe und Superfood. Die Zubereitung ist kinderleicht – probiere das Rezept unbedingt mal aus.

Zubereitungszeit: 30 Minuten
+ 3–5 Tage für die Fermentation
Zutaten für 1 Glas

300 g Weißkohl (oder
   Chinakohl)
100 g weißer Rettich
1 Bund Frühlingszwiebeln
50 g Salz
20 g Knoblauch
30 g Ingwer
1 TL Chilipulver
1 TL Paprikapulver
1 EL Tamari (glutenfreie
   Sojasauce)

Außerdem: Schraubglas
   als Gärgefäß (500 ml)

Den Kohl putzen, waschen und in mundgerechte Stücke schneiden. Den Rettich schälen und raspeln. Die Frühlingszwiebeln putzen, waschen und in Ringe schneiden.

Kohl und Salz in eine Schüssel geben. Das Salz behutsam mit den Händen einmassieren, sodass die Zellflüssigkeit langsam austritt und der Kohl im eigenen Saft steht. Anschließend den Kohl mit Wasser abspülen, um das überschüssige Salz zu entfernen.

Den Knoblauch und den Ingwer schälen und fein hacken. Rettich, Frühlingszwiebeln, Knoblauch und Ingwer sowie Chili, Paprika und Tamari in einer separaten Schüssel vermischen. Bei Bedarf etwas Wasser dazugeben. Die Marinade zum Kohl geben und durchkneten. Eventuell mit etwas Salz abschmecken.

Das Kimchi in das Glas schichten, dabei jede Schicht festdrücken, damit die Flüssigkeit den Kohl schön bedeckt. Nach oben 3 cm Platz lassen, damit beim Fermentieren nichts überläuft. Wichtig: Das Gemüse muss komplett von der Lake bedeckt sein. Lege ein Kohlblatt obenauf, damit keine Stückchen nach oben schwimmen.

Das Glas verschließen und mit Datum beschriften. Die ersten 3 bis 5 Tage in der Küche bei Raumtemperatur aufbewahren, damit die Fermentation gut in Gang kommt. Täglich kontrollieren und dabei den Deckel kurz öffnen, damit Gärgase entweichen können.

Danach kann das Kimchi probiert und im Kühlschrank aufbewahrt werden. Das ist wichtig, da es sonst zu sauer wird. Im Kühlschrank hält sich das Kimchi einige Monate.

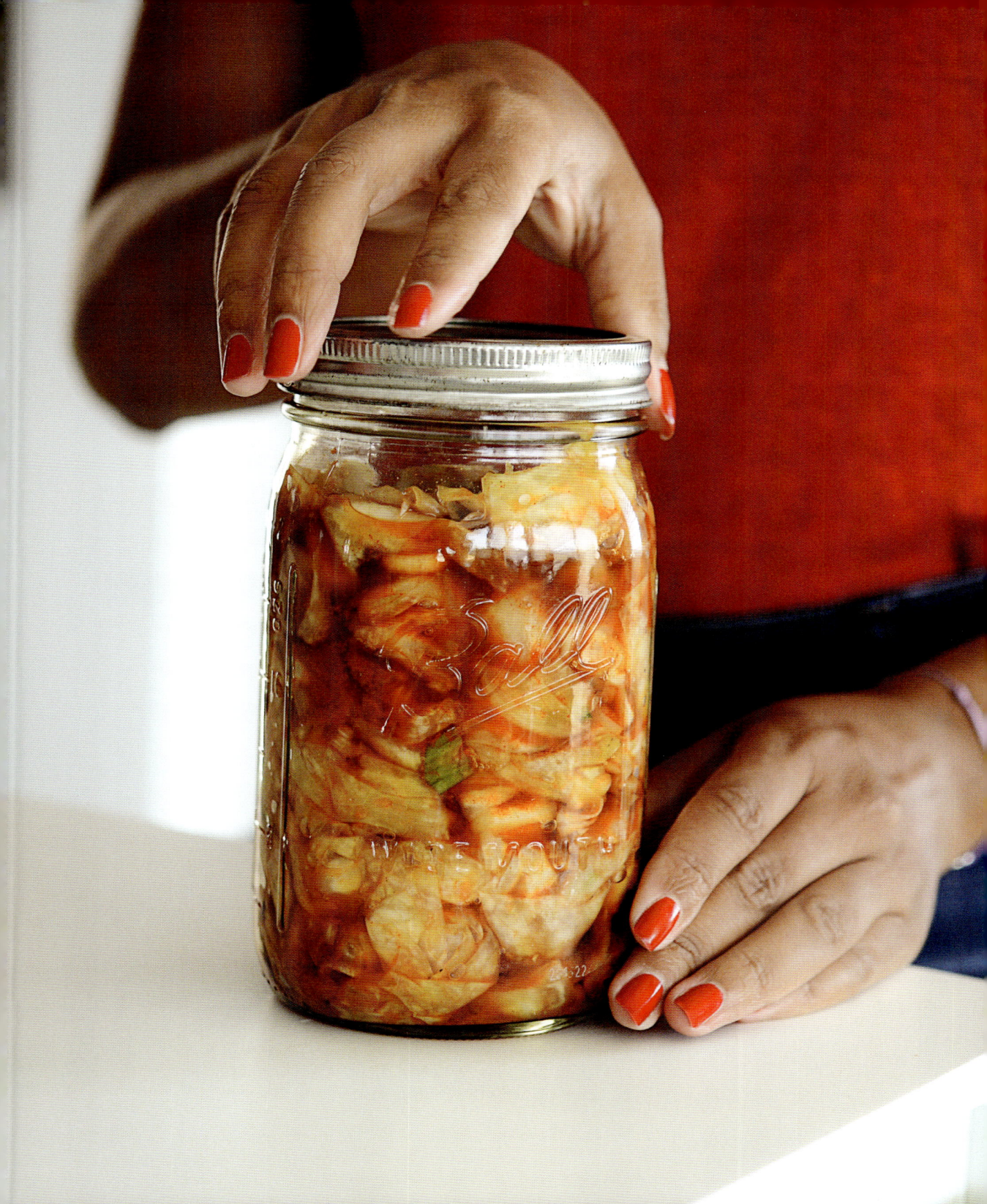

Polyphenole

sind eine besonders gut erforschte Gruppe der sekundären Pflanzenstoffe, die zum Beispiel in Nüssen, Grünkohl und Rohkakao vorkommen und antioxidativ wirken. Das heißt, sie schützen uns vor Entzündungen durch freie Radikale. Zu ihnen zählen die **Flavonoide**, die gesunden Schutzstoffe, die du zum Beispiel reichlich in dunkler Schokolade findest.

Flavonoide

sind eine Gruppe der sekundären Pflanzenstoffe, die bisher vor allem wegen ihrer antioxidativen Wirkung bekannt sind. Sie kommen in vielen Gemüse- und Obstsorten vor, zum Beispiel in Soja, Zwiebeln, Oliven, Brokkoli, Äpfeln, Zitrusfrüchten oder in grünem und schwarzem Tee. Für unseren Darm sind sie äußerst gesund, denn ähnlich wie Ballaststoffe, bestehen sie aus Verbindungen, die im Dünndarm nicht absorbiert werden können. Somit gelangen sie in den Dickdarm und fördern dort das Wachstum von gesunden Bakterien, während sie krankmachende Bakterien hemmen. Die guten Bakterien können so die bereits beschriebenen kurzkettigen Fettsäuren produzieren, die sich positiv auf unsere Gesundheit auswirken.

MERKE! SEKUNDÄRE PFLANZENSTOFFE ...	
• VERBESSERN die Entgiftung	• BEKÄMPFEN freie Radikale
• STÄRKEN unser Immunsystem	• SENKEN den Cholesterinspiel
• SCHÜTZEN vor Bakterien	• NORMALISIEREN den Blutzuckerspiegel

Bitterstoffe: Boost für den Stoffwechsel

Bitterstoffe, die wir in unserer Ernährung in natürlicher Form in bitter schmeckenden Lebensmitteln finden, sind eine Wirkstoffklasse innerhalb der sekundären Pflanzenstoffe. Sie fördern die Bildung von Magensäure und Gallensaft, weshalb sie appetitanregend wirken und die Verdauung beschleunigen. Gleichzeitig hemmen sie die Lust auf Süßes. Wenn du also im Alltag weniger süß essen und aufs Naschen verzichten möchtest, dann greife öfter zu »bitteren« Lebensmitteln. Zum einen hilft der bittere Geschmack, den Appetit zu regulieren, weil in unserem Gehirn abgespeichert ist, dass bitter eben auch giftig bedeuten kann, zum anderen sind Bitterstoffe ein Boost für den Stoffwechsel und unterstützen die Reinigungsarbeit unserer Organe. Bitterstoffe fördern deshalb nicht nur die Darmgesundheit, sondern regen auch gleichzeitig die Tätigkeit von Leber, Galle und Bauchspeicheldrüse an. Der Stoff Cynarin, der beispielsweise in Artischocken enthalten ist, regt den Leberstoffwechsel an, was zu einer guten Fettverbrennung verhelfen kann.

Da in vielen Bitterstoffen auch gleichzeitig reichlich sekundäre Pflanzenstoffe enthalten sind, profitieren wir auch von den antioxidativen Eigenschaften, wie der Reduzierung von oxidativem Stress im Körper sowie der entzündungshemmenden und zellverjüngenden Wirkung. Bitterstoffe finden sich in einer Reihe von pflanzlichen Lebensmitteln.

DAZU ZÄHLEN ZUM BEISPIEL:

• Artischocken und Bittergurken
• Rucola, Chicorée und Endivien
• Kräuter, wie Löwenzahn und Hopfen
• Obstsorten wie Grapefruit und Bitterorange
• Tee und Kaffee
• Gewürze, wie etwa Ingwer, Fenchelsamen und Zimt
• Sesam und Senfkörner
• Oliven, schwarz und grün

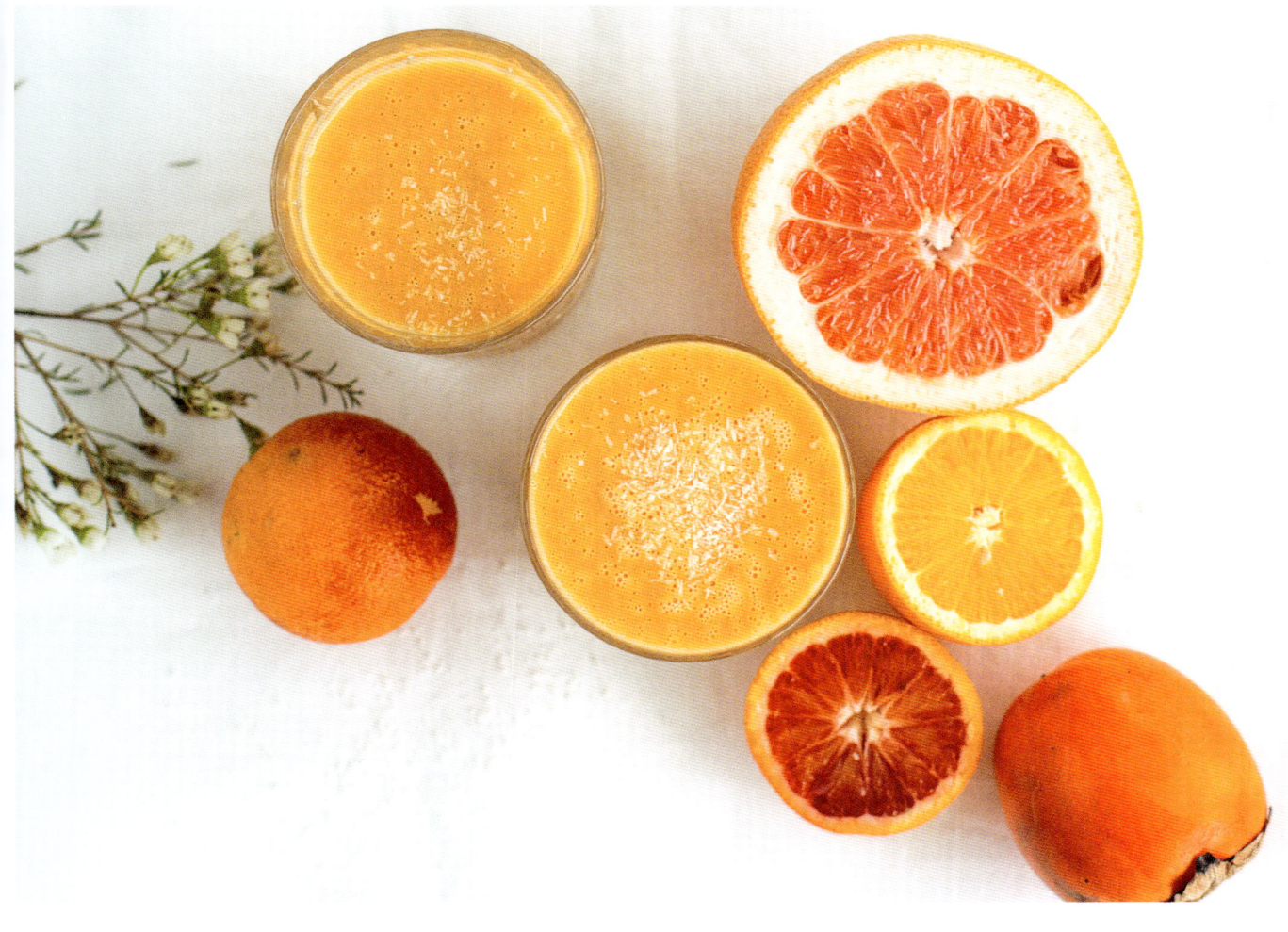

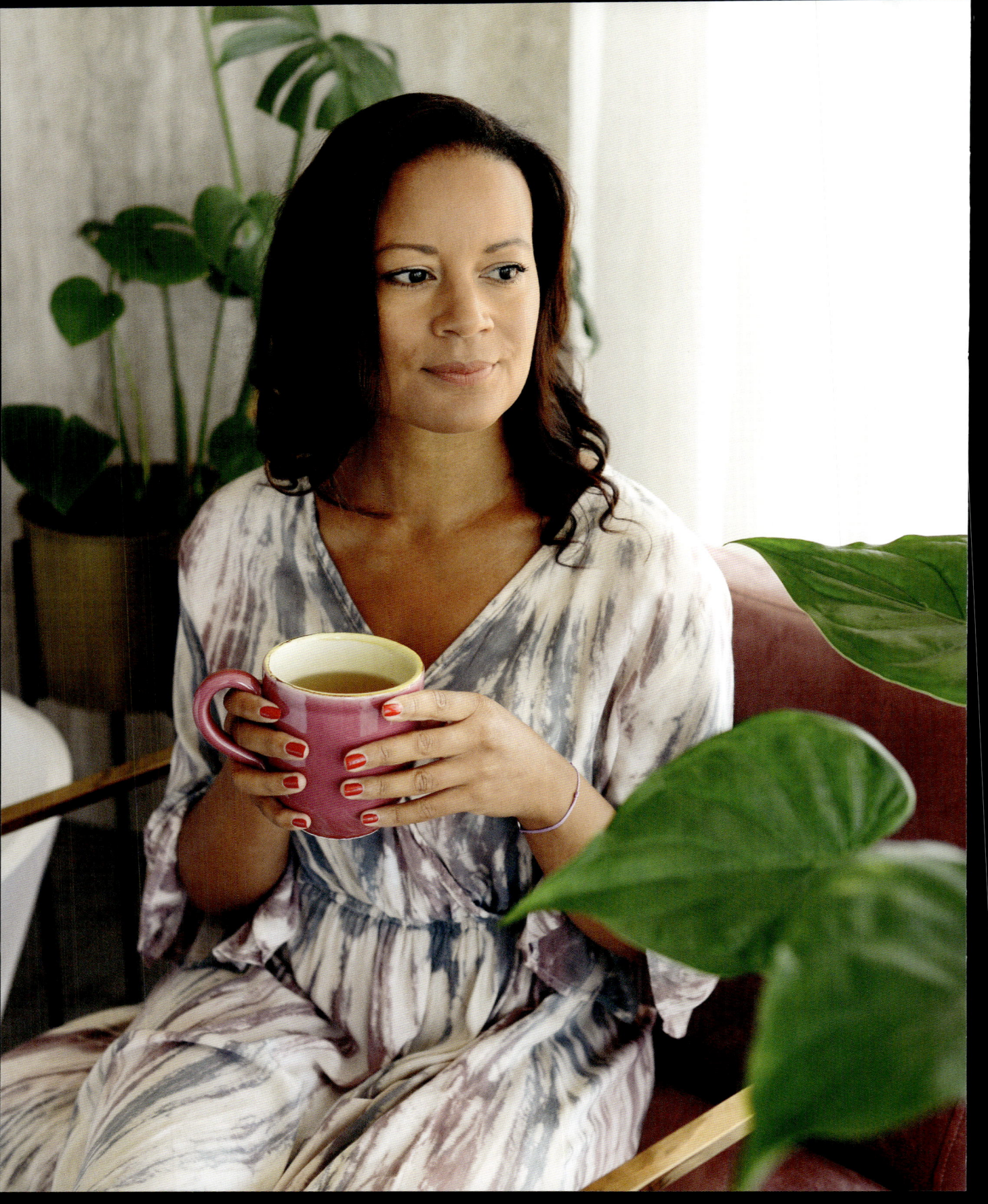

ANTIENTZÜNDLICH ESSEN UND LEBEN

Warum stille Entzündungen Gift für deinen Körper sind.

Entzündungen sind eine natürliche Immunantwort und ein Warnsignal unseres Körpers. Eigentlich eine geniale Einrichtung, denn eine klassische Entzündung ist eine gesunde Abwehrreaktion deines Immunsystems auf krankheitserregende Keime. Wenn du deine Haut beispielsweise beim Gemüseschneiden verletzt oder dir eine leichte Verbrennung durch einen Sonnenbrand zuziehst, dann schaltet dein Organismus blitzschnell auf »Schutz«, um das Eindringen von Viren, Bakterien und Schmutzpartikeln zu verhindern. Hierfür sendet er zur Abwehr Antikörper, um die betroffene Stelle zu schützen und dich gesund zu erhalten. In diesem Zusammenhang wird von einer **akuten Entzündung** gesprochen. Akute Entzündungen haben dann einen weniger dramatischen Ausgang für uns.

Eine **stille Entzündung** hingegen – auch silent inflammation genannt – ist eine Überreaktion des Immunsystems, bei der durch die ständige Überbeanspruchung vermehrt freie Radikale mit Entzündungsbotenstoffen gebildet werden. Diese schädigen die Zellgesundheit und belasten unsere körpereigenen Entgiftungssysteme, wodurch ein gesunder Austausch von Nährstoffen, der Abtransport von Zellmüll und Giftstoffen sowie die Zellteilung und Zellerneuerung nicht mehr aufrechterhalten werden können. Da wir eine stille Entzündung nicht sehen können und sie, anders als eine akute Entzündung, erst einmal symptomlos, also ohne Rötungen, Fieber oder Schmerzen verläuft, ist sie besonders tückisch. Das Gefährliche an stillen Entzündungen ist, dass sie schleichend verlaufen und unbemerkt irgendwann chronisch werden können. Oftmals bleibt eine stille Entzündung viele Jahre unentdeckt. Der »stille« Schein trügt jedoch, denn ihre Auswirkungen auf unsere Gesundheit können verheerend sein. Sie können im direkten Zusammenhang mit Energielosigkeit sowie zahlreichen Zivilisationskrankheiten, wie Diabetes, Herz-Kreislauf-Erkrankungen, Hautkrankheiten wie Rosazea und Schuppenflechte, Adipositas und vielen mehr stehen. Die Mechanismen kennt man bislang nicht genau, aber erste Anzeichen einer stillen Entzündung reichen von ständiger Müdigkeit über Durchfälle aufgrund einer geschwächten Darmschleimhaut bis hin zu erhöhter Infektanfälligkeit.

Begünstigt werden die stillen Entzündungen vor allem durch unseren modernen Lebensstil, der oftmals auch mit negativen Faktoren wie Übergewicht, Stress, Tabak- und Alkoholkonsum, zu wenig Bewegung sowie einer ungesunden Ernährung durch zu viel Zucker und Fett einhergeht.

Ein oft übersehener und nicht ausreichend beachteter Auslöser von stillen Entzündungen ist ein gestörtes Mikrobiom. Wird die Darmschleimhaut aufgrund von einer zu fett- und zuckerreichen Ernährung sowie eines unangepassten Lebensstils löchrig und damit undicht (Leaky Gut), dann haben Bakterien, Giftstoffe und Viren leichtes Spiel. Durch deren Eindringen werden schleichende Entzündungsprozesse in Gang gesetzt. Auch ein Zuviel an Nahrung und das ständige Snacken sind Gift für uns und befeuern stille Entzündungen. Deshalb sind in diesem Zusammenhang auch Phasen des Nahrungsverzichts so wichtig. Hierdurch gibst du deinem Körper Zeit, den Blutzuckerspiegel vollständig abzusenken und auf seine Fettreserven zur Energiebereitstellung zurückzugreifen.

Wichtig zu wissen: Über eine bioaktive und vitalstoffreiche Ernährung mit vielen probiotischen Bakterien, werden freie Radikale besser kontrolliert und oxidativer Stress minimiert. Dadurch lassen sich Entzündungen gut eindämmen oder gar beseitigen.

Oxidativer Stress, freie Radikale und Antioxidantien

Im Zusammenhang mit stillen Entzündungen fallen immer wieder Begriffe wie freie Radikale, oxidativer Stress und Antioxidantien. Sicherlich hast du hiervon auch schon gehört. Aber weißt du auch, was es mit diesen Begriffen auf sich hat? Was ist oxidativer Stress, wie entstehen freie Radikale und weshalb sind Antioxidantien als »Radikalfänger« und »Altersentschleuniger« für die Gesunderhaltung deiner Zellen so wichtig? Hast du diesen Kreislauf einmal verstanden, dann kannst du viel tun, um deine Zellgesundheit zu stärken und deinen Organismus täglich aktiv dabei zu unterstützen, immer wieder in sein natürliches Gleichgewicht zu finden.

Freie Radikale sind hochreaktive, aggressive, chemische Sauerstoffmoleküle, die als Zwischenprodukte unseres Stoffwechsels in unseren Zellen entstehen und diese angreifen. Freie Radikale sind deshalb auch nicht per se schlecht, sondern wichtige Bestandteile des menschlichen Organismus und eine sinnvolle Einrichtung der Natur. Sie werden bei vielen Prozessen gebildet, da sie unser körpereigenes Abwehr- und Immunsystem trainieren, indem sie beim Kampf gegen Viren und Bakterien helfen.

Unser körpereigenes Schutzsystem ist also darauf trainiert, sich gegen freie Radikale zu wehren. Um Schäden zu beheben, werden permanent zahlreiche Reparaturenzyme und Antioxidantien als Radikalfänger in unseren Organismus geschickt. Allerdings funktioniert dies nur bis zu einem gewissen Grad. Wird unser Radikalabwehrsystem zusätzlich überlastet, beispielsweise durch Lebensstilfaktoren wie Rauchen, starkes Sonnenbaden, Stress und falsche Ernährung, kann es die Flut an freien Radikalen nicht mehr allein abwehren. Dann entsteht oxidativer Stress.

Oxidativer Stress in der Zelle herrscht, wenn mehr freie Radikale entstehen, als abgefangen werden können. Oxidativem Stress sind wir täglich ausgesetzt. Allein durchs Atmen entsteht oxidativer Stress. Am Beispiel eines Apfels lässt sich das gut verdeutlichen. Schneidest du diesen auf und lässt ihn für kurze Zeit liegen, wird die Schnittfläche braun. In diesem Moment findet eine Reaktion mit Sauerstoff statt. Das heißt, der Apfel oxidiert an der Luft. Diese Reaktion findet nicht nur in jeder Zelle unseres Körpers, sondern auch überall in der Natur statt. Für einen fitten Stoffwechsel ist oxidativer Stress keine Gefahr, denn in einem gesunden Organismus werden freie Radikale sofort unschädlich gemacht. Wenn die Balance kippt, dann gerät dein Organismus jedoch durch das Zuviel an reaktiven Sauerstoffverbindungen in eine Stoffwechselschieflage. In diesem Moment entsteht negativer oxidativer Stress. Das passiert immer dann, wenn zu viele freie Radikale gebildet werden und unkontrolliert herumschwirren. Das Zuviel an schädlichen freien Radikalen kann unser Körper nicht mehr ausreichend durch die Antioxidantien neutralisieren. Diese Schieflage führt automatisch zu einer Überlastung der regulären Reparatursysteme, wodurch die Versorgung, Reinigung und Entgiftungsfunktionen innerhalb der Zelle und des gesamten Stoffwechsels nicht mehr gesichert sind. Die Folge: Die Abwehrkraft des Organismus ist geschwächt, er altert schneller, und Erkrankungen treten häufiger auf.

Hier kommen die Antioxidantien ins Spiel.

Antioxidantien, sind unsere Wunderwaffe gegen freie Radikale. Sie enthalten Wirkstoffe, die eine unerwünschte Oxidation verhindern und freie Radikale unschädlich machen können. Obwohl der Körper eine ganze Reihe Antioxidantien selbst herstellt, sind wir auf die Zufuhr von außen angewiesen. Bei einer ausgewogenen pflanzenbetonten Ernährung, nehmen wir automatisch eine größere Menge auf, da sie in zahlreichen pflanzlichen Lebensmitteln vorkommen. Sie finden sich vor allem in Obst und Gemüse, aber auch in Nüssen, Kaffee, Tee und Wein sowie in Kräutern und Gewürzen. Die enthaltenen Vitamine C, E und das Provitamin A, Selen und sekundäre Pflanzenstoffe zählen zu den Antioxidantien und besitzen zahlreiche zellwirksame Radikalfänger, die gleichzeitig auch ein gesundes Darmmilieu fördern. Diese Nahrungsmittel wirken wie Booster und Energiepakete von innen, und die natürlichen »Altersentschleuniger« schützen uns vor Krankheiten. Belohnt werden wir mit einem klaren, strahlenden, straffen und leuchtenden Inneren und Äußeren.

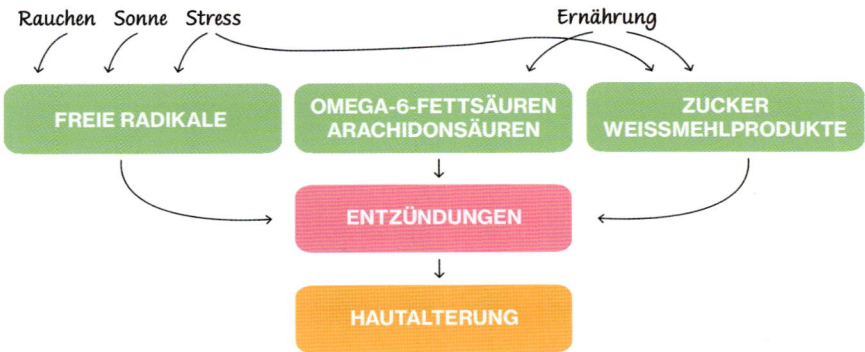

DIE BESTEN RADIKALFÄNGER AUS DER NATUR

Beauty Foods für ein strahlendes Aussehen

Bestimmte Lebensmittel besitzen eine besonders hohe Nährstoffdichte. Sie sind ungewöhnlich reich an gesundheitsfördernden Wirkstoffen, wie Vitaminen, Mineralstoffen und leicht verdaulichen Proteinen. Ich bezeichne sie auch als Beauty Foods, da sie auf natürliche Weise dazu beitragen, den Alterungsprozess zu verlangsamen, unser Energielevel zu erhöhen und unsere Zellen vor oxidativem Stress zu schützen. Sie ergänzen unsere Ernährung auf wunderbare Weise, da bereits kleine Mengen ausreichen, um einen extra Nährstoffkick zu erhalten.

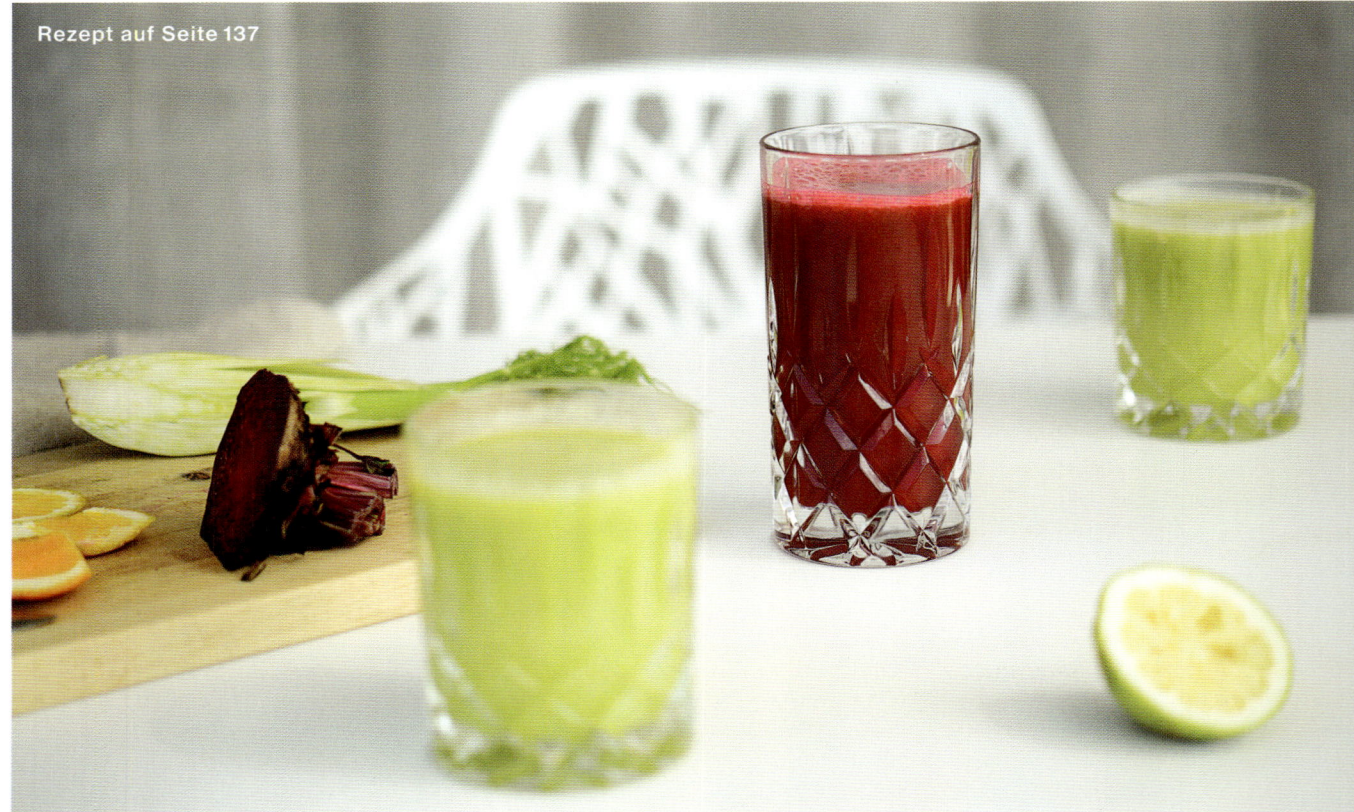

Rezept auf Seite 137

AVOCADOS

Avocados sind Vitaminbomben. Mit den Vitaminen A, C, D und E stärken Avocados das Immunsystem, unsere Knochen und schützen unsere Zellen. Sie wirken sich positiv auf unsere Herzgesundheit aus und sind reich an Carotinoiden und hochwirksamen Antioxidantien, wodurch sie freie Radikale abwehren. Vitamin E und die einfach ungesättigten Fettsäuren helfen der Haut, ihren Tonus zu erhalten und spielen eine wichtige Rolle in der Zellreparatur, was Falten und anderen Zeichen des Alterns vorbeugt.

BEEREN

Beeren sind die perfekten Beauty-Booster für unseren Organismus. Sie verbessern die geistige Leistungsfähigkeit und wirken positiv auf unsere Zellerneuerung. Blaubeeren beispielsweise sind reich an Vitamin C und E und regen zusätzlich die Kollagenbildung auf natürliche Weise an, was für ein frisches Hautbild sorgt.

Im Sommer können wir perfekt unser heimisches Beerenangebot wie Himbeeren, Johannisbeeren, Erdbeeren, nutzen. Sie alle sind enorm antioxidantienreich und damit die perfekten Begleiter für ein natürliches Strahlen von innen und außen.

CRANBERRY

Cranberrys sind sehr gute Antioxidantienlieferanten und fangen freie Radikale im Körper ab, die z. B. durch UV-Strahlung oder Stress entstehen. Cranberrys dienen damit perfekt dem Zellschutz und leisten aufgrund ihrer hohen antioxidativen Wirkung einen Beitrag gegen vorzeitige Hautalterung.

GRANATAPFEL

Granatäpfel haben einen bemerkenswert hohen Gehalt an Antioxidantien und entzündungshemmenden Pflanzennährstoffen. In den Kernen sind mehr als 120 verschiedene sekundäre Pflanzenstoffe, eine große Menge Flavonoide wie Anthocyane und Tannine wie Ellagitannine, die gut für das Herz sind und krebsabwehrend wirken sollen, enthalten.

Granatäpfel sind reich an Ballaststoffen, Kalium und Vitamin C. Die enthaltenen Vitamine und sekundären Pflanzenstoffe sollen zudem den Abbau von körpereigener Hyaluronsäure, die ein wichtiger Feuchtigkeitsbinder ist, verhindern und die Kollagenproduktion fördern. Damit ist der Granatapfel das perfekte Beauty-Food für ein strahlendes Hautbild.

GRÜNKOHL

Aufgrund seines hohen Gehalts an wertvollen Inhaltsstoffen wird er als der König unter den Kohlsorten genannt. Er gilt als besonders antioxidantienreich und stärkt unser Immunsystem auf natürliche Weise. Bereits 100 g Grünkohl genügen, um den täglichen Vitamin-C-Bedarf eines Erwachsenen zu decken. Neben Vitamin C und zahlreichen Mineralstoffen gilt vor allem sein hoher Vitamin-A- und -E-Gehalt als Schutz vor freien Radikalen.

SPINAT

In Spinat stecken zahlreiche Vitamine, Mineralstoffe, Antioxidantien und sekundäre Pflanzenstoffe. Seine enthaltenen Vitamine A, C und E, Folsäure, Selen und Betacarotin schützen vor Infektionen und gelten gleichzeitig als Schönheitsvitamine mit Anti-Aging-Effekt für ein strahlendes Hautbild.

HÜLSENFRÜCHTE, NÜSSE UND SAMEN

Hülsenfrüchte, Nüsse und Samen enthalten zahlreiche Nährstoffe, die für einen gesunden Zellstoffwechsel und ein strahlendes Hautbild sorgen. Sonnenblumen- und Kürbiskerne stecken zum Beispiel voller Zink, dem Spurenelement das für unser Zellwachstum wichtig ist und die Talgproduktion reguliert. Mandeln, Hanfsamen, Linsen, Erbsen und Bohnen haben beruhigende und entzündungshemmende Eigenschaften. Das in ihnen enthaltene Eiweiß, Zink und Magnesium tragen zur aktiven Zellerneuerung bei.

KAKAO

Rohe Kakaobohnen haben vielfältige positive Inhaltsstoffe und stecken voller Antioxidantien, Magnesium, Zink und Vitamin C. Kakao unterstützt die Funktionen von Herz und Gehirn und gilt als Stresskiller und Stimmungsaufheller. Kakao ist reich an Magnesium, Eisen und Chrom, was sich positiv auf den Knochenbau und das Zellwachstum auswirkt. Studien zufolge soll Kakao die Bildung neuer Hautzellen unterstützen, was die Wundheilung unterstützt und Fältchen glätten soll. Die im Kakao enthaltenen Polyphenole fangen freie Radikale ab und wirken wie ein natürlicher Anti-Aging-Schutz, um die Hautalterung zu bremsen.

WALNÜSSE

Walnüsse liefern wertvolles Vitamin E, was als Antioxidans der Spitzenklasse gilt. Eine ausreichende Versorgung mit Vitamin E kurbelt die Kollagenproduktion an und verleiht der Haut ein frisches, jüngeres Aussehen.

GEWÜRZE

Kurkuma, Ingwer und Zimt besitzen alle stark entzündungshemmende Inhaltsstoffe und bieten einen hervorragenden Schutz vor Zellschäden und freien Radikalen.

Der Verzehr von den »falschen« Fetten steht im direkten Zusammenhang mit chronischen Entzündungen. »Richtige« Fette wiederum wirken antientzündlich und können bestehende Entzündungen lindern. Das Thema Fette wird immer wieder heiß diskutiert, das Entscheidende mit Blick auf deine Gesundheit ist jedoch das ausgewogene Verhältnis von Omega-3- zu Omega-6-Fettsäuren. Beides sind essenzielle Fettsäuren, die mit der Nahrung aufgenommen werden müssen, da unser Körper sie nicht selbst herstellen kann. Omega-3-Fettsäuren wirken unter anderem entzündungshemmend und regulieren die Insulinausschüttung. Auch die guten Darmbakterien lieben Omega-3-Fettsäuren und vermehren sich bei einer regelmäßigen Aufnahme. **Gute Omega-3-Quellen** sind Lein-, Hanf-, Chia- und Flohsamen, aber auch Algen, Lachs, Kabeljau und Hering.

Leider überwiegen in industriell gefertigten Nahrungsmitteln und Fertigprodukten die **Omega-6-Fettsäuren** (im Durchschnitt 20:1, ideal ist ein Verhältnis von 3:1 Omega-6- zu Omega-3-Fettsäuren). Omega-6-Fettsäuren sind zum Beispiel in Fleisch, Wurst, Milchprodukten, Eiern, Butter, Margarine, Sonnenblumenöl, Distelöl, Weizenkeimöl, Sesamöl und Traubenkernöl enthalten.

Neben Omega-6-Fettsäuren haben **Transfette** zahlreiche negative Auswirkungen auf den Körper und sollten nach Möglichkeit gemieden werden. Transfettsäuren entstehen vor allem durch industrielle Härtung. Sie befeuern Entzündungen und ihr Verzehr geht mit einem erhöhten Risiko für Stoffwechsel- und Herzerkrankungen einher. Transfette sind in Fertigprodukten, Margarine, Chips, Fast Food, Fertigsaucen und Frittiertem enthalten und werden auch als »gehärtete Fette« bezeichnet. Deshalb gilt: Mach den Fett-Wechsel von Omega-6- zu Omega-3-Quellen und meide nach Möglichkeit Transfette.

Strahlend schön. Einfache Tipps für den Alltag.

- Erhöhe den Pflanzenanteil in deiner Ernährung.
- Iss im Rhythmus der Jahreszeiten und so naturbelassen wie möglich.
- Schenke deinem Körper eine Pause zwischen den Mahlzeiten.
- Setze auf natürliche Süße und reduziere Zucker.
- Checke beim Einkauf die Inhaltsstoffe und meide stark verarbeitete Produkte.
- Setze auf Kräuter und Gewürze.
- Entscheide dich für Schönheitsfette.
- Bevorzuge Lebensmittel mit einem hohen Anteil an Antioxidantien.
- Reguliere dein Stresslevel und meide kraftraubende Gedanken.
- Bleibe im Alltag so aktiv wie möglich.

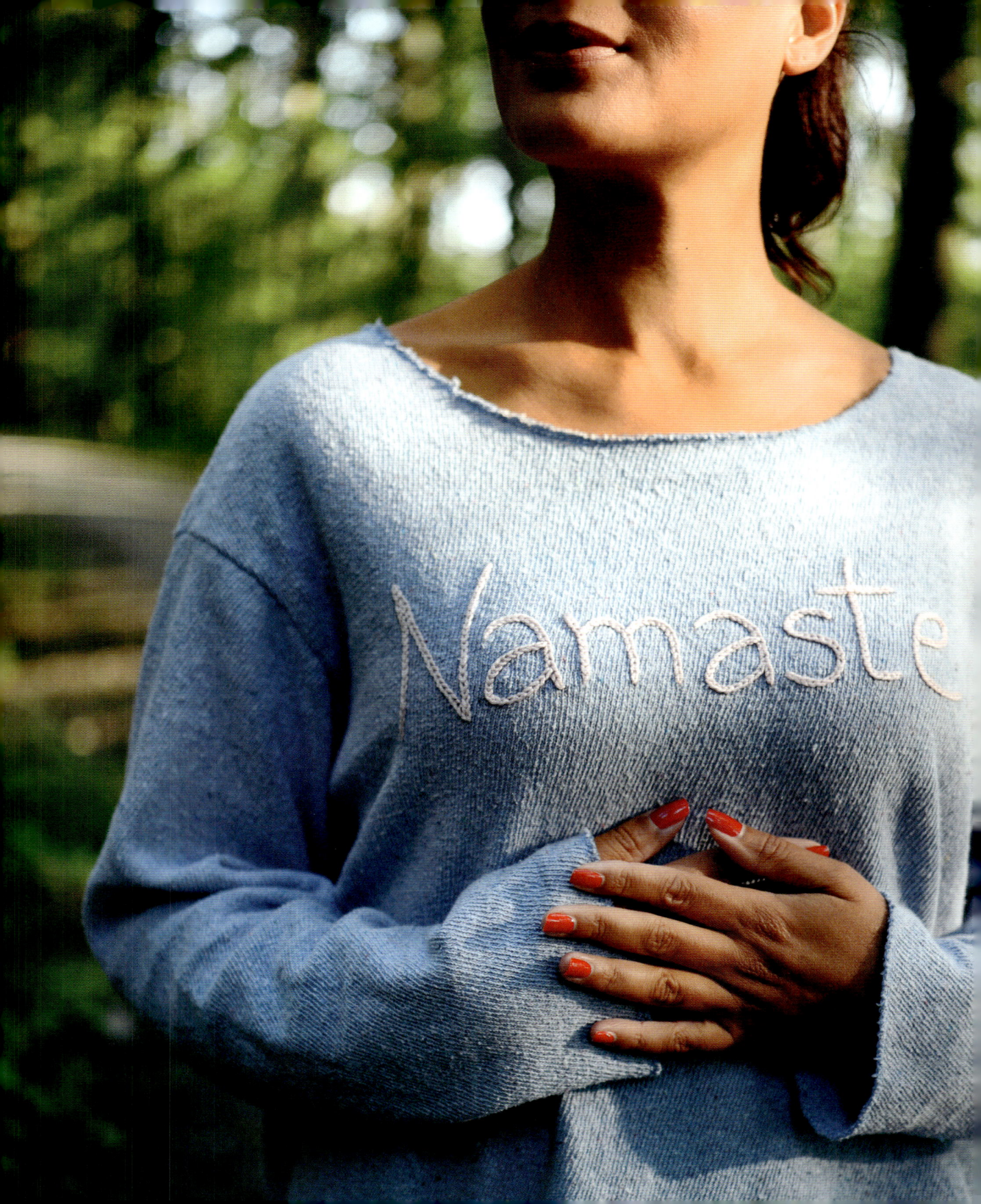

SANFT ENTGIFTEN

Die Dosis macht das Gift.

Wie der Organismus entgiftet

Damit wir gesund und energiegeladen bleiben, müssen die Abfallprodukte, die in den Zellen anfallen, sorgfältig ausgeschieden werden. Alles, was wir täglich ausscheiden, ist eine Form der Entgiftung, bei der uns unsere Organe, insbesondere Leber und Nieren, aber auch der Darm, die Haut, die Lungen und das Lymphsystem unterstützen. Nur wenn alle Abläufe reibungslos funktionieren, bleiben wir gesund, vital und sind voller Energie. Aber nicht nur die Stoffwechselgifte, die als natürliche Abfallprodukte innerhalb unseres Körpers anfallen, müssen abgebaut werden, auch die vielen Toxine aus Bakterien, Schwermetallen, Medikamenten, Chemikalien usw., die wir im Laufe der Zeit über die Nahrung, Wasser, Kosmetika oder Luft aufnehmen, fordern unsere körpereigene Entgiftung täglich zusätzlich.

Obwohl unser Körper über große Selbstheilungskräfte (z.B. Autophagie) verfügt und von morgens bis abends mit dem Entgiften beschäftigt ist, kann das irgendwann einmal zu viel werden. Können körpereigene Abfallprodukte des Stoffwechsels und toxische Substanzen nicht mehr vollständig aus dem Körper ausgeleitet werden, gerät er aus der Balance. Auf unsere Gesundheit und unser Wohlbefinden hat das gleich mehrere Auswirkungen. Infolgedessen fühlen wir uns schlapp, antriebslos und müde – sprichwörtlich so, als hätte uns jemand »den Stecker gezogen«. Wissenschaftler sprechen dabei von einer *chronischen Erschöpfung*, die durch *oxidativen Stress* in den Körperzellen ausgelöst wird. Aber keine Sorge. Wir können viel tun, um unserem Organismus unter die Arme zu greifen. Daher lohnt sich der Blick auf die körpereigenen Entgiftungsorgane.

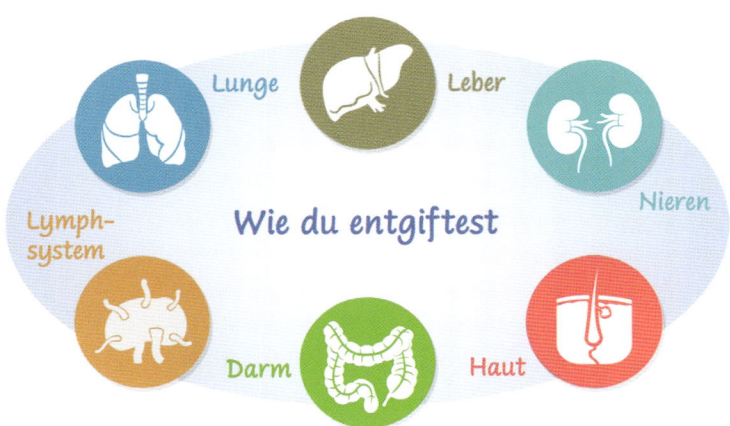

Wie du deine Organe bei der Entgiftung unterstützen kannst.

Die Leber

Unser wichtigstes Organ zur Entgiftung ist die Leber. Mit einem Gewicht von ca. 1,5 Kilogramm vollbringt sie höchste Stoffwechselleistungen in unserem Körper. Sie arbeitet rund um die Uhr, sortiert alles aus, was an toxischen Stoffen anfällt und sorgt Tag und Nacht dafür, dass unserem Organismus ausreichend Energie zur Verfügung steht. Auch schädliche Substanzen durch Rückstände von Medikamenten, Pestiziden, Chemikalien und Umweltgiften beseitigt sie, ohne zu murren. Kommen jedoch weitere Faktoren wie eine zuckerreiche und vitalstoffarme Ernährung, Genussmittel wie Alkohol und Nikotin, Stress, Schlaf- und Bewegungsmangel hinzu, ist sie irgendwann überfordert. Die Folgen: Sie kann nicht mehr richtig entgiften, was dazu führt, dass weniger Fett verbrannt und überschüssige Fettsäuren in den Zellen der Leber eingelagert werden. Vor allem zu viel Zucker, insbesondere Fructose, setzt der Leber schwer zu, denn im Gegensatz zu Glucose kann Fructose nicht von Gehirn und Muskelzellen zur Energiegewinnung verwendet werden. Glucose wird stattdessen von der Leber aufgenommen, umständlich verstoffwechselt und ein Zuviel als Fett gespeichert. Vielleicht hast du in diesem Zusammenhang auch schon mal von einer nichtalkoholischen Fettleber gehört? Diese weit verbreitete Zivilisationskrankheit wird mit zahlreichen Erkrankungen wie Stoffwechselstörungen, Übergewicht und erhöhten Cholesterinwerten in Zusammenhang gebracht. Die schlechte Nachricht: Die Auswirkungen einer überlasteten Leber bemerken wir nicht, denn die Leber besitzt keine Nervenfasern und ist damit schmerzunempfindlich. Die gute Nachricht: Unsere Leber verzeiht und regeneriert unglaublich schnell.

DAS HILFT DEM LEBER-RESET ⟶

5 Tipps, wie du deiner Leber jeden Tag Gutes tun kannst:

Öfters mal Pause machen

Zucker und Alkohol setzen der Leber stark zu. Indem du deinem Körper regelmäßig bewusst eine Pause hiervon gönnst, tust du deiner Leber und deiner Gesundheit einen großen Gefallen. Gleiches gilt auch für Phasen des Nahrungsverzichts, die laut wissenschaftlicher Erkenntnisse den Stoffwechsel der Leber verbessern und einer Fettleber vorbeugen können. Hierüber erfährst du mehr auf Seite 62

Setze auf grüne Pflanzenpower

Brokkoli, Weiß- und Grünkohl, Blumenkohl, Rettich, Rüben, Kohlrabi, Rucola oder Brunnenkresse enthalten sekundäre Pflanzenstoffe, Ballaststoffe sowie Bitterstoffe, welche Darm und Leber entlasten und bei der zum Beispiel Glucosinolate, die der Leber beim Abbau bestimmter Gifte helfen. Artischocken enthalten Cynarin, das die Leber schützt. Auch fermentierte Lebensmittel helfen aktiv bei der Leberentlastung.

Omega-3-Fettsäuren

Fisch, Hülsenfrüchte und pflanzliche Öle, wie Lein-, Hanf-, oder Olivenöl, enthalten wertvolle Omega-3-Fettsäuren, die entzündungshemmend wirken, sich positiv auf die Darmgesundheit auswirken und der Leber beim Entgiften helfen.

Viel Wasser trinken

Indem du täglich ausreichend Wasser trinkst, unterstützt du deinen Organismus, Giftstoffe besser loszuwerden. Auch Kräutertees aus Brennnesseln, Eisenkraut, Kümmel, Fenchel, Ingwer, Birkenblättern oder Zinnkraut wirken allesamt ausleitend.

Viel Bewegung

Bewegungsmangel lässt nicht nur die Darmmuskulatur erschlaffen, sondern fährt auch unseren Stoffwechsel auf Sparflamme. Tägliches Spazierengehen und moderates Ausdauertraining, wie Radfahren, Walken, Joggen – vor allem an der frischen Luft –, schiebt die Stoffwechselprozesse über die Lunge, Haut und Leber perfekt an.

Entspannung und guter Schlaf

Stress und ein hektischer Alltag sind Stoffwechselkiller und bringen den Körper aus dem Gleichgewicht. In Stresssituationen wird das Hormon Cortisol ausgeschüttet, was die Lust auf Süßes antreibt und zusätzliche Energie in Form von Fett in der Leber einlagert. Gönne dir genügend Ruhephasen und ausreichend Schlaf. Das hat eine beruhigende Wirkung auf unseren Körper und steigert auch die Fettverbrennung. Lies hierzu auch meine Tipps für einen guten Schlaf auf Seite 97.

Die Nieren

Die Nieren können wir auch als unsere »Kläranlage« bezeichnen. Sie filtern die Stoffe aus dem Blut, die dort überflüssig sind, zum Beispiel Harnstoff, der im Zuge des Eiweißstoffwechsels entsteht. Ausreichend zu trinken, ist deshalb wichtig für die Nierenfunktion. Trinkst du zu wenig, können schädliche Substanzen aus dem Blut nicht mehr vollständig herausgefiltert und ausgeschwemmt werden. Eine der wichtigsten Funktionen der Nieren ist die Regulierung des Blutdrucks und des Säure-Basen-Haushalts. Indem du den Rezeptempfehlungen von Easy-Detox folgst und dich überwiegend pflanzlich ernährst, brauchst du dir um einen geregelten Säure-Basen-Haushalt keinerlei Gedanken machen, denn diese Lebensmittel enthalten zahlreiche Vitamine, basische Mineralstoffe, wie Kalium, Calcium, Magnesium und Eisen sowie einen hohen Anteil an Antioxidantien und sekundären Pflanzenstoffen. Dadurch, dass diese Lebensmittel auch immer einen hohen Wasseranteil besitzen, fördern sie die Darmgesundheit und unterstützen die Ausleitungsorgane wie Nieren, Darm und Haut auf natürliche Weise. Auf eine ausgewogene möglichst gemüselastige Ernährung zu setzen sowie auf einen ausgeglichenen Flüssigkeitshaushalt zu achten, ist das Beste, was wir tun können, um unsere Nieren bei ihrer täglichen Arbeit zu unterstützen. Schau dir hierzu auch nochmal meine Empfehlung zu 5-a-Day auf Seite 73 an.

»STAY HYDRATED« – RICHTIG TRINKEN

Wasser ist unsere Energiequelle und unser Lebenselixier. Erst wenn alles im Fluss ist, werden deine Zellen und Organe mit lebenswichtigen Nährstoffen versorgt. Wusstest du, dass dein Organismus fast zu 70 Prozent aus Wasser besteht? Um die körperlichen Funktionen, unsere Organe und Stoffwechselprozesse am Laufen zu halten, ist eine ausreichende Flüssigkeitszufuhr für dich überlebenswichtig. Zudem hilft Wasser beim Ausschwemmen von Giftstoffen und regt den Stoffwechsel positiv an. Im Idealfall trinkst du über den Tag verteilt 1,5 bis 2,5 Liter natürliches Mineralwasser und ungesüßte Kräutertees. Achtung: Die ideale Trinkmenge variiert je nach Jahreszeit und Aktivität. Da wir beispielsweise bei hochsommerlichen Temperaturen sowie bei Sport oder körperlich schwerer Arbeit mehr schwitzen, muss sie individuell nach oben korrigiert werden. Mein Tipp: Gewöhne dir an, gleich am Morgen – direkt nach dem Aufstehen – ein bis zwei Gläser stilles Mineralwasser auf nüchternen Magen zu trinken. Das gleicht den über Nacht entstandenen Flüssigkeitsverlust aus, fördert die Entgiftung und stärkt die Zellgesundheit.

DETOX FÜR DIE NIEREN: WASSER UND REINIGENDE TEES

Ingwer- und Zitronenwasser oder ein Glas Wasser mit etwas Apfelessig helfen am Morgen zusätzlich, den Säurespiegel zu senken. Natürliche Apfelessigsäure hat viele entgiftungsfördernde Eigenschaften. Zudem regt sie den Stoffwechsel an, stärkt die Darmgesundheit und aktiviert das Immunsystem.

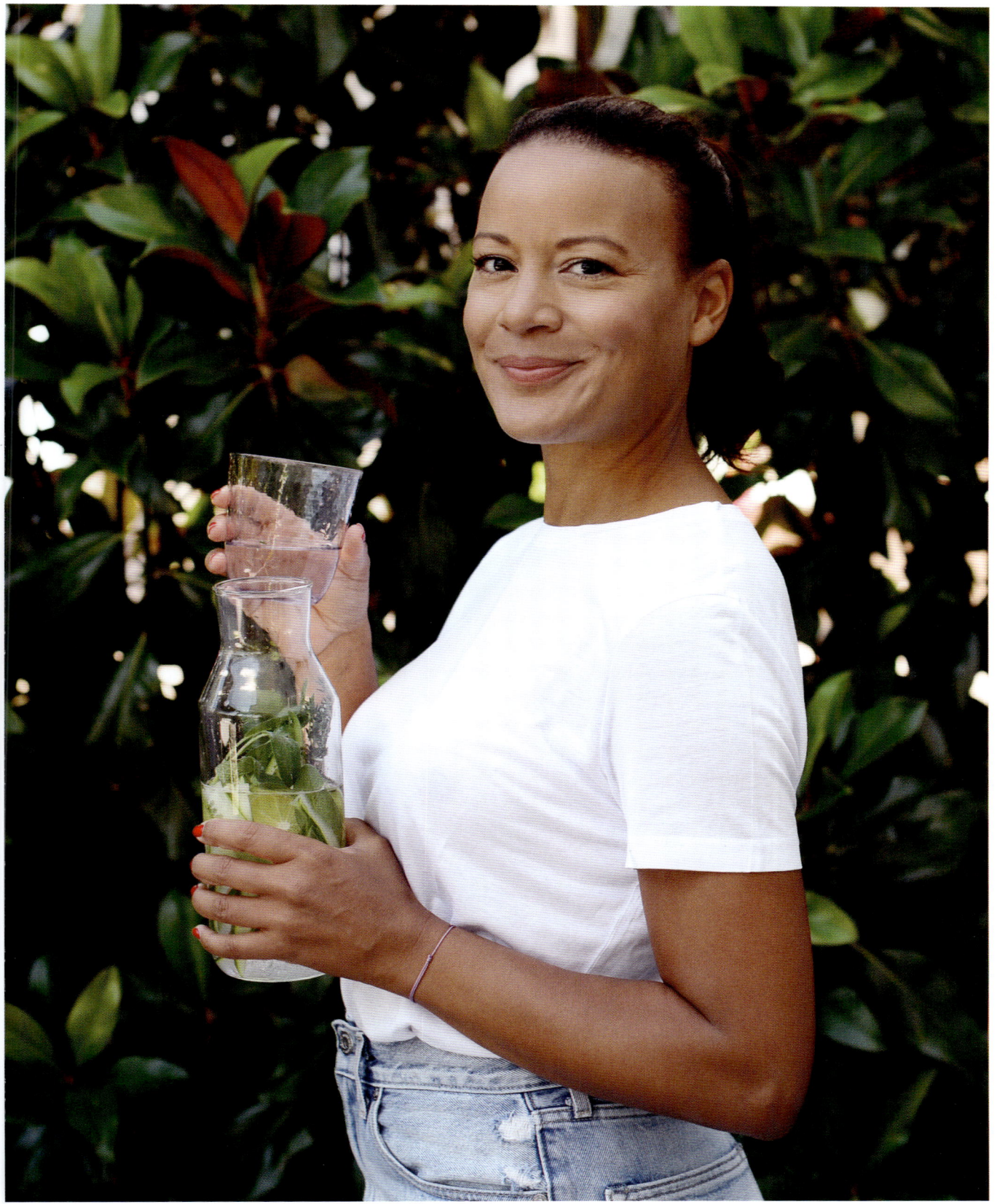

Es gibt unterschiedliche Teesorten, die anregend auf den Magen und die Ausleitungs-organe Darm, Leber, Niere, Blase und den gesamten Stoffwechsel wirken und den Abbau von Giftstoffen fördern. Mein Tipp: Bereite dir am Morgen eine große Kanne Tee zu, die du über den Tag verteilt leer trinkst.

Blutreinigungs-Tees wie zum Beispiel aus Birken- und Walnussblättern, Heidekrautblüten oder Wacholderbeeren regen die Ausscheidung von Stoff-wechselabbauprodukten an.

Magen-Darm-Tees wie zum Beispiel aus Pfefferminze, Anis, oder Fenchel regen die Produktion der Verdauungssäfte und die Darmbewegung an.

Wassertreibende Tees wie zum Beispiel aus Birkenblättern oder Lemongras entwässern auf sanfte Art, verstärken die Harnbildung und Ausscheidung und regen den Stoffwechsel an.

EINFACHE TRINKTIPPS

Fällt es dir schwer, im Alltag ausreichend Wasser zu trinken? Dann probiere es mal mit die-sen Tipps:

Stelle dir jeden Morgen eine volle Wasserflasche an deinen Schreibtisch bzw. Arbeitsplatz. Wer Wasser schneller griffbereit hat, trinkt in der Regel auch mehr. Bei mir gehört diese Handlung bereits seit vielen Jahren zur Routine.

Vor allem in stressigen Zeiten kann es zwischen dem Hunger- und Durstgefühl schnell zur Verwechslung kommen, sodass uns unser Körper ein vermeintliches Hungergefühl sugge-riert, obwohl wir eigentlich Durst haben. Achte darauf, dass du einen Teil deines Flüssig-keitsbedarfs gleich am Morgen auffüllst. Ich habe mir angewöhnt, gleich nach dem Auf-stehen einen halben Liter stilles Mineralwasser zu trinken.

Wünschst du dir Abwechslung? Peppe dein Mineralwasser mit Obst, Kräutern und Gewür-zen ganz natürlich auf. Das mit Früchten versetzte Wasser (auch Infused Water genannt) schmeckt herrlich erfrischend und ist eine willkommene Abwechslung zu Mineralwasser. Der Vorteil: Im Gegensatz zu herkömmlichen Fruchtsäften und Fruchtsaftschorlen ist Infused Water gesund, da zuckerfrei. Rezepttipps findest du auf Seite 138.

Die Haut

Über eine fast zwei Quadratmeter große Fläche leistet deine Haut tagtäglich einen beträchtlichen Anteil am innerkörperlichen Reinigungsprozess. Neben ihrer Funktion als Schutzhülle unseres Körpers entsorgt sie durch die unsichtbare Hautatmung ständig Stoffwechselabfallprodukte bis hin zu hochgiftigen Substanzen. Um diesen Prozess in Gang zu halten, scheidet unser Körper etwa einen halben bis einen Liter Wasser durch das Schwitzen aus. Das Wasser, das zur Schweißproduktion gebraucht wird, entnehmen die Drüsen unserem Blut. Auf diesem Weg können Schadstoffe in den Schweiß gelangen, die anschließend nach außen transportiert werden. Schwitzen ist also etwas Gesundes und sollte nicht durch klebrige und aluminiumhaltige Deos unterbunden werden. Vielmehr gilt es, den Prozess und Abtransport von Stoffwechselendprodukten, Schadstoffen oder Schwermetallen wie Quecksilber sanft zu unterstützen. Beim Entgiften über die Haut hilft vor allem Bewegung. Je aktiver wir sind, je besser unser Körper durchblutet und der Stoffwechsel aktiviert ist, desto mehr wird die Schweißproduktion angeregt, wodurch Giftstoffe über die Haut ausgeschieden werden können.

WAS DU TUN KANNST, UM DEN ABTRANSPORT VON GIFTSTOFFEN
ÜBER DIE HAUT ZU UNTERSTÜTZEN

- Den gesamten Körper mit einer Bürste trocken abbürsten. Dadurch werden lose Hautschüppchen entfernt und die Durchblutung und dein Stoffwechsel angeregt.
- Warme Bäder bis ca. 40 °C nehmen und den Körper anschließend beim Ruhen unter warmen Decken nachschwitzen lassen.

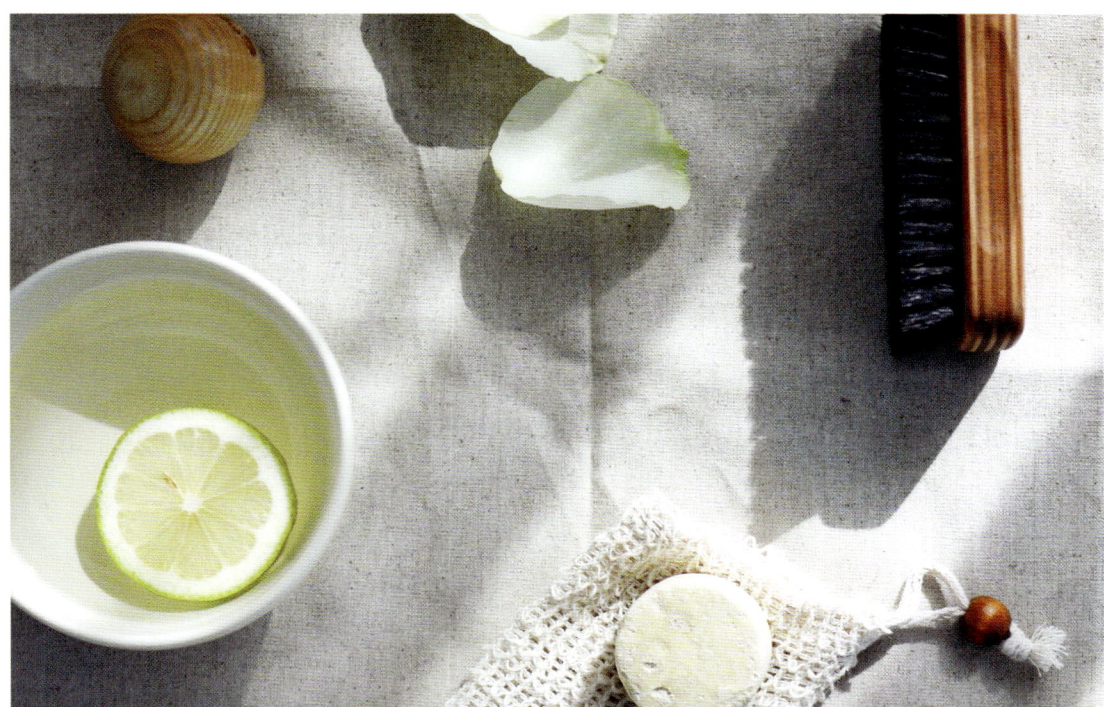

- Kalte Luft, zum Beispiel bei geöffnetem Fenster, oder heiße Luft durch Saunagänge aktivieren den Stoffwechsel.
- Starkes Schwitzen durch körperliche Aktivität, damit sich der Körper von unerwünschten Stoffen befreien kann.
- Lindenblütentee trinken, dieser wirkt schweißtreibend.

Der Darm

Wie eng Gesundheit mit einem gesunden Darmmilieu zusammenhängt, darüber hast du bereits auf den Seiten 28 bis 31 viel erfahren. Allerdings möchte ich dir ein wenig mehr über den Prozess der Autophagie erzählen, denn Essenspausen werden als eines der wirksamsten Mittel angesehen, um unsere Zellgesundheit zu stärken und die Entgiftungsorgane Leber, Darm und Nieren zu entlasten.

Was passiert, wenn du mal »Pause« machst?

Da dein Körper nachts ohnehin mit unterschiedlichen Verdauungs-, Abbau- und Entgiftungsprozessen beschäftigt ist, kannst du deine Schlafenszeit wunderbar für deine Beauty-Rundumerneuerung nutzen. Während dieser Zeit startet der Körper eine Art Reinigungs- und Erholungsprozess, der auch als Autophagie bezeichnet wird. Dabei recyceln sich kaputte und ausgediente Zellen selbst und dein Körper nutzt seine eigenen Reserven, wie eingelagertes Fett, zur Energiegewinnung. Das braucht jedoch seine Zeit, weshalb dieser Prozess erst etwa 12 Stunden nach der letzten Mahlzeit eintritt. Vor allem der Darm und die Leber können hiervon profitieren, da wir beiden Organen durch den Nahrungsverzicht eine Pause gönnen. Die Leber nutzt diese Zeit, um ihre Energie- bzw. Glykogen-Speicher wieder vollständig zu leeren. Dadurch wird die Menge der schädlichen Leberfette reduziert und weniger Insulin ausgeschüttet, was Entzündungsprozesse reduziert.

Wenn du deinem Körper eine regelmäßige Zell-Rundumerneuerung gönnen möchtest, dann kannst du längere Essenspausen wunderbar dazu nutzen, um deinen Selbstentgiftungsmechanismus auf natürliche Weise anzuregen. Durch unterstützende Detox-Maßnahmen lassen sich hierbei sogar noch größere Erfolge verbuchen. Mein Tipp: Hin und wieder aufs Abendessen zu verzichten und die Abstände zwischen den Mahlzeiten auszudehnen, kann bereits viele gesundheitliche Effekte haben. Allerdings gilt auch hier: Höre auf deinen Körper und finde heraus, was dir guttut. Fühlst du dich mit einer längeren Essenspause eher unwohl oder gar gestresst, dann halte nicht krampfhaft daran fest, sondern höre auf dein Bauchgefühl. Denn bei Stress werden Stresshormone ausgeschüttet, was gesundheitlich schädlich ist und zudem die Fettverbrennung blockiert. Auch bei Erkrankungen wie Diabetes, solltest du von längeren Essenpausen absehen.

MIKRONÄHRSTOFFE: LEBENSWICHTIGE ENERGIE-BRINGER

Mikronährstoffe sind Vitamine und Mineralstoffe wie Calcium oder Magnesium sowie Spurenelemente wie Eisen, Zink und Selen. Sie spenden keine Energie, erledigen aber im Körper lebenswichtige Aufgaben, wie die Reparatur und Instandhaltung der DNA, was die gesunde Zellneubildung sichert. Mikronährstoffe sind essenziell für unsere Gesundheit und das körperliche Wohlbefinden und müssen in ausreichender Menge über unsere Nahrung zugeführt werden. So schützen zum Beispiel die Antioxidantien aus Vitamin C und E unseren Organismus vor Eindringlingen wie Bakterien, Parasiten, Pilzen und Umweltgiften. B-Vitamine fördern den Zellaufbau und stabilisieren unsere Nerven. Eisen unterstützt den Sauerstofftransport in den Zellen, was sich auch an einem frischen Hautbild zeigt. Kurzum, jeder einzelne Vitalstoff setzt unterschiedliche Prozesse in Gang, unterstützt unseren Körper bei seiner täglichen Entgiftungsarbeit und sichert die Gesunderhaltung unserer Zellen.

In welcher Menge welcher Vitalstoff dem Körper am besten dient, konnte von der Wissenschaft noch nicht ganz herausgefunden werden – auch, weil der individuelle Bedarf von Alter, Geschlecht, Aktivität, Gesundheitszustand und der persönlichen Lebenssituation abhängig ist. Wer ständig unter Strom steht und unter Dauerstress leidet, hat aufgrund der vermehrten Ausschüttung an freien Radikalen einen erhöhten Nährstoffbedarf. Auch bei einer löchrigen Darmwand kann es schnell zur Vitaminunterversorgung kommen.

Und was ist mit Nahrungsergänzungen?

In der Theorie könnte unsere Nahrung alle Nährstoffe in ausreichender Menge liefern, damit wir rundum versorgt, energiegeladen und widerstandsfähig sind. Nahrungsergänzungen wären damit unnötig. Die Praxis sieht jedoch anders aus. Aufgrund unseres modernen Lebensstils, bei dem Stress, Schlaf- und Bewegungsmangel zum Alltag gehören, sowie der inzwischen sehr nährstoffarmen Böden, wird es immer schwieriger, eine ausreichende Vitalstoffversorgung zu sichern. Nahrungsergänzungsmittel können niemals eine ausgewogene Ernährung ersetzen, sie können jedoch bestimmte Lücken schließen und Defizite ausgleichen. Manchmal ist eine Ergänzung sogar absolut empfehlenswert, denn erhält unser Körper seine Nährstoffe nicht in ausreichender Menge, zieht er diese aus Knochen, Leber oder anderen Regionen ab. Wenn du dich präventiv um die Gesunderhaltung deines Körpers kümmern möchtest, dann empfehle ich dies mit einem Mikronährstoff-Spezialisten individuell abzustimmen und Nahrungsergänzungen gezielt einzunehmen.

Wirkstoffe, ihre Funktionen und in welchen Lebensmitteln sie in natürlicher Form enthalten sind

ALPHA-LIPONSÄURE

- gilt als Antioxidans
- unterstützt die Entgiftung
- neutralisiert freie Radikale
- bindet Schwermetalle
- fördert die ATP-Produktion

Enthalten in: Brokkoli, Spinat, Tomaten, Erbsen, Sprossen und Naturreis

B-VITAMINE

- fördern den Zellaufbau
- sind an der Hormonbildung beteiligt
- beeinflussen die Durchblutung
- tragen zur Blutbildung und gesunden Nervenfunktionen bei
- sind wichtig für den Energiestoffwechsel
- unterstützen die Entgiftungsprozesse der Leber

Enthalten in: Erbsen, Spinat, Bananen, Grünkohl, Linsen, Sonnenblumenkernen, Fleisch

VITAMIN C

- bindet im Zellinneren schädliche Substanzen
- unterstützt die Ausscheidung von Giftstoffen
- schützt die Leberzellen vor giftigen Einflüssen
- ist bei der Bildung von Kollagen beteiligt und sorgt für ein strafferes Gewebe
- wehrt freie Radikale ab

Enthalten in: Zitrusfrüchten, Beeren, Paprika, Kohl, Sanddorn

VITAMIN D

- fördert die Aufnahme von Calcium und sorgt für starke Knochen und Zähne
- stärkt das Immunsystem
- wirkt antientzündlich

Enthalten in: Kleine Mengen stecken in Eigelb, Pilzen, Käse. Rund 90 Prozent werden unter dem Einfluss von Sonnenlicht über die Haut gebildet. Deshalb mein Rat: Täglich im Hellen an die frische Luft gehen, um den Vitamin-D-Speicher aufzufüllen.

CALCIUM

- Aufbau von Knochen und Zähnen
- Blutgerinnung
- Nervensystem
- stärkt die Zellen der Haut

Enthalten in: Milchprodukten, grünem Gemüse, calciumreichem Mineralwasser

MAGNESIUM

- Aufbau der Knochen
- Energiestoffwechsel, Enzym-, Nerven- und Muskelfunktionen
- reguliert die geistige und seelische Belastbarkeit

Enthalten in: Vollkornprodukten, Milch und Milchprodukten, grünem Gemüse, Beeren, Orangen, Bananen, Hülsenfrüchten, Cashewnüssen

JOD

- Bildung von Schilddrüsenhormonen

Enthalten in: Algen, Seefisch, Meeresfrüchten und Lebensmitteln, die mit Jodsalz hergestellt werden

ZINK

- regt die Funktion von Leber und Niere an
- wichtig für gesunde Haut
- stärkt das Immunsystem

Enthalten in: Getreide, Nüssen, Hülsenfrüchten, Kohl, Hartkäse

KALIUM

- bindet Säuren in Zellen und Bindegewebe
- reguliert den Wasserhaushalt

Enthalten in: Obst und Gemüse, insbesondere in Hülsenfrüchten, Avocado, Fenchel und Spinat

EISEN

- Blutbildung und Sauerstofftransport im Blut

Enthalten in: Leber, Hülsenfrüchten, Eigelb, Vollkornkornprodukten, Haferflocken, Hirse, Fleisch

In Kombination mit Vitamin C kann Eisen besonders gut verwertet werden.

OMEGA-3-FETTSÄUREN

- steigern das Energielevel
- wirken antientzündlich
- fördern die Zellgesundheit

Enthalten in: Lachs, Makrele, Hering, Algen, Lein-, Hanf- und Chiasamen, Walnüssen, Leinöl

BETACAROTIN

- unterstützt den Zellaufbau
- sorgt für ein gesundes Hautbild
- schützt vor freien Radikalen

Enthalten in: Möhren, Kürbis, Aprikosen, Sanddorn, Brokkoli, Erbsen, Kohl, Spinat

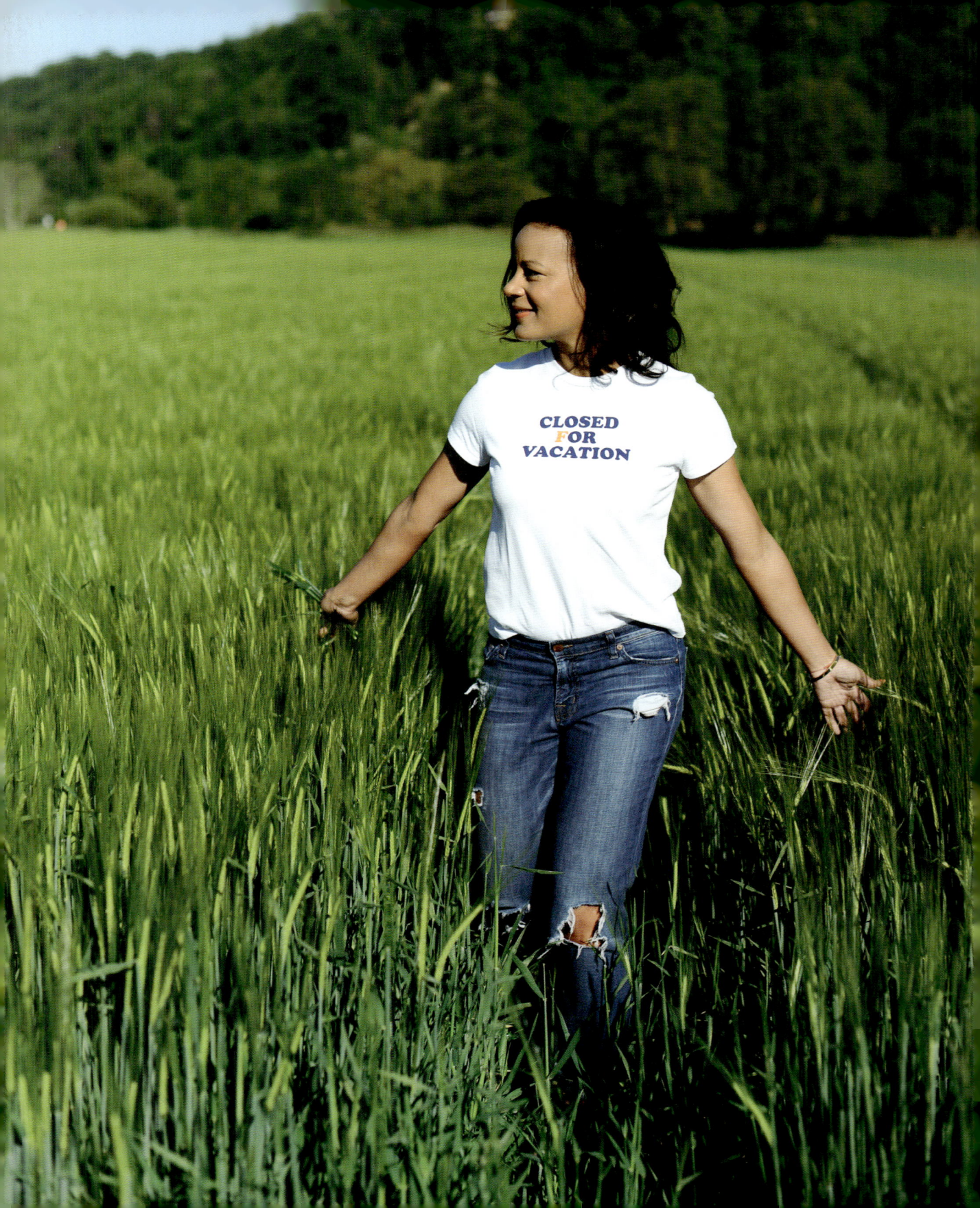

DETOX YOUR MIND

Für mehr Klarheit und Frische

NUR EIN GESUNDER GEIST WOHNT IN EINEM GESUNDEN KÖRPER ...

Es gibt nicht nur körperliche Gifte, von denen wir uns lösen müssen. Auch auf mentaler und emotionaler Ebene können Gifte auf uns einwirken und regelrecht belastend werden. Negative Energien des modernen Alltags wie Angst, Stress oder kraftraubende Gedanken vergiften unsere Seele und machen uns krank. Bestimmt ist dir auch schon aufgefallen, dass deine körperliche Gesundheit darunter leidet, wenn sich mentaler und emotionaler Stress breitmachen? Oft berichten wir von Verspannungen im Rücken, Nacken oder Schulterbereich. Aber hast du dich in diesen Momenten schon einmal gefragt, ob du dir vielleicht gerade einfach etwas viel »aufgeladen« hast? Andere beklagen sich über Sodbrennen oder leiden an Magengeschwüren und bemerken nicht, wie ihnen der ganze ungelöste Ballast wortwörtlich »auf den Magen« schlägt. Die Folgen: Wir sind energie- und antriebslos und nicht mehr in unserer Kraft.

Eine gute mentale Gesundheit unterstützt uns darin, die Herausforderungen des Lebens anzunehmen und an ihnen zu wachsen. Sind wir mental gestärkt, dann können wir den großen und kleinen Dingen des Alltags besser begegnen. Oft reichen bereits Kleinigkeiten aus, mit denen du deine mentale Gesundheit im Alltag verbessern kannst. Um in Balance zu bleiben, ist es wichtig, regelmäßig mentale »Müllentsorgung« zu betreiben. Das sorgt für mehr Leichtigkeit und mehr Lebensfreude und gibt dir die Gelegenheit, durchzuatmen und runterzufahren.

Wie entsteht Stress?

»Ich bin gerade im Stress« – ein Satz, den wir alle kennen, immer wieder hören und vielleicht auch öfter selbst von uns geben. Stress ist eine der größten Herausforderungen in unserer modernen Gesellschaft, mit der wir konfrontiert sind. Dabei ist Stress zunächst einmal ein natürlicher Schutz- und Überlebensmechanismus unseres Körpers. Stress versetzt uns in Alarmbereitschaft. Plötzlich sind wir hellwach, reaktionsschnell und sogar leistungsfähiger. Für unsere Vorfahren war dieser Schutzmechanismus überlebenswichtig, um blitzschnell für einen bevorstehenden Angriff oder eine Flucht gerüstet zu sein. Stress ist also nicht per se schlecht!

Was passiert im Körper bei Stress?

In Stresssituationen schüttet unser Organismus in Sekundenschnelle Stresshormone wie Cortisol, Adrenalin und Noradrenalin aus, um unsere Muskeln mit der dafür benötigten Energie zu versorgen. Zur besseren Versorgung der Muskeln mit Nährstoffen und Sauerstoff werden hierfür alle Energieressourcen unseres Körpers aus anderen Regionen wie Haut, Gehirn, Magen und Darm kurzzeitig abgezogen. Sobald die »Gefahrensituation« vorbei ist, entspannt sich unser Körper wieder und alle Stoffwechselsysteme finden schnell in ihr Gleichgewicht zurück. Problematisch wird es allerdings dann, wenn Stress zum Dauerzustand wird. Dauerstress ist ungesund. Er frisst uns förmlich auf und ist Gift für unsere körperliche und geistige Gesundheit.

In unserer modernen Welt ist Stress für viele ein stetiger Begleiter. Viele befinden sich in einer Art Dauerbeschallung und haben ständig das Gefühl, überall und sofort erreichbar sein zu müssen. Auch kraftraubende Gedanken können Stress auslösen. Zeit für die so bitter benötigten Entspannungsphasen bleibt da selten. In diesem Moment sprechen wir von chronischem Stress, für den unser Körper nicht ausgelegt ist. Ich spreche in diesem Zusammenhang auch von toxischem Stress, da er uns auf unterschiedlicher Ebene vergiftet. Diese Form von Stress sichert nicht unser Überleben, sondern schädigt in erster Linie unsere Zellen und wirkt sich negativ auf unsere mentale Gesundheit aus. Wenn sich die Seele schwer anfühlt und wir mit unserem Inneren nicht im Gleichgewicht sind, dann führt das unweigerlich zu Stress. Ständig im inneren Widerstand zu leben, raubt uns unsere Energie. Auch der Darm und die Haut leiden unter Dauerstress und finden ohne die so dringend benötigten Ruhe- und Entspannungsphasen nicht mehr in ihr natürliches Gleichgewicht zurück. Da bei Dauerstress auch die Organe schlechter durchblutet werden, verläuft der Abtransport von Schad- und Giftstoffen schleppend. Dazu kommt, dass wir in Stresssituationen eher zu Süßigkeiten und fettreicher Nahrung oder Fast Food greifen, womit eine weitere Negativspirale beginnt. Es geht nicht darum, Stress komplett zu vermeiden, jedoch müssen wir die richtige Balance zwischen An- und Entspannungsphasen für uns finden, um chronischen Stress zu lindern. Eine gesunde Ernährung, regelmäßige Bewegung, Achtsamkeits- und Entspannungsphasen machen uns stressresistenter und fördern gleichzeitig unsere mentale Gesundheit.

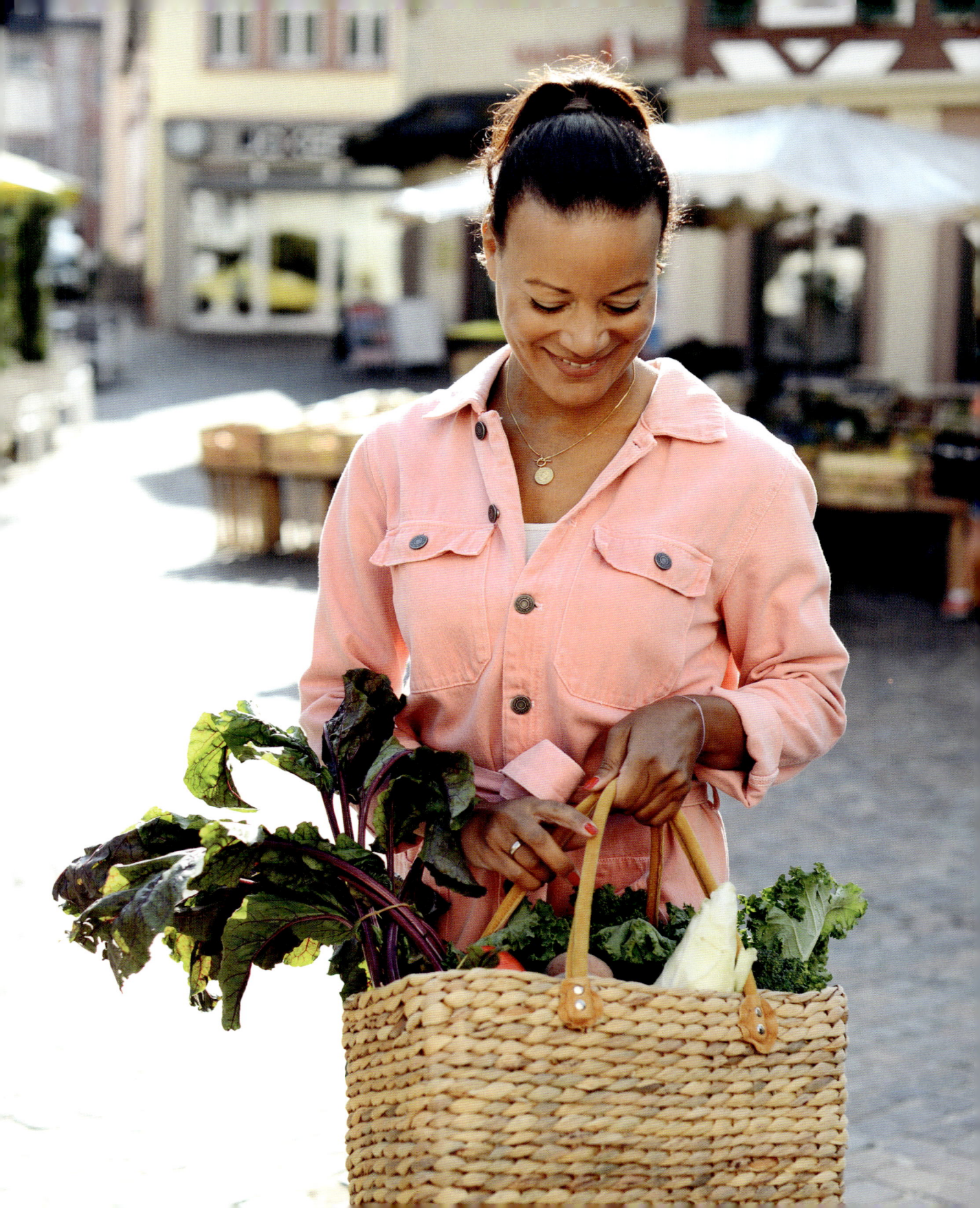

MIT DEN RICHTIGEN LEBENSMITTELN DIE MENTALE GESUNDHEIT STÄRKEN

In Stresssituationen und bei andauernden psychischen Belastungen werden vermehrt freie Radikale produziert. Fehlen jetzt Antioxidantien, die die freien Radikale neutralisieren können, steigt der oxidative Stresspegel. Wie oxidativer Stress genau entsteht, darüber habe ich ausführlich im Kapitel Detox your Body ab Seite 48 geschrieben. Oxidativer Stress wird aber nicht nur mit stillen Entzündungen und vielen körperlichen Symptomen in Verbindung gebracht, er kann auch psychische Symptome auslösen, wie etwa Antriebslosigkeit, Konzentrationsstörungen, Müdigkeit, schlechte Stimmung – die typischen Folgen langfristiger Stresssituationen.

Dass sich die Auswahl unserer Nahrung positiv auf unser Wohlbefinden und auf unsere mentale Gesundheit auswirkt, ist inzwischen kein Geheimnis mehr. Aber wusstest du auch, dass deine Darmbakterien unmittelbaren Einfluss auf die Entwicklung des Gehirns nehmen und somit über gute oder schlechte Gefühle entscheiden können? Auch wenn das Gebiet der Mikrobiomforschung noch ziemlich neu ist, so wurde in mehreren Studien bestätigt, dass über die Darm-Hirn-Achse permanent Signale hin und her geschickt werden. Ist unser Mikrobiom im Ungleichgewicht, zum Beispiel durch eine ungesunde Ernährung und nicht angepasste Lebensstilfaktoren, dann begünstigt das nicht nur die Entstehung von Krankheiten, sondern kann auch zu negativen Stimmungen – im schlimmsten Fall sogar zu Depressionen – führen. Da etwa 95 Prozent des Glückshormons Serotonin, das Lebensfreude, guten Schlaf und Ausgeglichenheit fördert, durch gute Darmbakterien gebildet wird, bekommt dein Darm in diesem Zusammenhang eine noch größere Schlüsselrolle. Serotonin steuert unterschiedliche Botenstoffe in unserem Körper, die folgende Faktoren beeinflussen:

• Körpertemperatur
• Appetit
• Emotionen
• zentrales Belohnungssystem
• Stimmung und Antrieb
• Bewusstseinslage und Schlaf-wach-Rhythmus
• Schmerzbewertung
• Stimmungsbooster Tryptophan

Lebensmittel, die den Stressabbau unterstützen

Vielleicht hast du auch schon von stimmungsaufhellenden Lebensmitteln oder Nährstoffen gehört? Hierunter fallen beispielsweise dunkle Schokolade, Bananen und Nüsse. Auf molekularer Ebene haben sie eines gemeinsam: Sie enthalten die Aminosäure L-Tryptophan, welche im Körper in Serotonin und Melatonin umgewandelt wird. Auf diese Weise können Lebensmittel mit einem hohen Gehalt an Tryptophan die Stimmung aufhellen (durch den Neurotransmitter Serotonin) und den Schlaf verbessern (durch das Schlafhormon Melatonin).

Eine Ernährung, die viel Obst und Gemüse beinhaltet, tut sowohl der physischen als auch der psychischen Gesundheit gut. Insbesondere die Antioxidantien aus Obst und Gemüse, sind für die Stimmungsaufhellung zuständig. Bekannte Antioxidantien sind die Vitamine C und E, Carotinoide sowie Spurenelemente (z. B. Selen und Zink). Sie helfen dabei, Schlafstörungen zu verhindern, innere Unruhe auszugleichen und die Serotoninausschüttung im Gehirn anzukurbeln. Hierzu zählen:

• Beeren (z. B. Erdbeeren, Schwarze Johannisbeeren und Blaubeeren)
• kernreiche Trauben
• Zitrusfrüchte, besonders Grapefruits und Zitronen
• Acerolakirsche
• alle Kohlarten (z. B. Brokkoli, Grünkohl und Rosenkohl)
• grünes Blattgemüse
• frische Kräuter (z. B. Petersilie, Rosmarin und Basilikum)
• Gurken, Paprika und Tomaten
• Knoblauch und Zwiebeln
• Nüsse und Mandeln

MEIN TIPP: Im besten Fall diese Lebensmittel nicht vom anderen Ende der Welt verwenden, sondern saisonale und regionale Ware vor Ort kaufen. Aufgrund der kürzeren Lager- und Lieferwege bleiben mehr Vitamine und Nährstoffe erhalten, was der Gesundheit zugutekommt.

Five a day

Täglich fünf Portionen Obst und Gemüse essen, lautet eine dir sicher bekannte Empfehlung. Warum das so wichtig ist, ist ganz einfach erklärt: Pflanzen liefern neben Nährstoffen auch verdauungsfördernde Ballaststoffe, Vitamine, Mineralstoffe, Spurenelemente sowie viele schützende Substanzen, die sie zur Abwehr von Schädlingen und der UV-Strahlung entwickelt haben. Wenn wir diese über die Nahrung aufnehmen, schützen sie auch unseren Organismus. Bei der Auswahl kannst du dich ganz einfach an die Farben des Regenbogens halten und von jeder Farbe eine Handvoll auf deinen täglichen Speiseplan setzen. Auf diese Weise ist gewährleistet, dass du genügend Schutzstoffe aufnimmst.

EAT THE RAINBOW!

Wusstest du, dass Obst und Gemüse wegen seines hohen Gehalts an Vitaminen nicht nur einen positiven Einfluss auf unseren Körper, sondern die jeweilige Farbe auch eine wichtige Bedeutung für unsere Gesundheit hat?

Rote Lebensmittel

- stärken die Atemwege, die Herzfunktion, die Durchblutung und helfen bei der Bildung von roten Blutkörperchen.

Grüne Lebensmittel

- stärken die Lungen und verbessern die Abwehrkräfte. Sie haben eine beruhigende Wirkung auf unsere Nerven und stärken zusätzlich die Muskelfunktionen und die Reaktionsfähigkeit.

Gelbe Lebensmittel

- verbessern die Verdauung und wirken beruhigend bei Rheuma und Erkältungen. Außerdem wirken sie positiv auf die Funktion der Bauchspeicheldrüse.

Lila Lebensmittel

- helfen bei Verstopfungen und halten unseren Blutkreislauf im Fluss.

Blaue Lebensmittel

- senken den Blutdruck und wirken sich positiv auf Magen und Darm aus.

MEIN TIPP: Gestalte deine Mahlzeiten bunt und picke dir aus jeder Farbe täglich ein Lebensmittel raus. Über die farbenfrohe Abwechslung freut sich deine Stimmung und vor allem dein Mikrobiom ganz besonders. Im besten Fall entscheidest du dich für saisonale und regionale Lebensmittel.

SPORT FÜR DIE GUTEN GEFÜHLE

Äußere Bewegung schafft innere

Wir wissen, dass Bewegung gut für uns ist und positive Auswirkungen auf unsere Gesundheit hat. Sport hält Körper und Geist fit, kurbelt den Stoffwechsel an und sorgt für die nötige Balance im Alltag. Aber nicht nur körperlich, sondern auch mental profitieren wir von regelmäßiger Bewegung. Beim Sport werden Stresshormone abgebaut und gleichzeitig die Produktion von Glückshormonen, wie Endorphinen und Serotonin, angeregt. Da diese Hormone bei der Stressbewältigung helfen, fühlen wir uns nach einer gemäßigten Sport- und Bewegungseinheit immer besser. Regelmäßiger Sport trainiert nicht nur unsere körperliche, sondern gleichzeitig auch unsere geistige Fitness und macht uns stressresistenter. Vor allem dann, wenn sich das Gedankenkarussell nicht stoppen lassen will, kann Bewegung ein super Ventil sein, um Ballast abzulegen und neue Energie zu schöpfen.

Auch für den Stoffwechsel ist regelmäßige Bewegung wichtig. Unser Lymphfluss bleibt in Schwung und kann in den Zellen angefallene Abfallprodukte besser abtransportieren, wodurch unsere Körperzellen mit frischen Nährstoffen versorgt werden. Dadurch, dass vermehrt Sauerstoff in unsere Zellen gelangt, wird unsere Zellgesundheit gestärkt und der Austausch und Abtransport von Schad- und Giftstoffen unterstützt. Zwar werden beim Sport auch vermehrt freie Radikale und Stresshormone ausgeschüttet, das trainiert jedoch gleichzeitig dein körpereigenes Regulationssystem. Um freie Radikale zu neutralisieren und Stresshormone abzubauen, werden beim Sport vermehrt Reparaturenzyme (Antioxidantien) freigesetzt. Das trainiert das Immunsystem, weshalb sich auch die guten Darmbakterien über regelmäßige Bewegung freuen. So kannst du also gleich mehrere Fliegen mit einer Klappe schlagen. Vor allem moderater Ausdauersport, wie Joggen, Walken oder Radfahren unterstützt diesen Prozess äußerst positiv.

Bestimmt ist dir schon aufgefallen, dass du nach dem Sport ein natürliches inneres Strahlen in dir trägst – auch als Post-Workout-Glow bezeichnet. Das liegt daran, dass Sport jede Zelle deines Körpers aktiviert und alle Stoffwechselprozesse auf Hochtouren laufen. Allerdings gilt es hierbei, das gesunde Maß zu finden. Bei permanenter sportlicher Überanstrengung würden zu viele freie Radikale produziert, was den Körper in Stress versetzt.

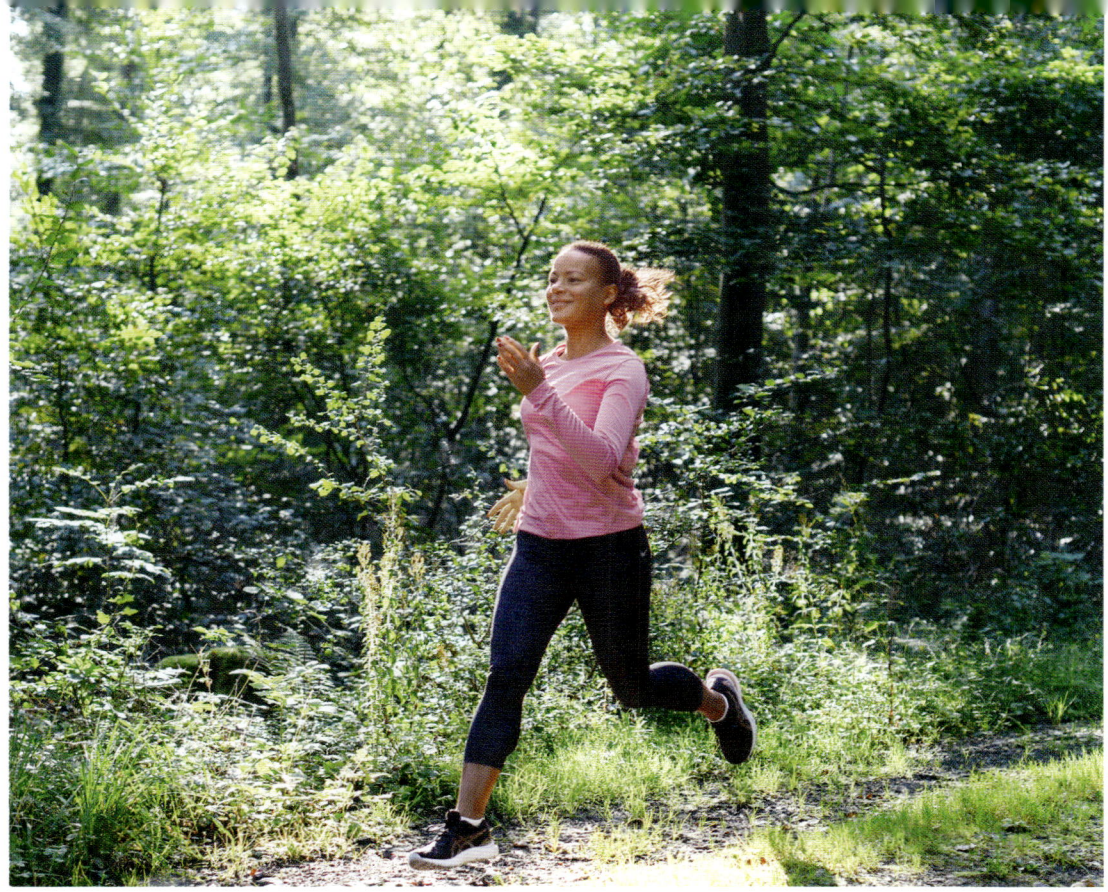

Das beste Timing

Ich bin ein großer Fan des Morgensports. Gleich morgens bei Wind und Wetter meinen Körper zu bewegen, ist für mich einer der schönsten und kraftvollsten Momente des Tages. Durch die Bewegung und den Extra-Boost an Sauerstoff fühle ich mich sofort wach und lebendig. Für mich ist das die beste Möglichkeit, um meine Akkus zu laden und Energie für den Tag zu schöpfen. Allerdings muss das, was für mich funktioniert, nicht zwingend auch für dich gut sein. Finde heraus, welche Uhrzeit für dich passt – ohne dich zu stressen.

Falls du mit Sport anfängst, dann lautet meine Devise: Take it easy! Gib deinem Körper Zeit und steigere deine sportliche Belastung nach und nach. In diesem Zusammenhang gilt auch: Regelmäßiger Sport ist wichtig. Gelegenheitssport mag unser Organismus dagegen gar nicht, da dein Radikalabwehrsystem bei unregelmäßigem Sport enorm gefordert ist. Ich empfehle zwei bis dreimal pro Woche ein leichtes Ausdauertraining mit einer anschließenden Stretching-Einheit. Meine Übungen findest du auf den folgenden Seiten.

EINFACHE ÜBUNGEN FÜR MEHR ENERGIE

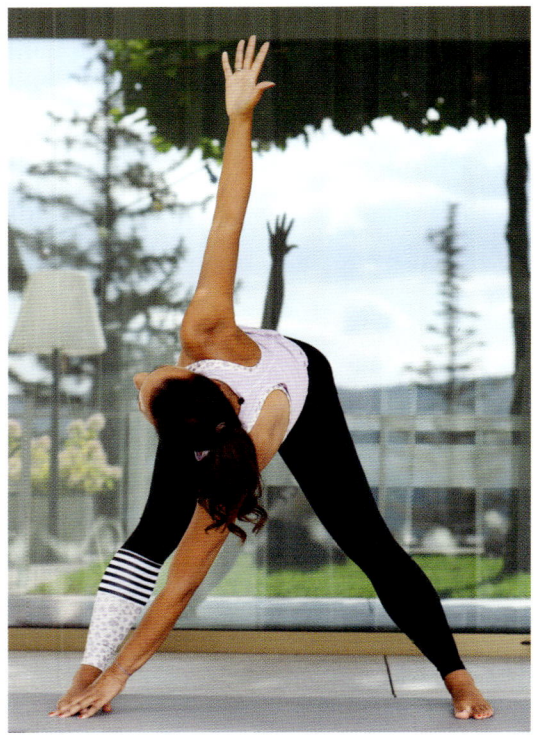 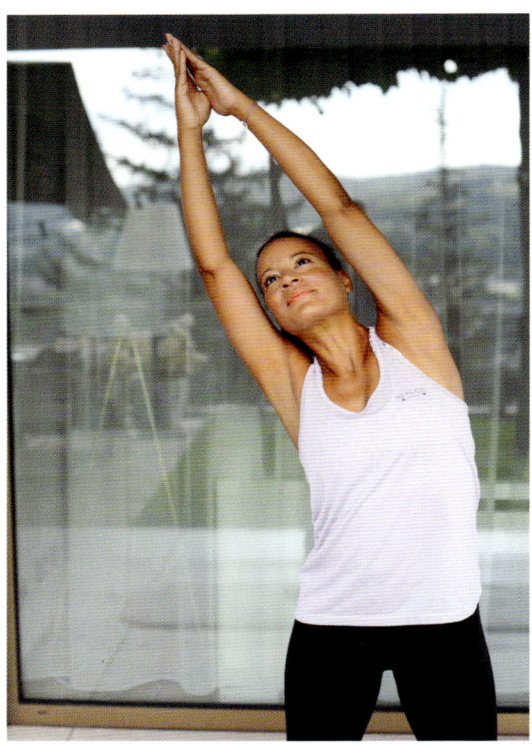

Stehende Vorbeuge mit Twist

Die Füße parallel gegrätscht auseinander stellen. Dann streckst du jeweils abwechselnd den rechten Arm zum linken Bein und umgekehrt.

Diese Übung mobilisiert Oberkörper und Brustwirbelsäule und dehnt die Beinrückseite.

Stretch

Die Füße stellst du parallel auf und führst die gestreckten Arme nach oben. Dann dehnst du jeweils abwechselnd die rechte und die linke Körperseite nach oben.

Diese Übung aktiviert deinen Stoffwechsel und schenkt neue Lebensenergie.

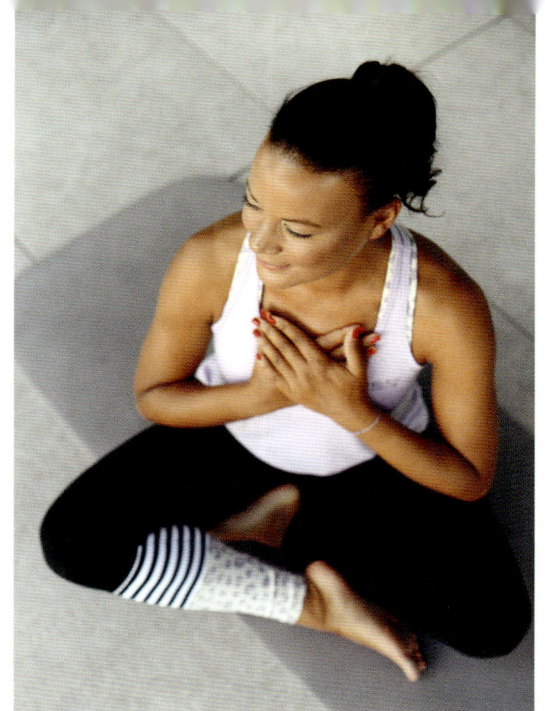

Easy Pose

Setze dich in den Schneidersitz und lass deine Knie locker nach unten sinken. Nimm deine Hände vors Herz und atme mehrmals tief in den Bauch ein und wieder aus.

Diese Übung schenkt Körper und Geist neue Energie. Nutze sie, um freier zu atmen und deine Nerven zu beruhigen.

Squat

Öffne deine Füße hüftbreit. Die Zehen zeigen nach außen und die Fersen nach innen. Komm nun in die Hocke, in dem du deine Knie beugst und dein Gesäß Richtung Boden sinken lässt. Achte dabei auf eine gleichmäßige Gewichtsverteilung auf beiden Füßen.

Bringe die Hände zusammen und drücke mit den Ellenbogen gegen die inneren Oberschenkel.

Diese Übung wirkt erdend, stabilisierend und beruhigt den Geist. Sie bringt den Stoffwechsel in Schwung und aktiviert das Verdauungssystem.

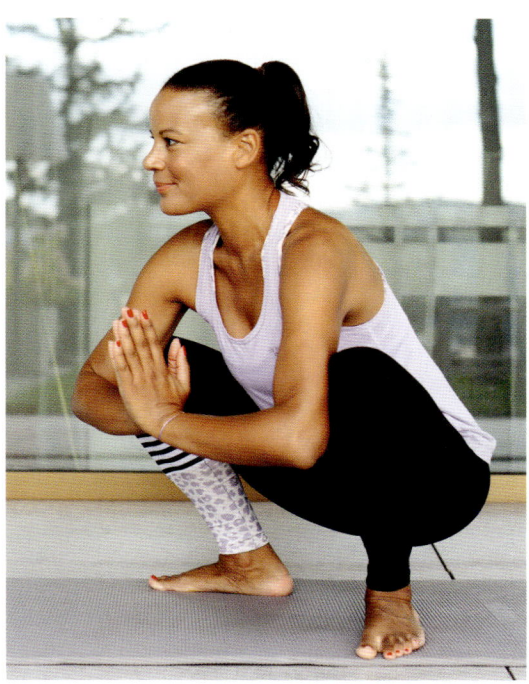

Katzenbuckel

Im Vierfüßerstand (Hände unter den Schultern, Becken über den Knien) gehst du mit der Einatmung in ein geführtes Hohlkreuz, schiebst das Steißbein hoch und die Schultern zurück. Mit der Ausatmung drückst du Hände und Knie in den Boden, rollst Wirbel für Wirbel in einen runden Katzenbuckel und lässt das Kinn zur Brust sinken.

Diese Übung unterstützt den Reinigungsprozess der Nieren.

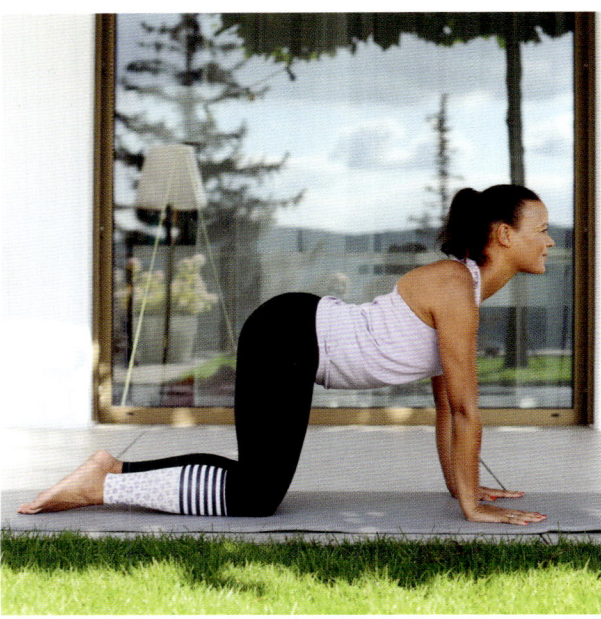 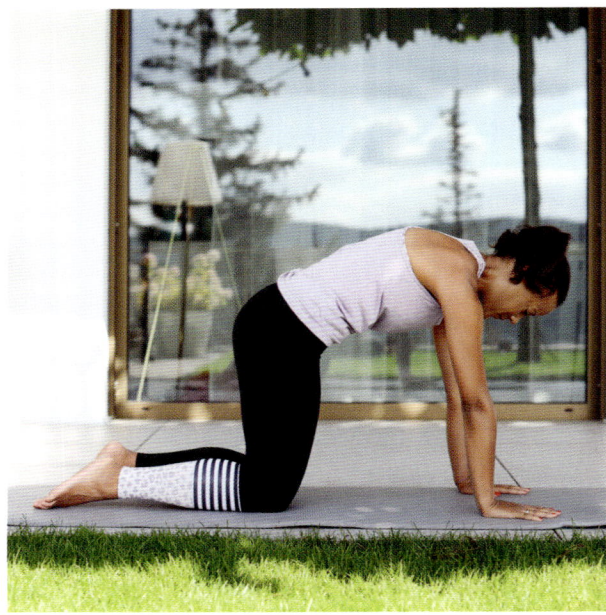

Drehsitz

Setze dich mit geradem Rücken auf den Boden, die Beine sind nach vorn gestreckt. Überkreuze nun deinen rechten Fuß und stelle ihn neben das linke Knie bzw. den Oberschenkel. Greife dein rechtes Knie mit der linken Hand, ziehe es zu dir heran und richte deinen Sitz gerade aus, strecke dabei den Rücken. Schlinge dann deinen linken Arm um das rechte Knie. Drehe dich nach rechts, führe den rechten Arm hinter dich und setze die rechte Handfläche (nahe am Rücken) auf dem Boden ab. Bleibe für 30 Sekunden in dieser Position und atme tief in den Bauch. Löse die Stellung langsam wieder auf und führe den Drehsitz auf der anderen Seite aus.

Diese Übung regt die Entgiftung der Leber an.

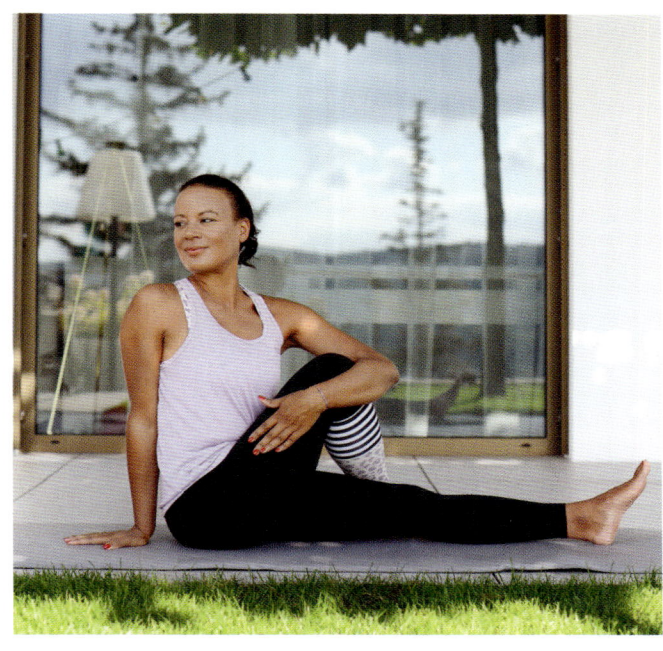

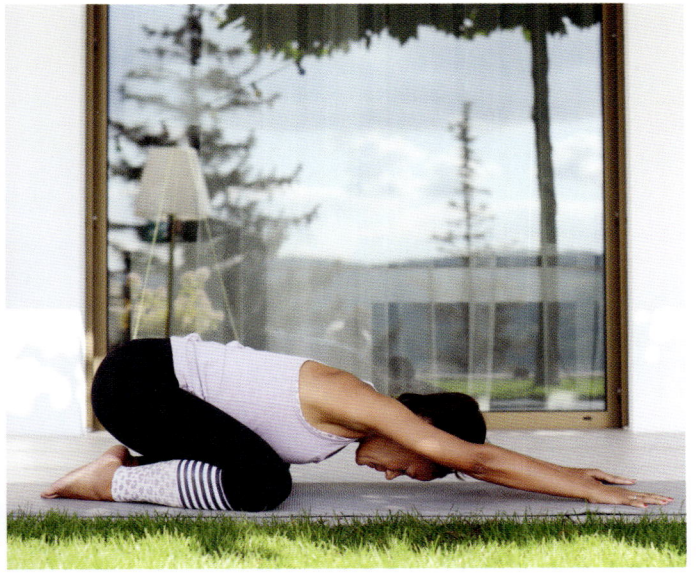

Kindstellung

Ausgehend vom Fersensitz legst du den Oberkörper auf deinen Oberschenkeln ab. Die Stirn sinkt Richtung Boden. Die Handrücken und Ellbogen liegen neben deinen gebeugten Beinen auf dem Boden oder sind nach vorne ausgestreckt. Die Schultern und der Nacken sind entspannt.

Diese Übung beruhigt den Puls, reinigt die Lungen und versorgt den Körper mit Sauerstoff.

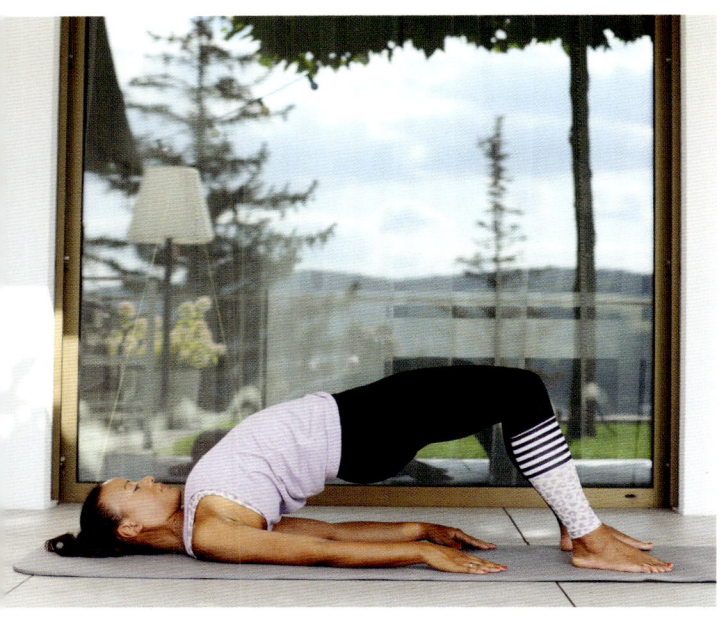

Schulterbrücke

Lege dich auf den Rücken und stelle die Beine auf. Die Füße stehen hüftbreit auseinander und drücken fest in den Boden. Spanne dein Gesäß fest an und hebe beim Einatmen das Becken und den Oberkörper hoch, bis eine gerade Linie entsteht. Dabei bleibt der Nacken lang (Kinn zeigt dabei zur Brust), Schultern ziehen zusammen, Beine sind aktiv. Lege die Arme neben dem Körper ab oder falte die Hände unter dem Rücken. Dann löse langsam die Spannung und rolle Wirbel für Wirbel ab, bis du wieder entspannt auf dem Rücken liegst.

Diese Übung dehnt die Organe im Bauchraum und regt die Verdauung an.

Krokodil

In Rückenlage stellst du ein Bein auf und lässt mit der Ausatmung das Knie über das andere Bein in Richtung Boden sinken. Die Schultern liegen dabei flach am Boden, den Kopf drehst du in die entgegengesetzte Richtung.

Die Drehung der Wirbelsäule regt das Nervensystem an und unterstützt den Abtransport von Giftstoffen.

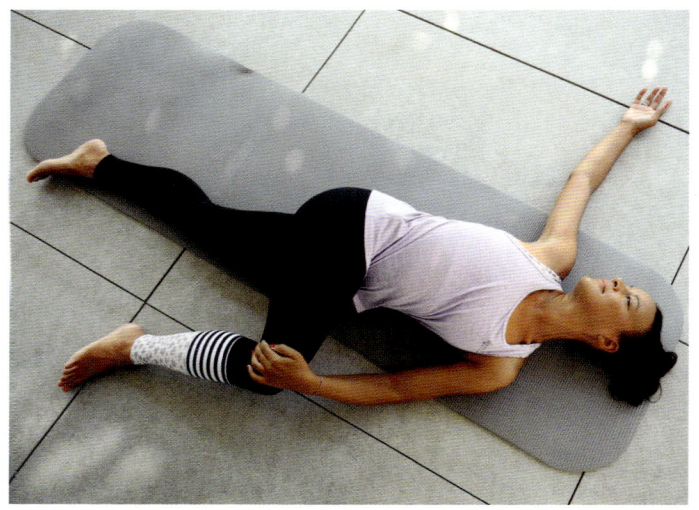

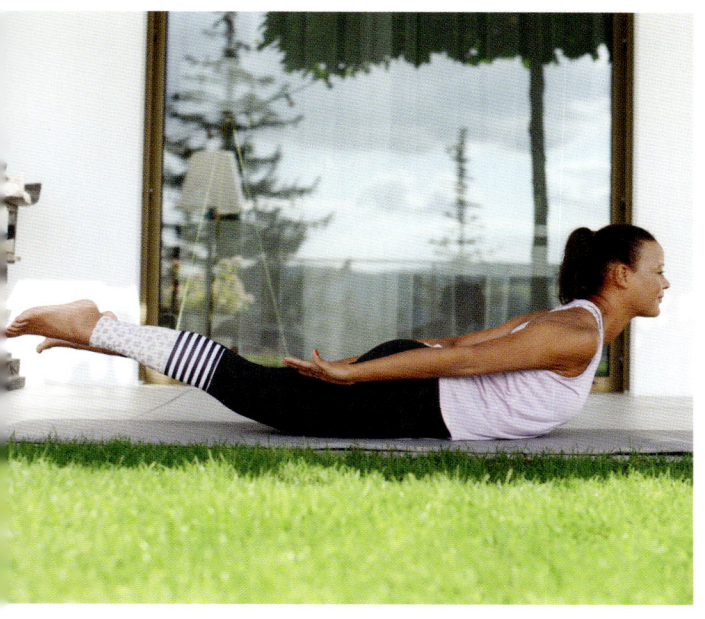

Heuschrecke

Starte aus der Bauchlage. Die Stirn liegt am Boden, die Hände liegen neben den Hüften, die Handflächen zeigen nach oben. Schiebe nun das Becken in den Boden und führe die Schulterblätter auf dem Rücken zusammen, sodass sich die Schultern vom Boden heben. Mit der Einatmung hebst du gleichzeitig den Oberkörper und die gestreckten Beine langsam vom Boden. Atme dabei tief und gleichmäßig und versuche, mit jeder Einatmung ein paar Millimeter höher zu kommen.

Diese Übung stimuliert die Organe im Bauchraum und energetisiert den gesamten Körper.

Sphinx

Starte aus der Bauchlage. Setze die Hände neben den Schultern auf, so dass die Fingerspitzen nach vorn zeigen. Führe die Arme zum Körper, so dass die Oberarme dicht an den Rippen sind und die Ellenbogen nach hinten zeigen. Dann spannst du die Bauchmuskulatur an, ziehst den Bauch minimal ein und presst das Schambein und die Fußrücken fest auf die Matte. Nun führst du die Schulterblätter auf dem Rücken zusammen, drückst die Hände nach unten und hebst den Brustkorb leicht nach oben. Richte dabei den Blick nach vorne-oben und lege den Kopf nur minimal (!) in den Nacken.

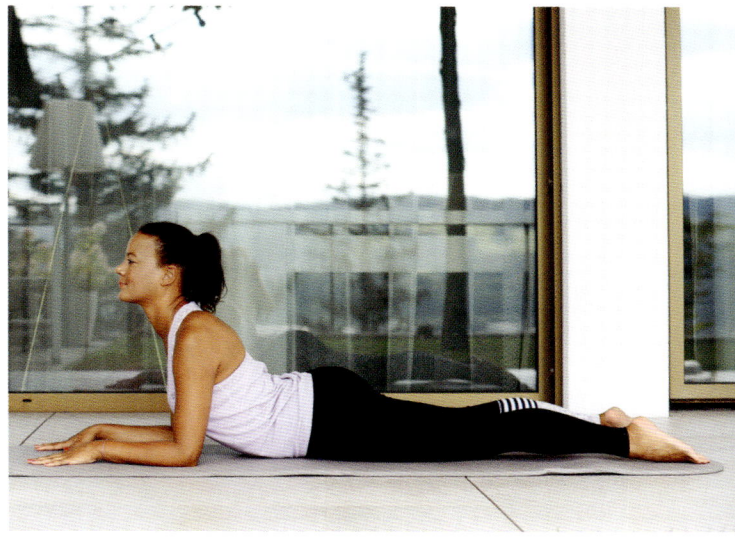

Diese Übung stimuliert die Organe im Bauchraum, wirkt mental befreiend und hat einen positiven Einfluss auf die Konzentration.

WIE DU DEIN ENERGIELEVEL STEIGERST

»Wenn wir ständig das gleiche denken, herrscht ständig die gleiche Energie und wir ziehen ständig die gleichen Dinge an. Sei dir bewusst, wo du deine Energie hinlenken möchtest.«

Da unser Energielevel über den Tag automatisch sinkt, empfehle ich dir, deine Akkus bereits am Morgen ordentlich aufzuladen. Wie heißt es so schön: »Aus einem leeren Gefäß können wir nicht schöpfen.« Wie wäre es, wenn du ab jetzt (und nicht nur während deiner Easy-Detox-Tage) deine Speicher bereits am Morgen mit den Dingen füllst, die dir guttun? Dadurch hast du automatisch viel mehr Energie für den ganzen Tag, die du für dich und deine Aktivitäten nutzen kannst. Damit dir das gelingt, verrate ich dir hier meine fünf besten Tipps, wie du dein tägliches Energielevel ganz einfach erhöhen kannst:

1. Atme ganz bewusst tief ein und aus.

Oftmals atmen wir viel zu schnell und zu flach, dadurch bekommt unser Körper zu wenig Sauerstoff und damit gleichzeitig zu wenig Energie. Nimm dir einen Moment Zeit, um dich mit dir selbst zu verbinden und konzentriere dich darauf, bewusst in den Bauch zu atmen, indem du die flache Hand auf den Bauch legst und spürst, wie er sich beim Atmen ausdehnt und zusammenzieht. Nutze hierfür meine Meditation auf den Seiten 94 und 95.

2. Bewege dich an der frischen Luft.

Je mehr Energie du verbrauchst, umso mehr Energie schenkt dir dein Körper! Also, ab nach draußen. Gönne dir und deinem Körper Bewegung und so viel frische Luft wie möglich. Das ist das beste Mittel, um Energie zu tanken und Stress zu reduzieren. Mache dir regelmäßige Bewegung zur Routine, am besten gleich morgens. Ob du spazieren gehst, eine kleine Runde läufst, mit dem Rad fährst oder schwimmen gehst, bleibt dir überlassen. Hauptsache, du bewegst dich und bringst damit deinen Organismus in Schwung.

3. Vermeide energieraubende negative Gedanken.

Oft verschwenden wir viel zu viel Zeit und Energie an unbegründete Sorgen und Ängste. Auf das, was gerade um dich herum passiert, hast du keinen Einfluss. Worauf du aber sehr wohl Einfluss hast, ist, wie du damit umgehst und wohin du deine Energie lenkst. Deine

Gedanken sind unglaublich machtvoll. Je positiver sie besetzt sind, desto besser wirst du dich fühlen. Nutze sie und transformiere sie in etwas Positives.

Eine einfache Übung für positive Gedanken

Frage dich am Ende eines jeden Tages:
• Was kann ich heute Schönes für mich mitnehmen?
• Was ist besonders gut gelaufen?
• Wofür bin ich dankbar?

MEIN TIPP: Nutze hierfür auch das Prinzip der Affirmation. Darunter versteht man positive Glaubenssätze. Beschäftige dich also anstatt mit Ängsten lieber mit positiven Botschaften. Das kann zum Beispiel sein: »Ich werde meine Ziele erreichen.« Oder »Ich vertraue auf mich und meine Fähigkeiten.«. Versuche ganz bewusst, mit solchen Gedanken in den Tag zu starten, und lege dir deine persönlichen Affirmationen zurecht.

4. Finde deine »Energie-Inseln«

Selbstliebe und Achtsamkeit sind unglaublich wichtig für einen gesunden Alltag. Erst wenn es dir gut geht, kannst du auch für andere da sein. Kennst du deine Energie-Inseln? Das sind die Momente, in denen du immer wieder auftanken und aus denen du Kraft schöpfen kannst. Es geht nicht darum, nur gelegentlich gut für dich zu sorgen, sondern über Tag immer wieder einen Achtsamkeits-Check zu machen und dich zu fragen, was du jetzt gerade brauchst, um in deiner Energie zu bleiben. Besonders morgens ist das wichtig: eine Runde Yoga, ein ausgewogenes Frühstück oder in Ruhe lesen – was auch immer dir den Start in den Tag erleichtert. Baue bewusst solch kleine Gewohnheiten und Zeit für dich selbst ein.

5. Setze auf Nahrungsmittel, die deinem Körper Energie liefern.

Nahrung versorgt deinen Körper mit Energie. So weit, so gut, aber bist du dir darüber im Klaren, wie essenziell deine Nahrungsauswahl tatsächlich für deine tägliche Energie ist? Über die Nahrungsauswahl bestimmst du deine Lebensenergie und kannst gesundheitlich das Beste für dich herausholen. Genieße dafür einfach meine Rezepte ab Seite 125. Sie sorgen alle für mehr Energie, Leichtigkeit und Wohlbefinden.

ENTGIFTENDE WILD(KRÄUTER) UND GEWÜRZE

Kräuter und Gewürze spielen in meiner Küche eine große Rolle. Ihnen wird eine heilende und antientzündliche Wirkung auf unseren Organismus nachgesagt. Zum einen liefern sie wichtige Vitalstoffe und Antioxidantien, um deinen Körper und deine Entgiftungsorgane zu stärken, zum anderen können sie die Entgiftung anregen, indem sie deinen Stoffwechsel auf natürliche Weise unterstützen und beim Abtransport von Schadstoffen durch den Urin und Stuhl fördern. Und noch ein positiver Effekt: Sie wirken wie natürliche »Geschmacksverstärker«, sodass ich kaum Salz zum Würzen benötige.

Nutze die Kraft der Wildkräuter

Unsere heimischen Wiesen und Wälder sind voller Detox-Wunder. Wildkräuter bringen gesundheitlich die perfekten Voraussetzungen mit, um unseren Organismus bei seinen Reinigungs- und Ausleitungsprozessen zu unterstützen. Nutze deinen Spaziergang also unbedingt, um das ein oder andere Geschenk der Natur einzusammeln. Wildkräuter lassen sich wunderbar in alle möglichen Rezepte integrieren. Ich liebe Wildkräuter in grünen Smoothies, in Salaten oder zu Pesto verarbeitet. Auch für die Zubereitung von Tee oder Infused Water sind Wildkräuter großartig. Nutze die damit verbundenen gesundheitlichen Vorteile und lass dich von meinen Rezepten inspirieren.

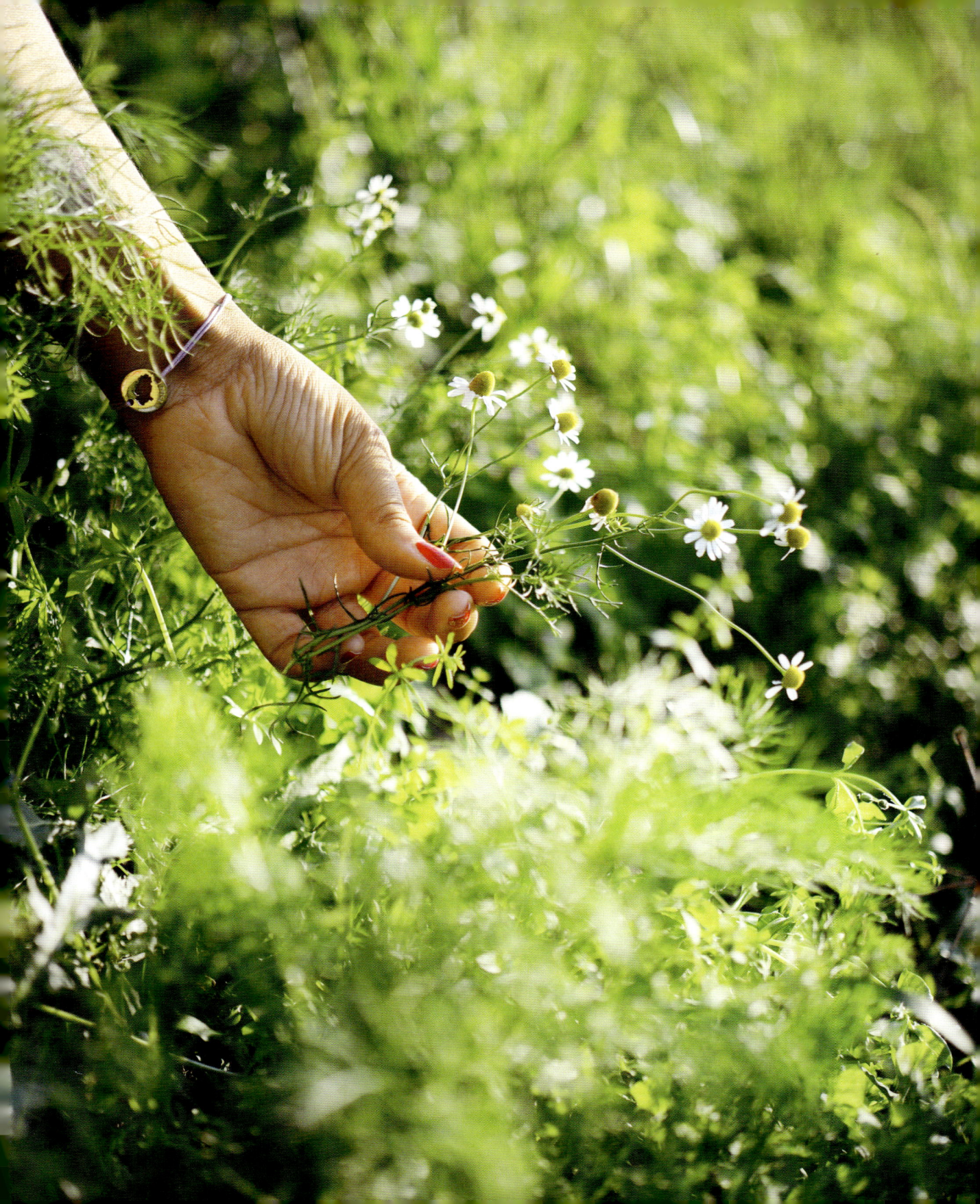

Meine Top 5 der gesunden Wildkräuter zum Entgiften

BRENNNESSEL

- reinigt das Blut
- regt den Stoffwechsel an
- wirkt ausleitend

BÄRLAUCH

- saniert die Darmflora
- beugt Entzündungen vor
- wirkt antibakteriell
- hilft, belastende Stoffe aus Leber, Galle und Nieren auszuscheiden

GIERSCH

- entsäuert den Körper
- ist mineralstoff- und proteinreich (In ihm steckt vier Mal mehr Vitamin C als in Zitronen.)
- regt den Stoffwechsel an

LÖWENZAHN

- schwemmt Giftstoffe aus Leber, Nieren und Galle (100 Gramm Löwenzahn am Tag reichen, um die körpereigenen Entgiftungs-organe wie Leber, Galle und Nieren zu aktivieren.)
- regt den Stoffwechsel und damit auch die Fettverbrennung an

GÄNSEBLÜMCHEN

- haben eine entzündungshemmende und blutreinigende Wirkung
- stärken die mentale Gesundheit

Gewürze und Kräuter für eine gesunde Verdauung

ANIS

- fördert die Bildung von Magensaft
- hilft gegen Blähungen

BOCKSHORNKLEE

- belebt und stärkt von innen
- hilft gegen Blähungen

CHILI

- fördert die Aktivität von Verdauungs-enzymen durch Speichelproduktion
- regt die Fettverbrennung an

FENCHEL

- beruhigt Magen und Darm
- fördert die Bildung von Magensaft

KNOBLAUCH

- hilft gegen Blähungen und fördert die Bildung von Magensaft

INGWER

- hilft bei Verdauungsstörungen
- lindert Übelkeit und Magen-schmerzen

KARDAMOM

- wirkt verdauungsfördernd

KAMILLE

- wirkt krampflösend, antibakteriell und entzündungshemmend

KÜMMEL

- regt die Ausschüttung des Magensafts an
- entspannt den Verdauungstrakt
- hilft bei Verdauungsstörungen und gegen Blähungen

KORIANDER

- unterstützt die Leber beim Entgiften
- wirkt verdauungsfördernd
- fördert die Bildung von Magensaft

KURKUMA

- regt Leber und Galle an
- vermindert Blähungen
- wirkt magenstärkend und verdauungsfördernd
- neutralisiert Säuren
- wirkt schmerzstillend, entzündungs-hemmend, antimikrobiell und anti-oxidativ

NELKE

- hilft gegen Blähungen, Übelkeit und Verdauungsbeschwerden
- fördert die Bildung von Magensaft

PFEFFER

- wirkt magenstärkend und verdauungsfördernd
- hilft bei Verdauungsstörungen

SENF

- hilft bei Bauchkoliken und Erbrechen
- fördert die Bildung von Magensaft
- wirkt antibakteriell
- hilft bei der Verdauung

MINZE

- belebt und stärkt von innen
- wirkt verdauungsfördernd und krampflösend

OREGANO

- hilft gegen Blähungen
- wirkt antibakteriell
- fördert die Durchblutung

ZIMT

- wirkt verdauungsfördernd
- hilft gegen Blähungen

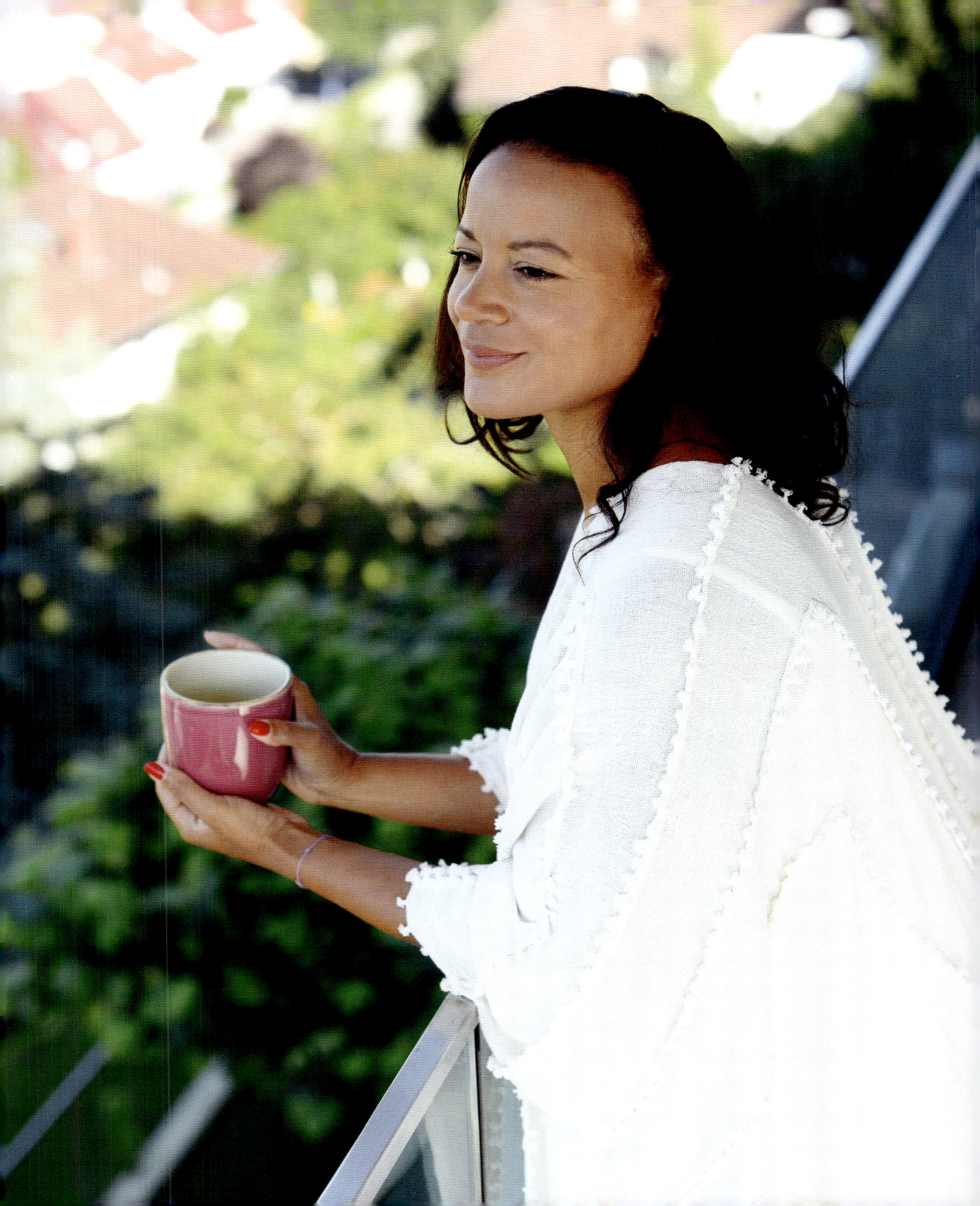

DETOX YOUR SOUL

Für mehr Balance & Wohlbefinden

SELBSTFÜRSORGE LERNEN

Wir machen Krafttraining für die Muskeln, achten auf unsere Ernährung, um gesund, fit und aktiv zu sein. Doch wie sieht es mit der Seele aus? Nimmst du dir auch immer wieder vor, dich besser um dich zu kümmern, findest es aber im Alltag gar nicht so einfach? Wir geben täglich so viel von uns, bleiben dabei aber oftmals selbst auf der Strecke. Wer aber für andere da sein will, der sollte gut für sich selbst sorgen und die eigenen Energiespeicher immer wieder auffüllen. Entgegen der weit verbreiteten Meinung, hat Selbstfürsorge nichts mit Egoismus zu tun. Im Gegenteil, denn fehlende Selbstfürsorge kann ernste Konsequenzen auf der körperlichen, geistigen und seelischen Ebene haben. Sich um sich selbst zu kümmern, bedeutet, dass du bewusst die Entscheidung triffst, Ja zu dir und deinen Bedürfnissen zu sagen.

Detox für die Seele heißt für mich vor allem, regelmäßig für sich selbst zu sorgen und Selbstfürsorge zu einem festen Bestandteil seines Alltags zu machen. Einfach mal Pause machen, klare Grenzen finden und bewusst fühlen, was Körper, Geist und Seele guttut, schenkt uns mehr Aufmerksamkeit für den Moment und schützt unsere Seele. Bereits kleine Anpassungen in unserem Leben haben große Effekte. Manchmal reicht schon ein neuer Gedanke, ein kleiner Reminder oder eine Notiz an sich selbst, um gelassener zu bleiben und neue Kraft zu schöpfen.

Mach diese Übung, um besser auf dich aufzupassen.

ACHTSAMKEITS-CHECK

Oftmals lassen wir uns von unserem Umfeld negativ beeinflussen. Wir betreten einen Raum und haben das Gefühl, dass dort eine schlechte Energie herrscht. Mein Rat: Lass dich davon nicht mitziehen, sondern sieh dich als den Menschen, der die positive Energie in den Moment bringt, die du gern empfangen möchtest.

MEIN TIPP: Formuliere eine klare Absicht, wohin du deine Energie lenken möchtest, und überlege dir, welche Energie du in diesen Moment bringen wirst.

Mach diese Übung, wann immer dich kraftraubende Gedanken überrollen. Halte im Alltag immer wieder einmal kurz inne. Komme an, wo du gerade bist, verbinde dich mit dir selbst und atme tief ein und aus. Sei dir bewusst, dass deine Energie immer dahin fließt, wo du sie gedanklich hinlenkst.

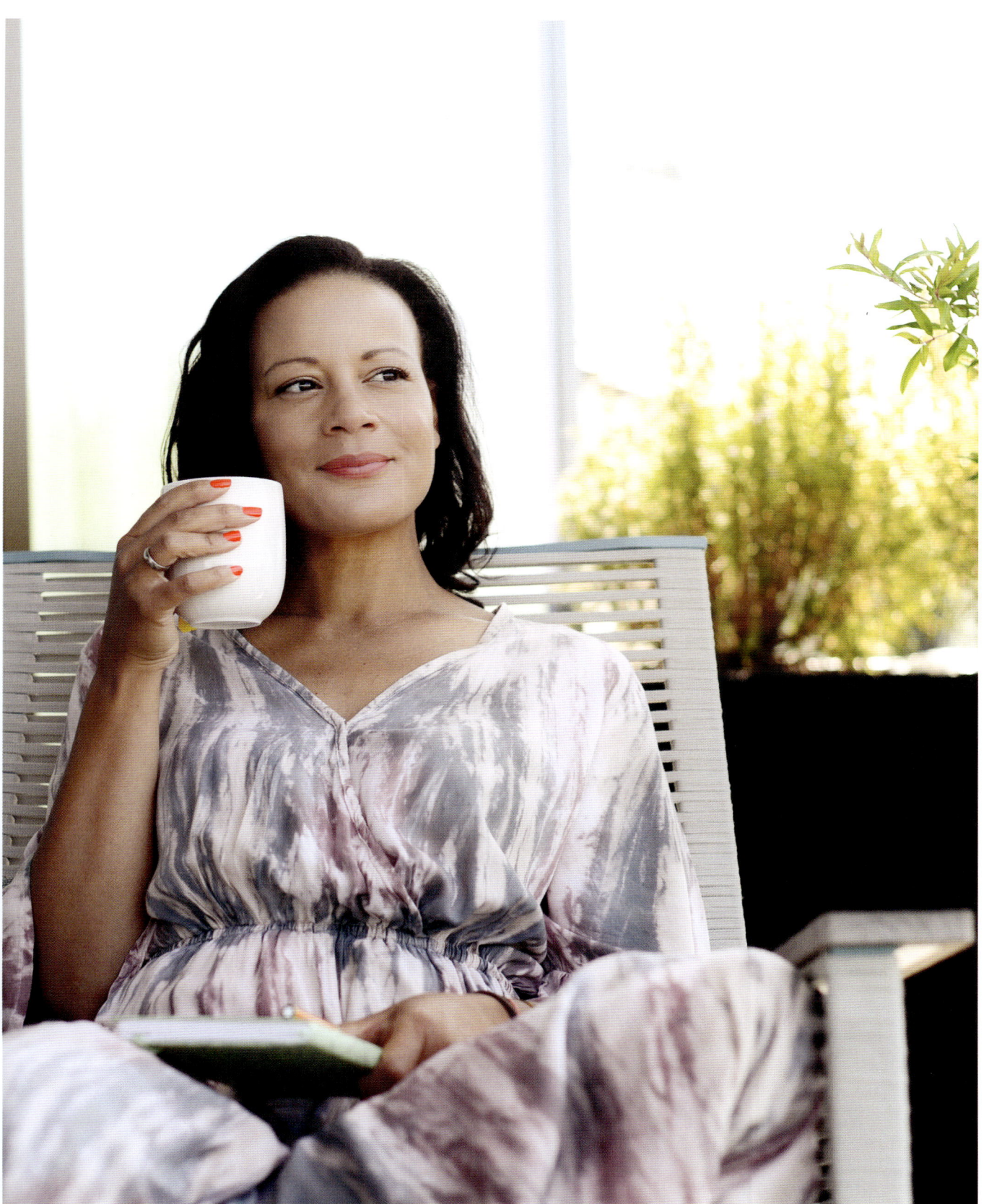

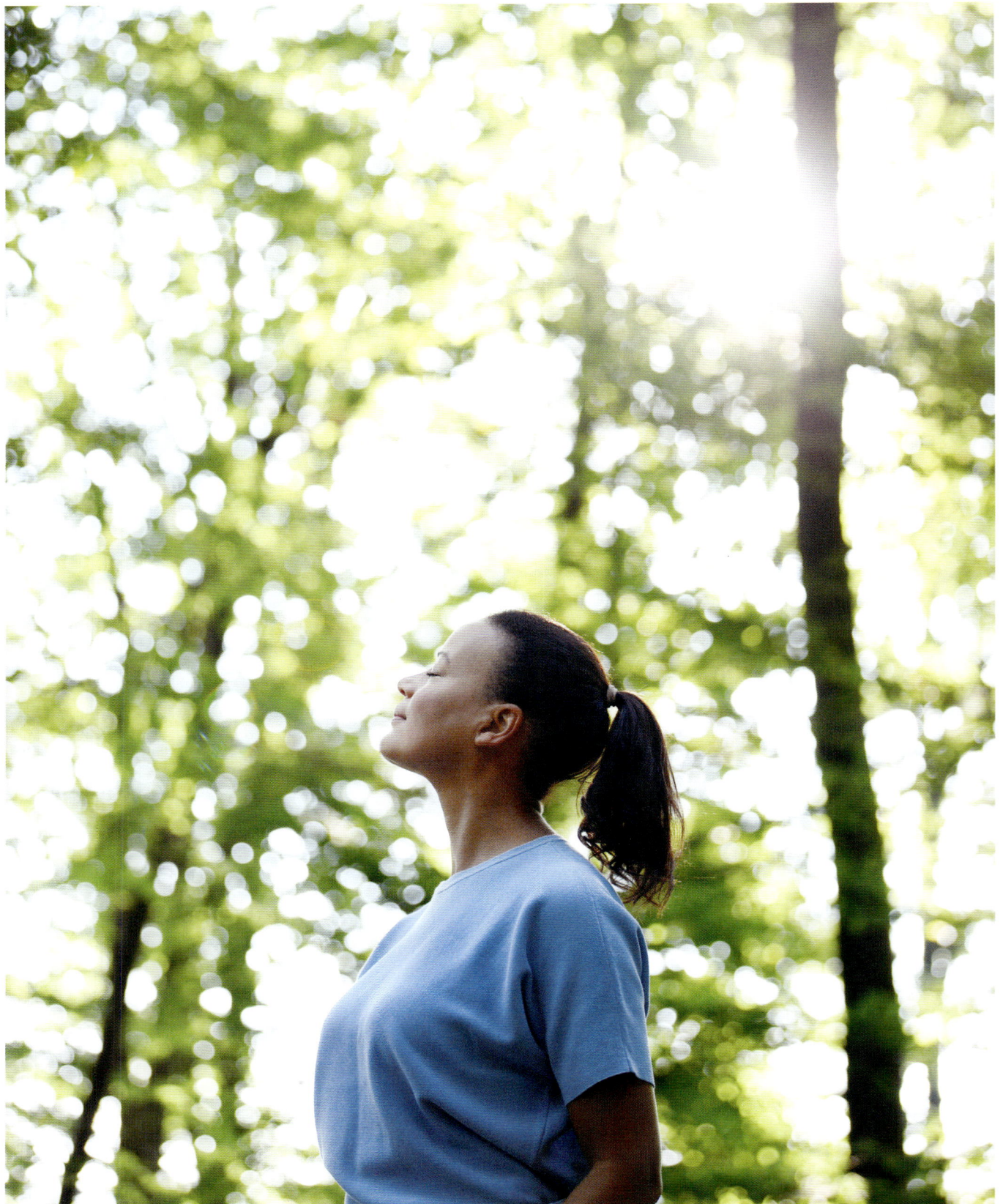

RICHTIG ATMEN
FÜR MEHR KLARHEIT UND FRISCHE

Unsere Atmung ist das Bindeglied zwischen Körper und Seele. Durch das tiefe Ein- und Ausatmen beruhigen wir unseren Geist und versorgen unseren Körper gleichzeitig mit Sauerstoff. Über richtiges Atmen erhöhen wir den Sauerstoffgehalt im Blut und steigern damit unser Energielevel. Beim Ausatmen entgiften wir und scheiden rund 70 Prozent der Abfallstoffe unseres Körpers aus. Das passiert allerdings nur, wenn wir »richtig« atmen. Bei Stress, Überforderung oder wenn die Gedanken kreisen, fällt es uns oftmals schwer, richtig zu atmen. In diesem Moment werden die Atemzüge kürzer und flacher – uns fehlt regelrecht die Luft zum Atmen. In diesem Moment werden unser Organismus und unsere Organe nicht mehr ausreichend mit Sauerstoff versorgt, was zu Kopfschmerzen und Verspannungen führen kann. Dabei ist bewusstes Atmen die einfachste Methode, um Stress abzubauen und sich zu entspannen. Und das kannst du trainieren – am besten täglich.

Waldbaden

Besonders gut gelingt bewusstes Atmen in der Natur. Vielleicht hast du in diesem Zusammenhang schon mal von Waldbaden gehört? Studien zufolge wirkt sich ein Aufenthalt im Wald sehr positiv auf die mentale und körperliche Gesundheit aus. Demnach verbessert bereits kurzes Waldbaden Atmung, Puls und Blutdruck und fördert den Abbau des Stresshormons Cortisol. Man vermutet, dass die beruhigende Wirkung des Waldes auf Körper und Seele auf den Terpenen beruht, die in Baumrinden, Blättern und Pilzen stecken und chemische Botenstoffe aussenden. Atmen wir Menschen die Waldluft ein, so werden in unserem Körper Zellen gebildet, die Viren abwehren und uns gleichzeitig stressresistenter machen. Insbesondere bei Schlafstörungen, negativen Gedanken oder psychischen Belastungen hat Waldbaden eine positive Wirkung. Waldspaziergänge sind für mich die beste Möglichkeit, um zu entspannen und Stress abzubauen. Ich nutze dieses Geschenk der Natur so oft wie möglich, um mich mit mir zu verbinden, bewusst (durch-) zu atmen, von Überflüssigem abzulassen und so neue Energie zu tanken. Vor allem dann, wenn du mal wieder in deinem Gedankenkarussell feststeckst, dich wie fremdgesteuert fühlst und dir alles zu viel wird, lautet meine Empfehlung: Ab nach draußen! Bewusst die Stopptaste drücken. Tiefes Ein- und Ausatmen hilft uns beim Sortieren unserer Gedanken, beruhigt den Geist und baut Stress ab. Falls du keine Zeit für eine Extrarunde in der Natur hast, dann öffne das Fenster. Das funktioniert (fast) genauso gut.

Meditation

Auch regelmäßiges Meditieren beruhigt unsere Gedanken und kann wie eine kleine Auszeit für die Seele sein. Das Schöne an einer Atem-Meditation ist: Du kannst sie jederzeit und überall anwenden und gleich mehrere damit verbundene Vorteile nutzen. Ich empfehle dir, die Meditation gleich morgens nach dem Aufwachen auszuprobieren. Am Morgen schenkt sie dir mehr Klarheit, Fokus und neue Energie für den bevorstehenden Tag. Sie eignet sich aber auch hervorragend für einen kleinen Energie-Boost zwischendurch oder dann, wenn dein Gedankenkarussell mal wieder nicht zur Ruhe findet.

Atem-Meditation zum Loslassen

- Nimm eine entspannte Haltung ein. Am besten an einem ruhigen, ungestörten Ort. Mache es dir bequem und schalte vorher dein Telefon aus, damit du nicht unterbrochen wirst. Wenn du magst, kannst du dir einen Timer einstellen, um am Anfang ein Zeitgefühl zu erhalten.

- Dann schau, dass du möglichst gerade sitzt. Richte deine Wirbelsäule auf. Stell dir dazu vor, dass am höchsten Punkt deines Kopfs eine unsichtbare Schnur befestigt ist, die dich sanft nach oben ziehen kann. Lockere alle Kleidung, die unbequem sitzt. Deine Hände kannst du einfach in den Schoß oder auf deine Knie legen und dann schließt du deine Augen.

- Nimm nun jeden Atemzug bewusst wahr und spüre, wie die Luft durch deinen Körper strömt.

- Atme fünfmal tief ein und wieder aus, um dich noch etwas tiefer zu entspannen. Versuche, langsam und gleichmäßig zu atmen, und konzentriere dich dabei auf deinen Atem. Beim Einatmen füllst du zuerst deinen Bauch, dann den Brustkorb bis zum Schlüsselbein vollständig mit Luft.

- Stell dir beim Einatmen vor, wie frische Energie erst in deine Nase und dann durch deinen gesamten Körper hindurchfließt.

- Beim Ausatmen geht es den gleichen Weg rückwärts. Stell dir nun vor, wie alles, was du nicht brauchst ausströmt, wie alles Belastende von dir abfällt und hinweggespült wird.

KURZ-MEDITATION FÜR ZWISCHENDURCH

Schließe die Augen und nimm dir einen Moment Zeit für dich selbst. Atme tief ein und sanft aus. Komm wieder bei dir an und finde den Ort in dir, der nichts als Ruhe und ein warmes, vertrautes Gefühl für dich bereithält. Bleibe so lange hier, bis du dich leicht, vollkommen, sicher und geborgen fühlst. Nimm das wohlig warme Gefühl und deine neue Energie mit in den Tag (oder den Abend).

• Stell dir vor, du würdest in der Natur unter einem wunderbaren Wasserfall stehen, der dich von allem befreit, was du nicht mehr brauchst.

• Wenn deine Gedanken abdriften, dann führe sie immer wieder sanft zu deinem Atem und kehre an diesen wunderbaren Ort zurück.

• Nimm diese klare Frische um dich herum wahr und gib dir einen Moment Zeit, um dort anzukommen. Konzentriere dich weiter auf das tiefe Ein- und Ausatmen.

• Wenn du genug Frische getankt hast, dann nimm noch einen tiefen Atemzug und halte die Luft kurz an. Stell dir vor, wie dich die Sonne wärmt und ihre Strahlen deinen gesamten Körper mit neuer Energie durchfluten. Atme langsam aus.

• Strecke dich und öffne langsam die Augen, sobald du so weit bist.

Anfangs werden deine Gedanken wahrscheinlich häufig abdriften. Das ist völlig okay. Sei sanft mit dir und versuche einfach, immer wieder zu deinem Atem zurückzukehren. Führe diese Übung nach Möglichkeit täglich durch. Die Meditationszeit kannst du jederzeit ausdehnen, oder am Anfang auch verkürzen. Meditation ist nicht kompliziert. Im Gegenteil, sie ist sehr einfach. Die einzige Herausforderung ist, sich wirklich hinzusetzen und sich die Zeit dafür zu nehmen!

SCHLAF DICH SCHÖN

Wenn der Tag nicht enden will und sich die Aufgaben türmen, sparen wir meist als Erstes am Schlaf. Dabei sind ausreichende Ruhephasen besonders wichtig, um sich zu regenerieren und Kraft für neue Aufgaben zu sammeln. Auch die Seele leidet langfristig unter schlechtem oder zu wenig Schlaf. Bekannte Folgen sind Müdigkeit, Konzentrationsschwäche und missmutige Stimmung. Schenken wir uns dagegen ausreichend Schlaf, passiert eine Menge Gutes.

Auf körperlicher Ebene beginnt, während wir schlafen, die Bau- und Reparaturphase unseres Organismus – auch Autophagie genannt. In dieser Zeit findet die Entrümpelung, Reinigung und Zell-Rundumerneuerung statt. Allerdings profitieren wir von unserem Schönheitsschlaf nur dann, wenn wir auch wirklich tief und ausreichend schlafen, denn im Schlaf schüttet unser Körper unterschiedliche Hormone wie Melatonin und Somatropin aus. Melatonin sorgt dafür, dass wir zur Ruhe kommen und sich die Stresshormone zurückziehen. Da Melatonin eine antioxidative Wirkung hat, wirkt es sich äußerst positiv auf die Alterungsprozesse unserer Zellen und unserer Haut aus. Zusammen mit dem Wachstumshormon Somatropin, das ebenfalls für Regeneration und Zellerneuerung steht und dafür sorgt, dass kleine Fältchen keine Chance bekommen und wir morgens strahlend schön aufwachen, bekommt der Begriff »Schönheitsschlaf« eine ganz neue Bedeutung.

Bei zu wenig Schlaf werden nicht genügend dieser Hormone ausgeschüttet, was sich am Morgen beim ersten Blick in den Spiegel zeigt. Die Folge: Du fühlst dich ausgepowert, antriebslos und deine gute Laune sowie dein natürlicher Glow sind dahin. Neben den negativen Auswirkungen auf unsere körperliche und mentale Verfassung beeinflusst Schlafentzug zusätzlich auch unsere Darmbakterien. Wer regelmäßig zu wenig schläft, riskiert deshalb nicht nur einen Anstieg der Stresshormone im Körper, sondern auch ein schwaches Immunsystem, was entzündliche Prozesse befeuern kann.

MEIN TIPP: Versuche auch immer wieder den Tag über bewusst Auszeiten und Pausen einzuplanen – sei es, kurz an der frischen Luft spazieren zu gehen oder einen Powernap einzulegen. Dieser Leerlaufzustand im Gehirn beruhigt deine Gedanken und lässt dich neue Energie tanken.

Richtig schlafen –
7 Tipps für einen besseren Schlaf

1. Versuche, einen geregelten Einschlaf- und Aufwachrhythmus zu finden. Die optimale Schlafdauer liegt bei ungefähr acht Stunden, kann aber individuell unterschiedlich sein.

2. »Blue spectrum light« wirkt sich negativ auf die Schlafqualität aus. Meide abends zu viel Laptop-, Handy- oder Fernseherlicht.

3. Um das Einschlafen zu verbessern, solltest du ab dem späten Nachmittag keinen Kaffee oder koffeinhaltige Getränke mehr zu dir nehmen.

4. Schaffe eine angenehme Schlafumgebung. Minimiere Geräusche und sorge für eine gute Schlaftemperatur (optimal ist eine Raumtemperatur von circa 18 °C), um einen tieferen Schlaf genießen zu können.

5. Dein Bett sollte nur zum Schlafen und Entspannen da sein. Essen, Lernen oder andere Aktivitäten, die nichts mit Schlafen zu tun haben, solltest du fernhalten.

6. Stopp das Gedankenkarussell! Das Loslassen von kraftraubenden Gedanken kannst du mit meinen Meditations- und Achtsamkeitsübungen trainieren.

7. Bewege dich tagsüber oder vor dem Schlafengehen in der Natur und versuche, viel Tageslicht zu tanken, um das natürliche Gefühl der Tag- und Nachtphasen wahrnehmen zu können.

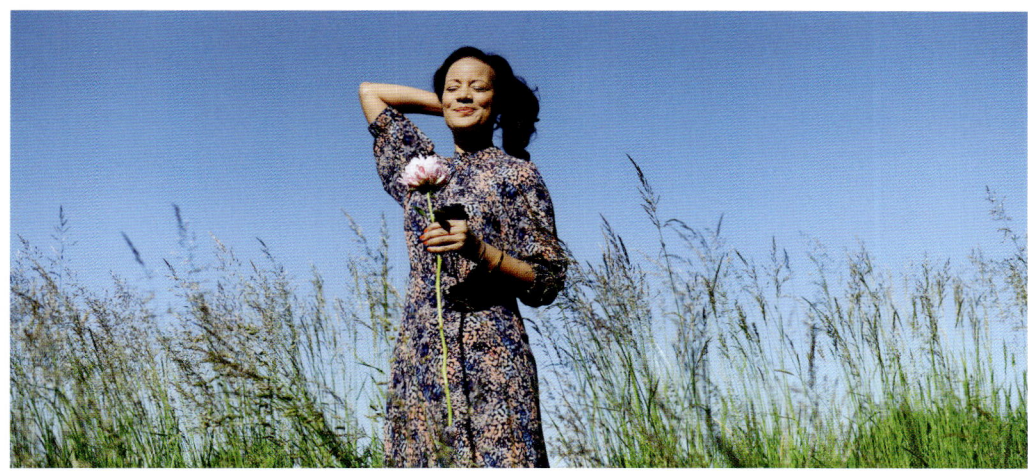

DAILY DETOX

20 Impulse, die dich leichter und befreiter leben lassen

Seelische Stressmomente rauben unsere Energie. Nutze meine Daily-Detox-Impulse, um dich vor seelischem Ballast zu schützen. Manchmal genügt bereits ein neuer positiver Gedanke oder eine kleine Aufmerksamkeit, um entspannter zu leben und zufriedener zu werden. Notiere dir diese in einem kleinen Tagebuch oder schreibe sie auf Post-it-Zettel. Sie helfen dir, Ballast abzuwerfen, neue Kraft zu schöpfen und hin und wieder die Stopptaste zu drücken.

1. Transformiere dich und befreie dich von negativen Glaubenssätzen

Wir alle tragen bestimmte negative Prägungen und Glaubenssätze in uns, die sehr machtvoll sein können. Sie sind Energieräuber und Ballast für die Seele. Mach dich davon frei und schreibe deine Geschichte neu. Eine Übung, die du hierfür machen kannst:

• Überlege dir, welche negativen Glaubenssätze immer wieder in dir aufploppen, zum Beispiel: »Ich bin nicht gut genug.«, »Ich muss mich mehr anstrengen.«, »Ich bin hässlich.«, »Ich darf niemandem zur Last fallen.« ...
• Formuliere sie nun so um, dass sie sich für dich stimmig und gut anhören und du sie annehmen kannst.
• Aus »Ich bin nicht gut genug« wird »Ich bin gut so, wie ich bin«.
• Aus »Ich darf niemandem zur Last fallen« wird »Ich bin liebenswert«.

2. Goodbye zu toxischen Beziehungen

Energieräuber gibt es nicht nur in unserer Nahrung, sondern auch in unseren Beziehungen. Hast du Menschen in deinem Umfeld, die dir die letzte Kraft rauben? Detox bedeutet auch, klare Grenzen für dich zu setzen und dafür Dinge und Menschen loszulassen, die dir nicht guttun. Es geht nicht darum, einen radikalen Schnitt in deinem Leben zu machen und Menschen zu verlassen. Jedoch hilft ein regelmäßiger bewusster Blick auf dein Umfeld, eine klare Abgrenzung für dich zu finden. Das schützt dich vor emotionalen Stress, führt zu mehr Zufriedenheit, stärkt deine mentale Gesundheit und tut deiner Seele gut. Menschen, die dir guttun, erkennst du daran, dass:

- sie sich aufrichtig mit dir freuen, wenn dir etwas gelingt.
- sie dich loben oder dir ein Kompliment machen.
- du dich nach einem Treffen mit ihnen gut und bestärkt fühlst.
- sie dir zuhören.
- sie an dich glauben und dir Mut zusprechen.

3. Vertraue auf die Kraft deiner Gedanken

»Du wirst morgen sein, was du heute denkst.« Dieses Zitat von Buddha bringt es auf den Punkt. Du entscheidest, welche Gedanken du zulässt. Lege deinen Fokus auf ein positives Mindset und du wirst sehen, wie sich die Welt um dich herum verändert – denn was du denkst, das bist du.

POSITIVE GEDANKEN DIE DICH STÄRKEN:

- Ich bin liebenswert und wertvoll.
- Ich fühle mich fit und vital.
- Ich kann alles erreichen, was ich möchte.

4. Finde deine Energiequellen

Unsere körperliche und seelische Gesundheit gehen Hand in Hand. Geht es uns seelisch nicht gut, zeigt sich das unweigerlich auch in körperlichen Beschwerden. Deshalb ist es so wichtig zu schauen, was deiner Seele guttut. Um dich bewusst daran zu erinnern, kannst du dir Fragen stellen:

- Wo kann ich immer wieder aufladen?
- In welchem Umfeld fühle ich mich wohl?
- Welche Menschen umgeben mich?
- Was lässt mein Herz hüpfen?
- Was habe ich heute Schönes für mich getan?

5. Im Hier und Jetzt leben

»Es gibt nur zwei Tage im Jahr, an denen man nichts tun kann.
Der eine ist Gestern, der andere Morgen.«   – Dalai Lama

Weil wir oftmals gedanklich so sehr im Gestern oder im Morgen festhängen, gelingt es uns nicht wirklich, unsere Gegenwart bewusst wahrzunehmen und den Moment zu genießen. Es lohnt sich, wenn du dir das immer wieder ins Gedächtnis rufst: Das Leben besteht aus Momenten. Das Zitat des Dalai Lama endet so: »Dies bedeutet, dass heute der richtige Tag zum Lieben, Glauben und in erster Linie zum Leben ist.«

6. Einfach mal Nichtstun

Erinnerst du dich noch an die Langeweile, die du als Kind in den großen Ferien empfunden hast? An das Aushalten eines Moments, in dem nichts passiert? Versuche, dir ein klein wenig davon zurückzuholen. Bewusst aus dem festen Alltagstrott auszubrechen, gibt uns Raum für Flexibilität und lässt uns freier und leichter leben.

7. Die Kunst des Neinsagens

Du möchtest dein Leben von ungeliebtem Ballast entrümpeln? Lerne öfter mal »Nein« zu sagen. Beim Neinsagen geht es um Selbstvertrauen und darum, dich an deine Werte und an dein dir selbst gegebenes Versprechen zu halten. Entscheidest du immer gegen deine Werte, leidet dein Selbstbewusstsein und dein Selbstwertgefühl. Ein Nein zu anderen ist immer ein Ja zu dir. Bist du dagegen nur noch fremdbestimmt, dann ist dein Energiekonto irgendwann leer und für deine eigenen Ziele und Bedürfnisse bleibt keine Kraft mehr übrig. Selbstvertrauen kannst du üben. Je öfter du Nein sagst, desto leichter fällt es dir mit der Zeit und desto besser geht es dir. Probiere es aus. Nein zu sagen kannst du üben. Drei Tipps, die dir dabei helfen:

1. Schreib deine Prioritäten auf. Was ist dir im Leben wirklich wichtig, wovon wünschst du dir mehr beziehungsweise weniger?
2. Vereinbare Termine mit dir selbst. Genauso, wie du feste Termine im Job ausmachst, kannst du auch feste Dates mit dir selbst vereinbaren und die Dinge tun, die dir wichtig sind. Der Effekt: Auf Nachfrage kannst du mit ruhigem Gewissen sagen, dass du bereits verplant bist.
3. Setze dir persönliche Zeitlimits. Falls es dir schwerfällt, Nein zu sagen und Einladungen auch mal auszuschlagen, dann hilft es, wenn du dir anfangs ein persönliches Zeitlimit setzt.

8. Digital Detox

Immer und überall erreichbar zu sein, kann sich ernsthaft negativ auf die mentale Gesundheit auswirken. Deshalb ist es wichtig, sich bewusst Pausen von der digitalen Welt zu nehmen. Vor allem Social Media beeinflussen die mentale Gesundheit und können wie Gift für unsere Seele und unser Selbstwertgefühl sein. In der vermeintlich immer heilen und perfekten Social-Media-Welt kommt es durch das ständige Vergleichen mit anderen gerade bei jüngeren Menschen häufig zu einer Wahrnehmungsverzerrung, die sich im schlimmsten Fall zu einer Depression entwickeln kann. Sich regelmäßig Pausen und den nötigen Abstand von der digitalen Welt zu nehmen, ist wichtig. Hierfür habe ich mir angewöhnt, für mich meine persönliche gesunde Grenze zu finden.

MEINE FÜNF TIPPS:

1. Setze dir ein Zeitlimit

In sozialen Netzwerken wie Facebook und Instagram rumzuhängen, kann schnell zum Zeitfresser werden. Mach es einfach wie ich, nutze den Flugmodus und schalte dein Handy zwischen 20.30 Uhr abends und 7 Uhr morgens aus.

2. Plane feste Zeiten für E-Mails und Social Media

Sowohl für das Lesen und Beantworten von E-Mails, als auch für Social Media plane ich feste Zeiten ein. Das hilft mir, ungestört und produktiver zu arbeiten und eine gesunde Grenze zwischen der On- und Offline-Welt zu finden. Versuche, deine Mahlzeiten und Leerlaufzeiten, beispielsweise beim Warten an der Haltestelle etc. als Digital-Detox-Zone frei zu halten.

3. Stummschalten

Wenn dein Handy ununterbrochen blinkt und du ständig mit (Gruppen-)Chats und Nachrichten bombardiert wirst, steht dein Körper unter Dauerstress. Dazu ist das permanente aufs Handyschauen eine Ablenkung, die schnell zu Unproduktivität führen kann. Für mich gilt deshalb: Alle Gruppen sind stumm. Gruppen, die unwichtig sind, fliegen raus.

4. Deaktiviere Push-Nachrichten

Der ständige kurze Blick aufs Smartphone, sobald es aufleuchtet, führt zu Konzentrationsstörungen. Versuche, jegliche Push-Nachrichten, ganz gleich ob auf Social Media oder in Nachrichten-Apps, zu deaktivieren.

5. Kein Aktivitätsstatus, keine Lesebestätigung

Nicht jeder muss sehen, wann und wie lange ich online bin, beziehungsweise ob ich eine Nachricht erhalten und gelesen habe. Oftmals führt das zu Stress und innerer Unruhe, weil wir das Gefühl haben, auf Nachrichten immer gleich antworten zu müssen. Entscheide selbstbestimmt, wann und wie oft du Nachrichten auf dem Smartphone konsumieren und beantworten möchtest.

9. Detox für News

Nachrichten aus aller Welt sind nicht nur informativ, sondern wühlen manchmal auch auf, was verstärkt Ängste und Sorgen hervorrufen kann. Ich rate dir deshalb: Beschränke den Konsum von Nachrichten und von (dich) beängstigenden Inhalten auf ein Minimum. Schalte gelegentlich ab und bestimme selbst, wann und wieviel du davon konsumieren kannst und willst.

10. Raus damit

Ausmisten, Platz schaffen – nichts ist so befreiend, wie überflüssiges und unnützes Zeug auszumisten! Oftmals fällt uns das jedoch gar nicht so leicht. Dabei ist es im Nachgang ein so herrlich befreiendes Gefühl, wenn wir uns endlich von all den Dingen lösen, die wir wie einen schweren Rucksack mit durchs Leben tragen – und das gilt nicht nur für den Kleiderschrank. Beim Platzschaffen und Ausmisten geht es letztendlich nicht ums Wegwerfen, oder darum, dass du dich rigoros von Dingen und Personen trennst, sondern in erster Linie um dich und darum, deiner Seele Luft zu verschaffen. Indem du regelmäßig überlegst, wo du loslassen, Ballast abwerfen und die Leichtigkeit des Seins wiederentdecken kannst, entsteht mehr Klarheit, Fokus und Platz für Neues. Das können Gegenstände, toxische Beziehungen oder auch einfach ein überfüllter Kleiderschrank sein. Schau dich in deinem Umfeld um und frage dich bewusst, wovon du dich jetzt lösen darfst.

MEIN TIPP: ÜBERFLÜSSIGES LOSWERDEN UND GUTES TUN

Alte Kleidung und überzählige Sachen wie Geschirr, Gläser oder Möbel kannst du an gemeinnützige Vereine und lokale Hilfsorganisationen spenden. Da schlägst du gleich zwei Fliegen mit einer Klappe: Du tust Gutes und machst nicht nur anderen, sondern auch dir eine Freude.

11. Selbstfürsorge lernen

Kannst du dich noch an einen Abend erinnern, an dem du dir einfach mal Zeit für dich genommen hast? Solche Me-Time-Rituale sind wertvoll für Geist und Seele. Gut für dich zu sorgen, ist die Basis, um den Anforderungen des Lebens gelassen zu begegnen und die eigenen Bedürfnisse wahr und wichtig zu nehmen. Durch regelmäßige Selbstfürsorge übernimmst du Verantwortung für dich und wirst zum aktiven Gestalter deines Lebens. Der Schlüssel dazu: Sich regelmäßig und wahrhaftig um sich selbst kümmern und Selbstfürsorge zu einem festen Bestandteil seines Alltags werden zu lassen. Selfcare ist alles, was dir Spaß macht und dir guttut.

1. Spüre in dich hinein, indem du tief ein- und ausatmest und bewusst die ganze Aufmerksamkeit auf deine Atmung lenkst. Frage dich in diesem Moment immer wieder, wie es dir geht und welche Bedürfnisse du jetzt hast. Das hilft dir, ein stärkeres Gefühl von Selbstbestimmung zu entwickeln.
2. Erstelle eine Wunschliste und notiere dir, was dich in welchen Momenten glücklich macht, zum Beispiel ein langer Spaziergang, eine Gesichtsmaske, ein entspannendes Bad, ein Saunabesuch, ein Kurztrip ..., und triff eine klare Entscheidung für dich, hiervon mehr in dein Leben zu integrieren.
3. Plane dir feste Zeiten in der Woche ein, in denen du Dinge nur für dich tust.

12. Selfcare-Momente pflegen

Mach es dir gemütlich

Dein Zuhause sollte ein richtiger Wohlfühlort sein, an den du dich nach einem stressvollen Tag zurückziehen kannst. Mach es dir deshalb so schön und gemütlich wie nur möglich, damit du dich dort wohl und geborgen fühlst. Auch regelmäßiges Ausmisten und Umräumen befreit von Ballast und macht Spaß! Siehe Impuls 10.

Bewegung

Bei einem langen Spaziergang oder einer Runde Sport an der frischen Luft bekommen wir zusätzlich eine Extraportion Sauerstoff. Das ist Glück pur und die beste Medizin, denn der Körper schüttet Endorphine (Glückshormone) aus. Dieses Gefühl können wir ganz einfach von draußen mit nach Hause nehmen.

Hol dir Natur nach Hause

In der Erde wühlen, dein Zuhause mit Pflanzen dekorieren oder Blumen gießen, das tut einfach gut und macht gute Laune. Warum? Weil man alles um sich herum vergisst. Die Natur ist ein echter Glücksbote.

Nichtstun

Um dir selbst was Gutes zu tun, darfst du auch ohne schlechtes Gewissen öfter mal abschalten und gar nichts tun. Mach dir selbst nicht so viel Druck – von dem Berg ungewaschener Wäsche geht die Welt nicht unter.

Mach dir kleine Geschenke

Blumen, Kerzen oder ein Duft für dein Zuhause – Geschenke zaubern ein Lächeln ins Gesicht und machen sofort gute Laune. Es müssen nicht immer gekaufte Geschenke sein. Ein paar nette Worte auf einem Post-it, die du nur für dich schreibst, erinnern dich daran, wie besonders und wertvoll du bist.

13. Übe dich in Dankbarkeit

Dankbarkeit ist eine der wichtigsten Komponenten für ein glückliches Leben. Sie schenkt uns eine Art Grundvertrauen, dass das Leben es grundsätzlich gut mit uns meint. Gerade dann, wenn dich negative Gedanken überrollen und sich deine Seele schwer anfühlt, ist es hilfreich, Dankbarkeit zu deiner Gewohnheit zu machen.

Schenke den vielen Dingen, die in deinem Leben bereits da sind, mehr Beachtung. Dadurch richtest du den Fokus auf das Wesentliche und wirst wieder mehr Glück und Leichtigkeit empfinden. Mein Tipp: Mache Dankbarkeit zum festen Alltagsritual.

EINE ÜBUNG, DIE DIR DABEI HILFT:

Richte deinen Blick nach innen und nimm dir einen Moment, um tief ein- und auszuatmen.

Frage dich, für welchen wunderbaren Moment in deinem Leben du heute dankbar bist, in welchen Momenten du pures Glück empfindest, welches Umfeld und welche Menschen dich begleiten.

Notiere dir, was dich glücklich macht und gewinne daraus neue Energie. Bei dieser Übung geht es darum, aus den Ressourcen zu schöpfen, die deine Energiequellen im Leben bilden, denn hieraus schöpfst du deine tägliche Lebensmotivation.

14. Feiere die kleinen Glücksmomente

Ein entscheidender Schritt auf dem Weg zu einem glücklicheren und zufriedeneren Leben ist es, die kleinen Glücksmomente zu feiern. Nimmst du dir Zeit dafür, wirst du am Ende des Tages glücklicher und zufriedener sein. Eine kleine Übung, die dich daran erinnert:

1. Übe dich in Dankbarkeit, siehe Impuls 13.
2. Schätze und erfreue dich an dem, was du hast, und schaue nicht auf das, was fehlt. Konzentriere dich auf das Positive, auch wenn mal nicht alles nach Plan läuft.
3. Zähle die kleinen Glücksmomente. Indem du den Fokus auf das Positive setzt, lenkst du deine Wahrnehmung automatisch auf Dinge, die dich glücklich machen und dir Freude bereiten.

Lebe in dem Bewusstsein, dass jeder Tag voller kleiner Glücksmomente und Erfolge ist. Erst wenn du offen und bereit bist, dich täglich neu in das Leben zu verlieben und die damit verbundenen kleinen und großen Veränderungen mit Liebe, Neugier und Dankbarkeit zu begrüßen, öffnet sich die Tür zum Zauber und den Wundern, die das Leben für dich bereithält. Nimm dir die Zeit, sie zu feiern, denn wenn du das nicht tust, ist es unwahrscheinlich, dass du jemals die großen feiern wirst.

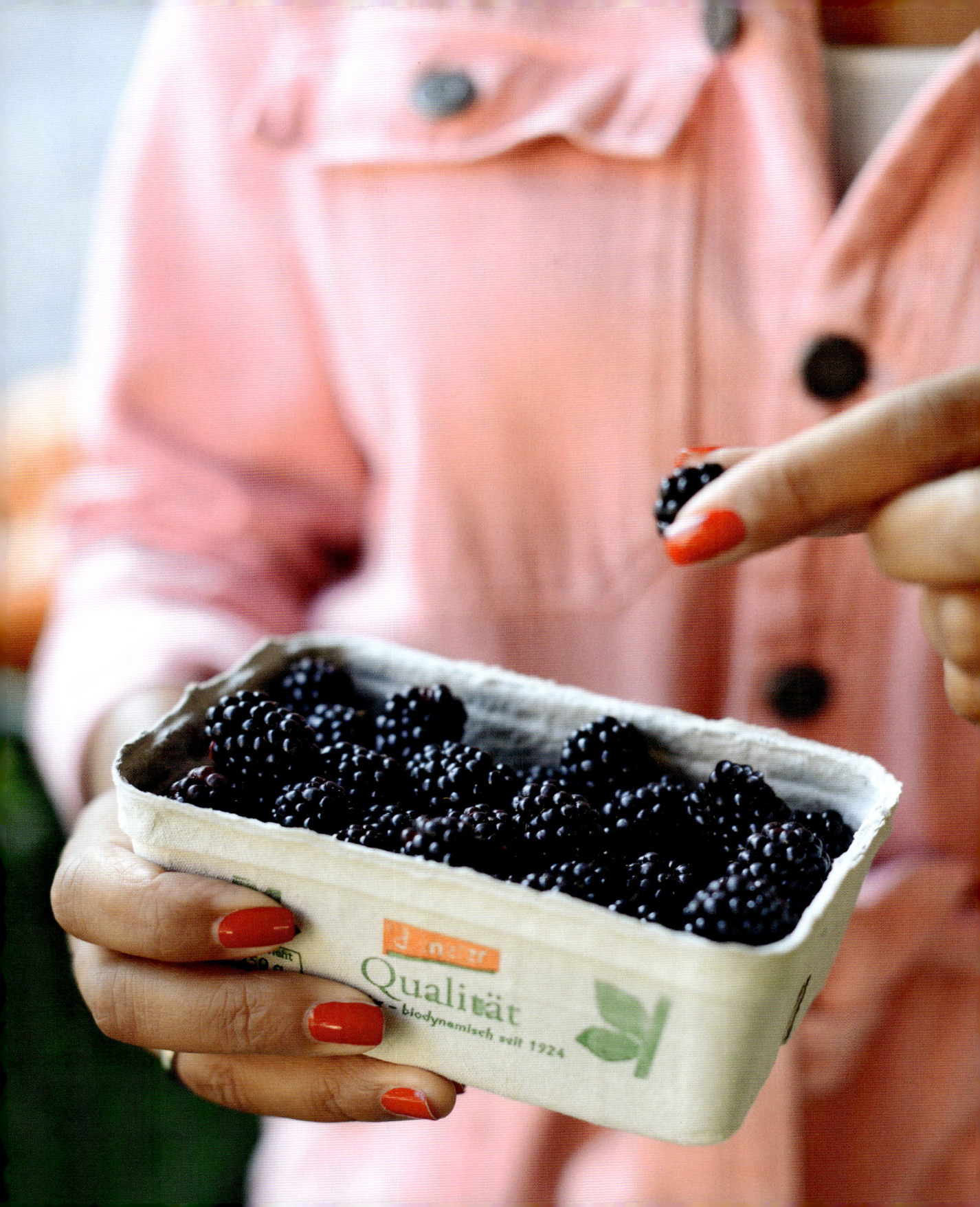

15. Mach den Perspektivenwechsel

Auf das, was um dich herum passiert, hast du keinen Einfluss. Worauf du aber sehr wohl Einfluss hast, ist, wie du damit umgehst und was du daraus machst. Wir neigen dazu, lediglich auf das zu schauen, was nicht stimmig ist. Wechsle die Perspektive und richte deinen Blick und deine Gedanken auf die positiven Dinge in deinem Leben. Am Ende gehört auch diese Zeit zu deiner Lebenszeit. Also nutze sie und transformiere sie in etwas Positives. Erfreue dich an der daraus entstehenden positiven Energie.

16. Liebe dich selbst

Viele glauben, dass es egoistisch sei, sich selbst zu lieben und etwas dafür zu tun. Sei dir bewusst, dass du, um andere Menschen lieben und für sie da sein zu können, Liebe in dir selbst tragen musst. Wenn du nur für andere da bist und dich selbst nicht liebst, lenkst du deine Aufmerksamkeit und Energie von dir selbst ab. Wenn du deine Aufmerksamkeit ständig von dir ablenkst, fokussierst du dich leichter ausschließlich auf die anderen.

Tue also täglich etwas für dich. Sei es, dass du dir ein Bad gönnst oder dir die Zeit nimmst, alleine ins Kino oder im Park spazieren zu gehen. Zumindest eine einzige Sache müssen wir täglich ausschließlich für uns selbst tun, um uns zu zeigen, dass wir und unser Leben wichtig sind.

17. Smile, it's free

Unsere Gedanken steuern uns, und leider werden wir großteils von unseren Ängsten gesteuert. Die Angst vor Versagen, vor Verlust, Angst davor, nicht zu genügen, Angst vor Niederlagen … Versuche, diese kraftraubenden Gedankengänge zu meiden, indem du dein Mindset veränderst und eine positive innere Grundhaltung einnimmst. Deine innere Haltung beeinflusst deine äußere Haltung und deine äußere deine innere.

EINE EINFACHE ÜBUNG FÜR DICH:

Starte und beende jeden Tag mit einem Lächeln.

Schicke ein Lächeln an dich, das von Herzen kommt. Verbinde dich hierzu mit dir selbst. Spüre tief in dich hinein und nimm den Moment, dein Lächeln und alles um dich herum ganz bewusst wahr. Probiere es aus! Beobachte, wie es dir danach geht, und nimm dieses Lächeln bewusst in den Tag (oder die Nacht) mit.

MEIN TIPP: Besonders gut gelingt das draußen in der Natur und in Kombination mit einer kleinen Atemmeditation.

18. Stille genießen

Das Radio läuft direkt nach dem Aufstehen am Morgen, während des Frühstücks blinken bereits die ersten E-Mails und Nachrichten auf dem Smartphone auf. Ständiger Lärm setzt unser Gehirn permanent in Alarmbereitschaft, um uns vor Gefahren zu warnen (siehe auch Seite 69 was Stress mit uns macht).

Ruhe ist dagegen wie Urlaub für Gehirn und Körper. Dazu zählen sowohl die äußere Ruhe vor Lärm als auch die innere Ruhe vor Stress. Genieße Zeiten der Stille ganz bewusst, um dir selbst mit Akzeptanz, Neugier und Offenheit zu begegnen. In diesen Momenten lebt deine Seele auf. Vielleicht musst du dich an die Stille erst ein wenig gewöhnen. Es lohnt sich, denn stille Momente im Alltag helfen dir, klarer zu sehen und anzunehmen was ist, und mehr im Hier und Jetzt zu leben.

19. Sorge für dich

Oftmals neigen wir dazu, uns und unsere Bedürfnisse hintanzustellen. Dabei ist es so wichtig, dass du dir genügend Raum und Zeit für dich und deine Bedürfnisse nimmst. Genauso wie du dafür sorgst, den Akku deines Handys regelmäßig aufzuladen, solltest du dich um dich sorgen und deine Akkus aufladen. Indem du für dich sorgst und das zu einem festen Bestandteil deines Alltags machst, kannst du immer wieder auftanken. Das unterstützt dich darin, mit mehr Glück, Freude und innerer Ausgeglichenheit zu leben. Am Ende hast du dadurch mehr Energie, um die Dinge zu tun, die dir im Leben wichtig sind.

Dazu braucht es gar nicht viel. Manchmal reicht ein gemütlicher Spaziergang in der Natur, der dir Kraft und Luft zum Atmen gibt. Auch guter Schlaf, ein kurzer Powernap, der neue Energie freisetzt, oder ein Lächeln, das deine Stimmung hebt und dir Selbstvertrauen schenkt, wirken hier kleine Wunder.

20. Kleine Reminder, die du mit in deinen Tag nehmen kannst

• Lenke deine Gedanken auf das Positive in deinem Leben.
• Atme bewusst, um dich mit dir zu verbinden.
• Verbringe Zeit mit dir und deinen (positiven) Gedanken.
• Rufe deine Lieben an, um zu fragen, wie es ihnen geht.
• Lass dich vom Tag (und deinem Leben) einfach mal treiben.
• Schreibe eine Karte und bedanke dich bei dir selbst.
• Atme bewusst, um dich mit dir und der Natur zu verbinden.
• Verwöhne dich mit deinem Lieblingsessen.
• Starte und (ganz wichtig!) beende jeden Tag mit einem Lächeln. Es ist kostenlos und macht jeden Moment deines Lebens besonders schön.

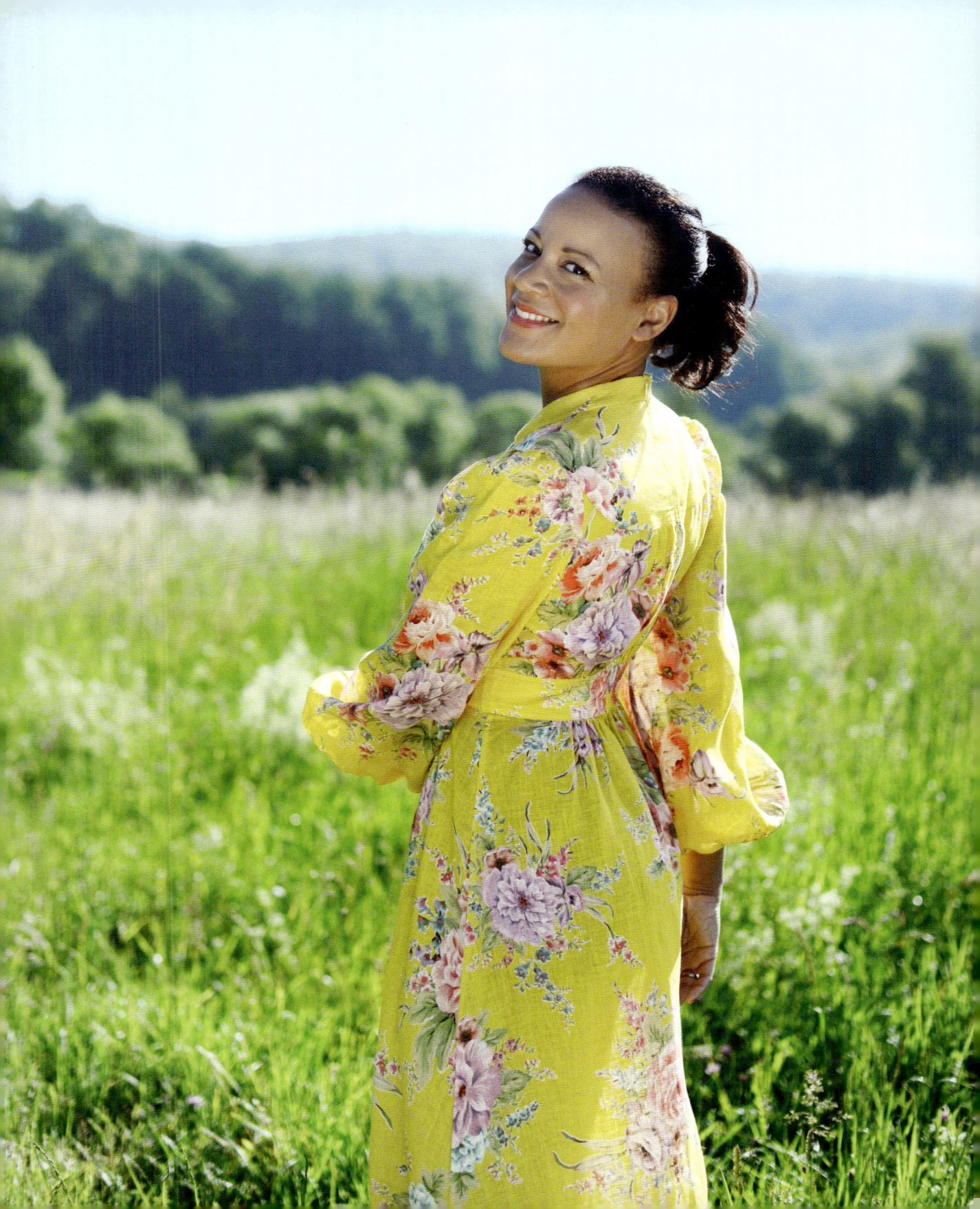

DRÜCKE AUF RESET UND STARTE NEU

Das 21-Tage Easy-Detox-Programm

NATÜRLICH ENTLASTEN, BALLAST LOSWERDEN UND NEU STARTEN

Time to Shine: Das EASY-Detox-Programm für 21 Tage

Du sehnst dich nach Entlastung, mehr Energie und Leichtigkeit? Dann ist Easy-Detox genau richtig für dich. Detox-Tage sind wie ein Jungbrunnen für Körper, Geist und Seele. Indem du dir bewusst eine Pause gönnst, wirst du wieder mehr zu dir und in deine Mitte finden.

The Time is now

Du fragst dich, wann du am besten starten solltest? Jetzt ist der richtige Zeitpunkt. Ein Detox lohnt sich immer. Easy-Detox kannst du jederzeit beginnen. Immer dann, wenn du dich nach mehr Energie, Leichtigkeit, Klarheit und Frische sehnst und zurück in dein Gleichgewicht finden möchtest, wirst du von Easy-Detox profitieren. Ich finde jedoch, dass sich vor allem der Wechsel der Jahreszeiten ganz hervorragend für Reinigung und Entlastung anbietet. Diese Zeit steht ohnehin für Wandlung und Neuanfang. Es ist die perfekte Zeit, um die Veränderungen in der Natur und unserer Umwelt zu nutzen und auch dem eigenen Körper einen Reset zu gönnen. Unseren (Lebens-)Räumen gönnen wir zu dieser Zeit des Jahres gern einen Frühjahrsputz, oder machen im Herbst alles winterfest. Wäre es dann nicht genauso wichtig, das auch für unseren Körper zu tun – im Innen wie im Außen zu reinigen und aufzuräumen, sich von Ballast zu lösen, um wieder mehr Klarheit, Leichtigkeit und Frische zu erfahren? Und damit meine ich nicht, all unsere Energie auf einen kurzfristigen Entgiftungsplan zu lenken, um überflüssige Pfunde loszuwerden. Das ist ohnehin oftmals ein logischer Nebeneffekt. Vielmehr geht es darum, auf allen Ebenen Gewissheiten zu hinterfragen und zu schauen, wovon wir uns jetzt lösen dürfen, um Platz für Neues zu schaffen. Waren es zu viele einseitige, zuckerreiche und fetthaltige Lebensmittel, sind es toxische Beziehungen, oder negative Gedankengänge, die dich belasten? Detox umfasst all das. Es geht um die vielen nicht ganz so gesunden Stoffe und Themen, die du im Alltag aufnimmst und mit dir herumträgst, und wie du sie besser wieder loswirst.

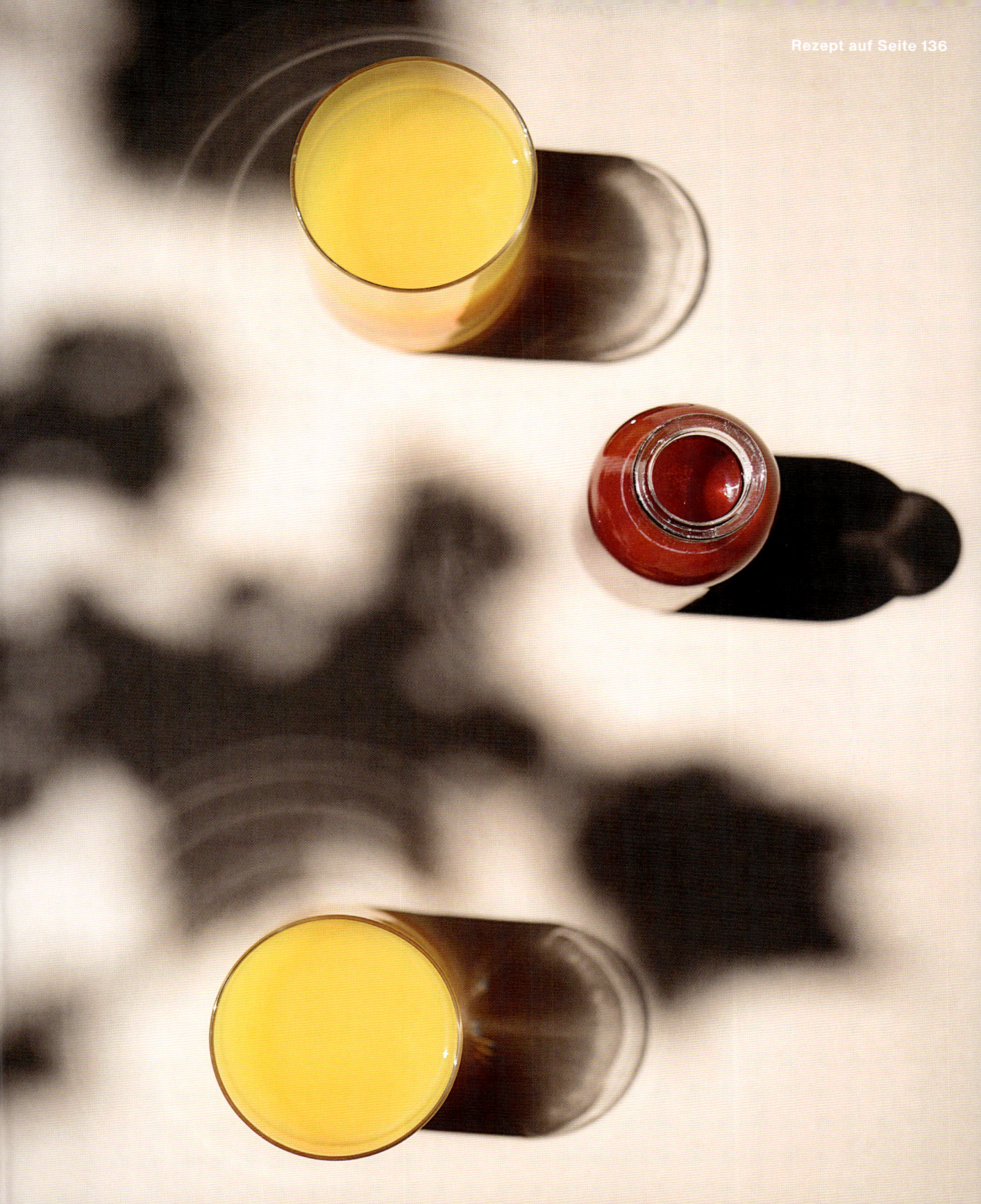

Was gibt es zu beachten?

Um den Körper langsam vorzubereiten, ist es ratsam, einige Tage vor Beginn auf Genussmittel wie Kaffee, Alkohol und Süßigkeiten zu verzichten. Außerdem ist es hilfreich, wenn du dir überlegst, wann du dir ein wenig Ruhe und Zeit für deinen Detox nehmen kannst.

Was bedeutet dies für die Auswahl meiner Nahrungsmittel?

Bei Easy-Detox geht es darum, den Körper über eine möglichst basische Ernährung (viel Obst und Gemüse) mit einem Plus an sekundären Pflanzenstoffen zu versorgen und wieder in sein natürliches Gleichgewicht zu bringen. Falls dir die Umstellung am Anfang schwerfällt, ergänze einzelne Gerichte mit Fisch oder Fleisch von Tieren aus biologischer Landwirtschaft.

Was kann ich darüber hinaus unterstützend tun?

Wir können unseren Körper aktiv dabei unterstützen, alle Schad- und Giftstoffe auszuschwemmen. Mein Tipp: Beginne jeden Tag mit zwei Gläsern warmem (Zitronen-)Wasser oder Ingwertee nach dem Aufstehen. Das regt den Stoffwechsel und die Verdauung an und fördert den Abtransport von Giftstoffen.

Kann ich Sport treiben?

Unbedingt. Bewegungsmangel lässt nicht nur die Darmmuskulatur erschlaffen, sondern hält auch unseren Stoffwechsel auf Sparflamme. Sport unterstützt den natürlichen Reinigungsprozess äußerst positiv und stärkt darüber hinaus deine mentale Gesundheit. Mein Tipp: Kombiniere zweimal in der Woche 30 Minuten Ausdauersport wie Walken Joggen mit meinen Stretching-Übungen von Seite 76.

Bleibe so entspannt wie möglich!

Auch äußere Faktoren wie Schlafmangel beeinflussen unseren Körper nachhaltig. Versuche bewusst Entspannungsmomente und persönliche Energieinseln für dich zu schaffen, um immer wieder aufzutanken.

Wie lange kann ich die Detox-Kur durchführen?

Die Wissenschaft spricht von 21 bis 66 Tagen, bis eine neue Gewohnheit im Gehirn etabliert ist. Easy-Detox ist daher der perfekte Einstieg, um deine Ernährung und Lebensgewohnheiten langfristig umzustellen. Alle Rezepte und Übungen kannst du deshalb auch nach den 21 Tagen beliebig weiterfortführen und in deinen Alltag integrieren.

Beginne das Programm mit diesem Fragebogen. Beobachte dich für zwei bis drei Tage und notiere deine Ess-, Schlaf- und Freizeitgewohnheiten. Nutze hierfür dein Easy-Detox Diary (siehe Seite 116). Dadurch verschaffst du dir einen Überblick über deine Gewohnheiten und kannst »Gifte« und »Energieräuber« in deinem Leben besser aufspüren.

Fragebogen: Brauche ich einen Detox?

Zeit für eine Bestandsaufnahme. Setze dich mit deinem Körper und seinen Bedürfnissen auseinander und finde heraus, wo du aktuell stehst. Beantworte alle Fragen spontan mit »ja« oder »nein«.

- Fühlst du dich oft schlapp und fehlt dir die Energie im Alltag?
- Nimmst du schwer ab?
- Wohnst du in der Stadt und fährst oft mit U-Bahn oder Zug?
- Leidest du öfters an Stimmungsschwankungen während des Tages?
- Sitzt du regelmäßig vor dem PC/Laptop?
- Nutzt du ein Handy?
- Hast du weniger als 6 Stunden Schlaf?
- Hast du nachts das-WLAN angeschaltet und Fernseher und/oder dein Handy in Bettnähe?
- Kannst du schlecht Nein sagen?
- Trinkst du regelmäßig Kaffee, Alkohol, oder rauchst sogar?
- Neigst du zu Pickeln und Hautirritationen?
- Trinkst weniger als 1,5 bis 2 Liter Wasser am Tag?
- Nimmst du regelmäßig Medikamente ein?
- Isst du wöchentlich verarbeitete, gegrillte oder frittierte Lebensmittel?
- Schläfst du schlecht ein oder durch?
- Fällt es dir schwer, dir Auszeiten zum Auftanken zu nehmen?
- Leidest du unter Verstopfung, Durchfall oder Bauchschmerzen?
- Trinkst du aus Plastikflaschen?
- Verzehrst du regelmäßig Zucker, Weizen oder Milch?
- Achtest du beim Einkaufen von Nahrungsmitteln, Putzmitteln und Kosmetika nicht auf kritische Zusatzstoffe?
- Greifst du zu Süßigkeiten, wenn du gestresst bist?
- Bewegst du dich in der Woche weniger als 60 Minuten?
- Leidest du oft an Kopfschmerzen und/oder Migräne?

Wenn du mehr als 5 Fragen mit »ja« beantwortest, empfehle ich dir mein Easy-Detox-Programm auszuprobieren.

Die Easy-Detox-Woche 1

In der ersten Woche gilt es, eine Bestandsaufnahme zu machen. Mach dich mit den Rezepten vertraut. Der hohe Anteil an Gemüse und sekundären Pflanzenstoffen stärkt dein Mikrobiom. Stark säurebildende und verarbeitete Lebensmittel solltest du während dieser Zeit möglichst meiden. Dazu gehören Kaffee, Alkohol, Süßigkeiten, Fertigprodukte, raffinierter Zucker sowie die meisten tierischen Produkte, wie Milch, Fleisch und Wurst, die unser körpereigenes Entgiftungssystem belasten. Aus diesem Grund sind alle Rezepte in diesem Buch rein pflanzlich. Mit den Energierad-Übungen lernst du dich und deine Bedürfnisse besser kennen und kommst deinen alltäglichen Energieräubern auf die Schliche. Ziel dieser Woche ist es, neue Gewohnheiten durch kleine Anpassungen im Alltag zu verankern.

Easy-Detox-Empfehlungen zu Woche 1

- Mach die Übung mit dem Energierad.

- Starte deinen Tag jeden Morgen mit zwei großen Gläsern stillem Wasser, um den Stoffwechsel und deine Ausleitungsprozesse zu aktivieren.

- Mach dich mit den Easy-Detox-Rezepten vertraut und wähle nach Herzenslust deine drei Hauptmahlzeiten aus.

- Integriere mindestens 20 Minuten tägliche Bewegung in deinen Alltag (Spaziergang, möglichst zu Fuß zur Arbeit, Fahrradfahren).

- Streiche Energieräuber aus deiner Ernährung (Kaffee, Alkohol, Fertigprodukte, raffinierten Zucker, tierische Produkte, wie Milch, Fleisch, Wurst).

- Nimm dir bewusst Zeit zum Entspannen und Auftanken.

- Notiere deine Erkenntnisse in deinem Detox Diary auf S. 221

Das Energierad

Nutze dein Zeitkonto bewusst und mit Bedacht und verbinde dich mit den Dingen und Menschen, die dir wirklich wichtig sind. Es ist deine Lebenszeit und das, was am Ende zählt.

Viele von uns mobilisieren jeden Tag aufs Neue ihre letzten Kräfte und merken gar nicht, wie das immer mehr zu Lasten ihres Energiekontos geht. Denn seien wir mal ehrlich: Ein Bankkonto, von dem du immer nur abhebst, aber niemals einzahlst, ist irgendwann leer. Genauso verhält es sich mit deinem Energiekonto. Irgendwann ist es aufgebraucht. Lass es nicht so weit kommen.

Das Energierad ist eine schöne Möglichkeit, um dir darüber bewusst zu werden, wie hoch dein Energielevel in den einzelnen Lebensbereichen ist. Es dient dir als Bestandsaufnahme und unterstützt dich darin, Klarheit über dich und deine (Energie-)Ressourcen in deinem Leben zu erhalten. Es zeigt dir deutlich, welche Dinge, Momente und Menschen dir im Leben Energie schenken und wo sich Energieräuber verstecken.

Indem du die Übung mit dem Energierad regelmäßig machst, spürst du Energiebringer und Energieräuber immer leichter auf. Dadurch kannst du besser auf dich aufzupassen und lernst, deine Energie bewusst in die Richtung zu lenken, die dir guttut.

Step 1

Bewerte auf einer Skala von 1 bis 10, wie erfüllt du dich momentan in diesem Bereich deines Lebens fühlst, und male dann das jeweilige Segment auf dem Energierad auf der folgenden Seite aus. Dabei steht eine 1 für wenig erfüllt und eine 10 für sehr erfüllt. Fülle dein Energierad nach und nach aus.

BEISPIEL KÖRPERLICHE ENERGIE

Steigt dein Kaffeekonsum, und isst du viel zu viel Süßes und ständig Fastfood? Das entspräche einer Bewertung von 1 bis 2. Oder kochst du gern frisch und startest mit einem guten Frühstück in den Tag, sodass du dich vital und gestärkt fühlst? Das entspräche einer Bewertung von 8 bis 10.

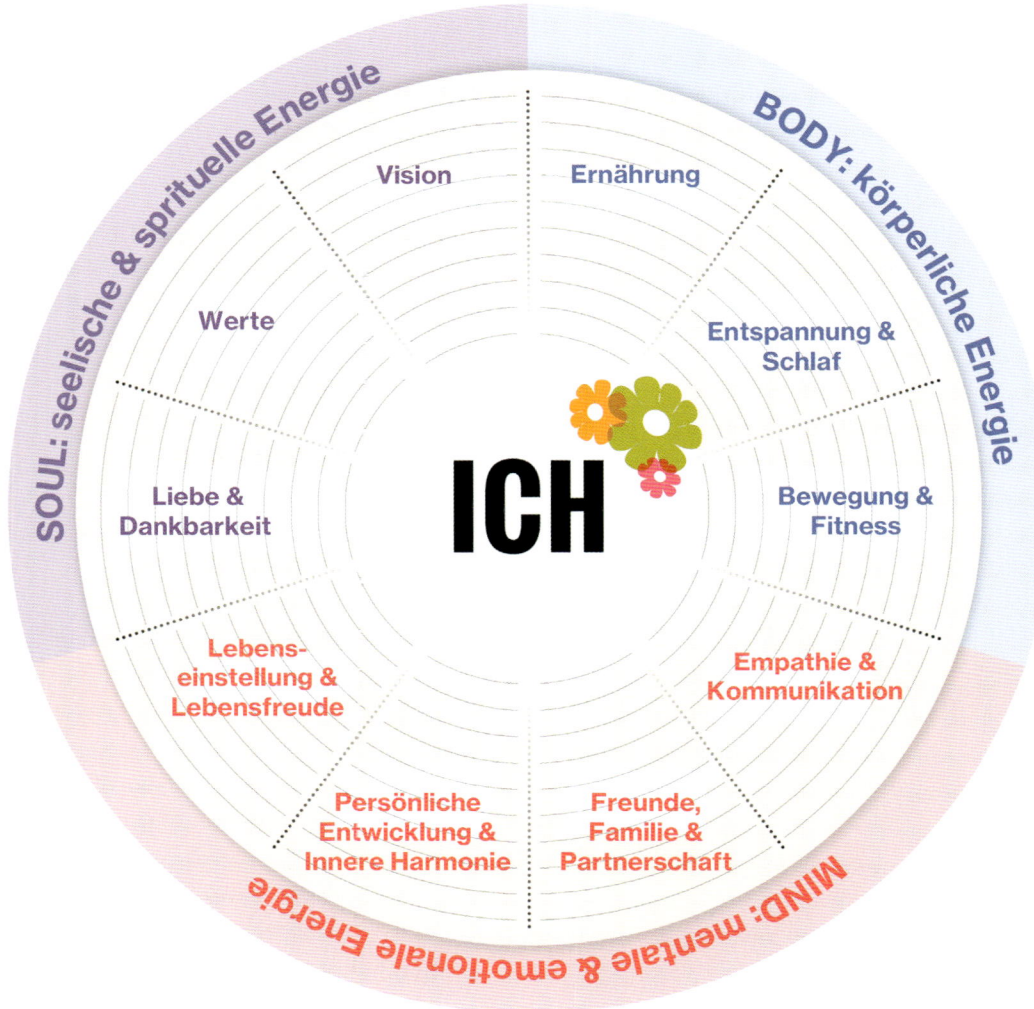

SOUL: seelische & spirituelle Energie

BODY: körperliche Energie

MIND: mentale & emotionale Energie

Vision

Ernährung

Werte

Entspannung & Schlaf

Liebe & Dankbarkeit

ICH

Bewegung & Fitness

Lebens-einstellung & Lebensfreude

Empathie & Kommunikation

Persönliche Entwicklung & Innere Harmonie

Freunde, Familie & Partnerschaft

FRAGEN, DIE DU DIR BEIM AUSFÜLLEN DER EINZELNEN BEREICHE
STELLEN KANNST

Körperliche Energie

- Wie bewertest du deine Ernährung? Isst du eher nebenbei und viel Fertigkost, oder kochst du häufig frisch?
- Kannst du gut abschalten, bist du morgens ausgeschlafen und findest du ausreichend Zeit für Schlaf- und Entspannungsphasen?
- Wie würdest du deine Bewegung und Fitness bewerten? Machst du regelmäßig Sport und fühlst dich fit? Oder neigst du zu Gelenkbeschwerden und bist nach mehreren Treppenstufen schnell außer Atem?

Mentale & emotionale Energie

- Regst du dich schnell über Kleinigkeiten auf. Oder bewahrst du auch in herausfordernden Situationen die Ruhe?
- Wie kommunizierst du? Benutzt du häufig das Wort »muss«?
- Bist du jemand die/der gut zuhören kann. Oder schweifst du gedanklich schnell ab?
- Fühlst du dich wohl mit deiner Familie, Partner*in und Freunden? Oder gibt es Menschen um dich herum, die dir mehr Energie rauben, als sie dir geben?
- Führst du die Beziehung zu den Menschen in deiner Familie und in deinem Umfeld so, dass sie für dich erfüllend ist?
- Fühlst du dich oft gehetzt und unter Zeitdruck? Oder kannst du kleine Dinge des Alltags bewusst wahrnehmen und dich daran erfreuen?
- Ist dein Leben erfüllt. Oder sehnst du dich nach Abwechslung?
- Fokussierst du dich auf das Positive im Leben. Oder grübelst du viel und machst dir viele Sorgen?

Seelische & spirituelle Energie

- Praktizierst du regelmäßig Dankbarkeit und nimmst dir Zeit zu reflektieren?
- Kennst du deinen wahren Wert? Oder fällt es dir schwer, deine Stärken aufzuzählen?
- Welche Vision treibt dich in deinem Leben an? Was ist dein »Warum«, wofür brennst du in diesem Leben, und ergibt sich daraus für dich ein tieferer Sinn?

Step 2

Schau dir dein ausgefülltes Energierad an und lass es auf dich wirken. Was ist bereits da, was läuft bisher schon gut, und wo ist noch Luft nach oben? All das kannst du an deinem Energierad ablesen.

Beim Energierad geht es gar nicht darum, überall eine 10 zu erreichen, sondern darum, dir über deinen Ist-Stand bewusst zu werden und zu erkennen, dass alle Bereiche ineinandergreifen und vorsorglich betrachtet und gepflegt werden müssen. Hierdurch lernst du deine Bedürfnisse besser kennen und kannst deine Ressourcen und Schwächen besser einschätzen. Letztendlich geht es bei dieser Übung darum, zu erfahren, wo deine Energievampire lauern und wo dein Energiemanagement noch verbesserungsfähig ist.

Jeder einzelne Bereich kann dir wertvolle Energie schenken oder eben rauben. Sprich, wenn deine körperliche Energie durch eine ungesunde Ernährung und zu wenig Schlaf- und Entspannungsphasen leidet, dann wirkt sich das unweigerlich auch auf mentaler Ebene – z. B. durch Stimmungsschwankungen, Unausgeglichenheit und Energielosigkeit – aus. Damit du langfristig in Balance bleibst, wäre das Ziel, ein möglichst ausgewogenes Verhältnis aller Bereiche anzustreben.

Die Easy-Detox-Woche 2

In den nächsten beiden Wochen geht es darum, deine neu erlernten Rituale beizubehalten und sie zu einem festen Bestandteil in deinem Alltag werden zu lassen. Schau hierzu auch noch mal auf dein Energierad und auf deine drei wichtigsten Bereiche. Notiere dir, was du **täglich** dafür tun kannst, um dein Energielevel in diesem Bereich zu erhöhen.

Easy-Detox-Empfehlungen für Woche 2

In Woche 1 hast du dich mit den Easy-Detox-Rezepten und ersten Daily-Detox-Ritualen vertraut gemacht. Vielleicht spürst du bereits erste Veränderungen. Behalte deine neu verinnerlichten Rituale aus Woche 1 bei.

• Iss nur, wenn du auch tatsächlich Hunger verspürst. Nimm dir Zeit und genieße dein Essen ohne Ablenkungen. Halte längere Essenspausen (4 bis 5 Stunden) zwischen den Mahlzeiten ein. (Diabetiker bitte vorab mit dem/der behandelnden Arzt oder Ärztin sprechen.)

• Integriere Bitterstoffe in deine Ernährung.

• Halte dich an die 5-a-day-Regel (siehe Seite 73).

• Integriere zweimal pro Woche ein moderates Ausdauertraining von 30 Minuten (schneller Spaziergang, Walken, Joggen, Radfahren, Schwimmen ...).

• Steigere dein Energielevel und verabschiede dich von Energieräubern auf mentaler und seelischer Ebene. Mach dir klar, welche das sind, und nutze hierzu die Übung mit dem Energierad.

• Reflektiere den Tag und übe dich in Dankbarkeit. Halte deine Erkenntnisse in einem Notizbüchlein fest.

• Was kannst du in dieser Woche loslassen?

• Für welche schönen Momente möchtest du dir in dieser Woche bewusst Zeit nehmen?

• Trage deine Me-Time-Rituale in dem Notizbüchlein ein und schreibe auf, welche Gewohnheiten du aufgeben möchtest.

Die Easy-Detox-Woche 3

Vielleicht spürst du bereits deutlich, wie sich dein Energielevel auf körperlicher, mentaler und seelischer Ebene verbessert hat. Halte an deinen neuen Gewohnheiten fest. Neben der Ernährung geht es in dieser Woche vor allem darum, Platz für Neues zu schaffen. Ziel dieser Woche es ist, dir darüber bewusst zu werden, wie du immer wieder in deine Mitte finden, Gefühle von Hetze meiden und dich von negativen Gedanken und Dingen, die dir nicht guttun, lösen kannst. Die wichtigsten Fragen in dieser Woche lauten: Was nehme ich aus den letzten Wochen mit, und wer möchte ich in Zukunft sein?

Easy-Detox-Empfehlungen für Woche 3

Behalte alle Empfehlungen aus Woche 1 und 2 bei.

- Versuche, kraftraubende Gedanken und unnötigen Stress zu vermeiden.

- Mein Tipp: Starte entspannt in den Tag und lade deine Akkus bereits am Morgen. Hierzu hilft dir eine Morgenroutine.

- Nimm dir täglich mindestens 1 x 30 Minuten Zeit, um bewusste Rituale zu integrieren (zum Beispiel Dankbarkeitstagebuch schreiben, Abendmeditation, Waldbaden, technikfreie Phasen als Digital Detox).

- Übe das Neinsagen. Wenn du alle möglichen Verpflichtungen und Termine auf dich nimmst, fühlst du dich irgendwann überlastet und ausgelaugt. Übungen hierzu findest du auf Seite 100.

- Schaue dir noch mal deine Bestandsaufnahme aus Woche 1 an. Was hat sich bereits verändert, wo ist noch Anpassungsbedarf?

- Schreibe am Ende der Woche deine wichtigsten Erkenntnisse aus den vergangenen Wochen auf.

- Überlege, an welchen neuen Gewohnheiten du weiterhin festhalten wirst.

- Was hat sich verändert? Was hast du über dich und deine persönlichen (Gesundheits-)Ziele gelernt? Was nimmst du mit, und was hilft dir für die Zukunft?

- Bleibe auch nach den 21 Tagen weiter dran, um das Ziel zu Daily Detox zu erreichen.

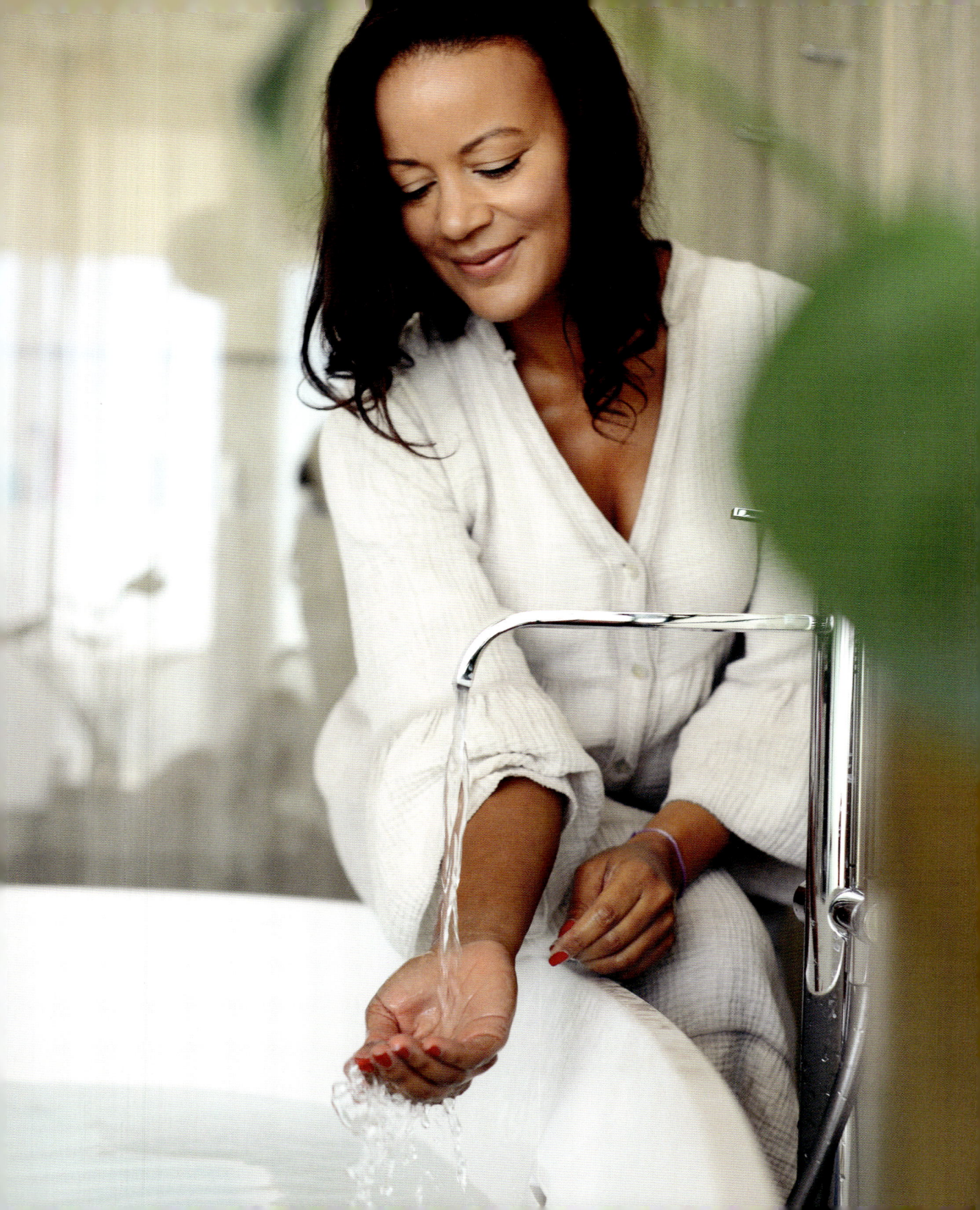

DAILY DETOX

Kleine Rituale, die wir nur für uns pflegen,
sind wie Balsam für die Seele.

Dein Zuhause kannst du ganz einfach zum Home-Spa machen und die positiven Detox-Effekte für dich im Alltag nutzen. Eine leichte Massage mit einer Körperbürste oder Saunagänge, Ölziehen oder ein Gesichtsroller verwöhnen nicht nur das Gesicht und den Körper, sondern allem voran die Seele.

Ölziehen

Ölziehen stammt aus dem Ayurveda und gilt dort schon seit Jahrhunderten als Heilmethode, um dem Körper Giftstoffe zu entziehen, den Organismus zu stärken und die Mundflora zu verbessern. Über Nacht sammeln sich Bakterien, Pilze, Viren und Schadstoffe im Mundraum an. Das Ölziehen soll eine antibakterielle Wirkung haben und Entzündungen lindern sowie das Immunsystem stärken. Die Giftstoffe werden bei der Spülung an das Öl gebunden und schließlich ausgespuckt. Ich integriere es gern in meine Morgenroutine. Dazu nimmst du einen Tee- oder Esslöffel hochwertiges Öl, wie Oliven- oder Kokosöl in den Mund und »ziehst« es 5 bis 20 Minuten durch deinen Mundraum. Mein Tipp: Nutze die Zeit des »Nichtsprechens« für deine Me-Time in Verbindung mit einer Meditation.

Sauna, Massagen, Bäder und Fußbäder

Je aktiver wir sind, desto mehr wird unser Körper durchblutet und der Stoffwechsel aktiviert, was wiederum die Schweißproduktion anregt und so den Körper dabei unterstützt, über die Haut vermehrt Giftstoffe auszuscheiden. Das funktioniert hervorragend bei einem Saunabesuch, oder aber über warme Entspannungs- und Fußbäder. Die Entspannung, die damit einhergeht, kannst du nutzen, um ausgeglichener durch den Alltag zu gehen. Diese Tipps für zu Hause lassen sich regelmäßig in die Badroutine einbauen.

• Kräftig schwitzen durch Sauna, Wärmebäder oder Leberwickel.
• Wechselduschen, um die Durchblutung zu fördern.
• Trockenbürsten, um die Durchblutung anzuregen und alte Hautschüppchen abzustoßen.
• Systematische Hautpflege betreiben. Hierzu eignen sich auch Ölmassagen, Peelings,
  Basenbäder oder Fußbäder.

Eine Ohrakupressur kannst du wunderbar in deine Morgenroutine integrieren. Die Ohrakupressur stammt aus der Traditionellen Chinesischen Medizin (TCM). Dadurch soll eine unmittelbare Aktivierung deines gesamten Organismus erzielt werden. Ich empfehle dir, sie morgens direkt nach dem Wachwerden auszuführen. Massiere hierzu deine Ohrmuscheln und Ohrläppchen mit den Fingern mit leicht knetenden Bewegungen.

Daily Detox – giftfreier leben

Worauf du achten kannst

Giftstoffe begegnen uns überall im Alltag. Viele denken jedoch nicht an Giftstoffe, wenn sie Lebensmittel, Reinigungsmittel oder Kosmetika kaufen. Dabei nehmen wir Menschen im Laufe unseres Lebens über die Ernährung zahlreiche giftige Stoffe zu uns. Hierzu zählen hochgiftige Chemikalien wie Dioxin, Pflanzenschutzmittel, Pestizide, Farbstoffe, Konservierungsstoffe, Lebensmittelzusatzstoffe, Quecksilber, Chlorchemikalien, um nur einige zu nennen. Sie alle werden unter dem Wort Xenobiotika zusammengefasst – also Stoffe, die für uns Menschen fremd sind – und deswegen mitverantwortlich für schwere Erkrankungen sein können. Unser Körper ist grundsätzlich so konzipiert, sich von belastenden Stoffen zu befreien, allerdings kann ein Zuviel irgendwann zum Ungleichgewicht führen. Über bewusste Alltagsentscheidungen, die du in Bezug auf den Kauf von Lebensmitteln und Produkten triffst, kannst du bereits viel tun, um die Giftstoffe und ihre schädlichen Auswirkungen auf deine Gesundheit zu minimieren.

SETZE AUF PFLANZLICHE LEBENSMITTEL

Dioxin in Eiern, Quecksilber in Fisch, Hormone und Antibiotika in Fleisch ... – die Liste ist lang. Zusammenfassend lässt sich sagen, dass sich über 90 Prozent aller Giftstoffe in Nahrungsmitteln tierischen Ursprungs befinden. Allein durch Mast und Antibiotikagaben landen diese potenziell gesundheitsschädlichen Substanzen beim Verzehr zwangsläufig auch auf deinem Teller. Dieses Risiko kannst du ganz einfach minimieren, indem du öfter auf pflanzliche Lebensmittel setzt.

SETZE AUF BIO

Obst und Gemüse aus konventionellem Anbau sind oftmals gespritzt, was zu einer höheren Pestizidbelastung führt. Entscheide dich für saisonale Produkte aus regionalem und wenn möglich kontrolliert biologischem Anbau, um deine persönliche Schadstoffbelastung zu reduzieren. Das gilt auch für Fleisch, welches neben einer geringeren Giftstoffbelastung auch gleichzeitig mehr Omega-3-Fettsäuren enthält.

ÖFTER MAL UNVERPACKT

Die meisten Lebensmittel sind verpackt. Doch Vorsicht: Aus mancher Verpackung können unerwünschte Substanzen in das Lebensmittel übergehen. Mineralöl, Klebstoffe und Weichmacher können krebserregende und hormonell wirksame Stoffe enthalten. Reduziere den Kauf von verpackten Lebensmitteln so weit wie möglich. Greife vermehrt zu loser, unverpackter Ware, beispielsweise beim Bäcker oder bei Obst, Gemüse oder an der Käsetheke. Mein Tipp: Nimm nach Möglichkeit eigene Gefäße mit (Dosen, Gemüsenetze etc.). Falls du verpackte Lebensmittel kaufst, bevorzuge Verpackungen aus Glas, denn bei Glas (und Porzellan) findet kein Stoffübergang statt.

NATÜRLICHE UND CLEANE KOSMETIK

Alles, was wir auf unsere Haut auftragen, landet auch in unserem Organismus. Sprich: Das, was wir nicht in unserem Essen haben wollen, wollen wir auch nicht auf unserer Haut bzw. in unseren Beauty-Produkten wiederfinden. Alle Umweltgifte und schädliche Substanzen landen in unserem Organismus und belasten unter anderem unser Hormonsystem. Kritische Inhaltsstoffe sind etwa künstliche Duft- und Farbstoffe, Parabene, Weichmacher, Formaldehyd, Mikroplastik, Emulgatoren wie Polyethylenglycol (PEG), Silikon ... Mein Tipp: Achte neben den Inhaltsstoffen zusätzlich darauf, dass die Produkte ohne Tierversuche hergestellt wurden und die Zutaten biologischen Ursprungs sind, (Naturkosmetik ist nicht automatisch tierversuchsfrei.).

WENIGER (MIKRO-)PLASTIK IM HAUSHALT

Von der Lunchbox über die Getränkeflasche, über Spül- und Waschmittel, bis hin zu Töpfen, Pfannen und Aufbewahrungsmitteln – überall begegnet uns im Alltag Plastik, das sich in Form von Mikroplastik auch in unserem Körper wiederfindet. Ungiftige Reinigungsmittel gibt es inzwischen in jedem Drogeriemarkt. Überlege, wo du deiner Gesundheit zuliebe Step-by-Step den Switch machen kannst.

GIFTSTOFFFREIE KLEIDUNG

Kleidung als Giftstoffquelle haben viele nicht so auf dem Schirm. Die Giftstoffe werden über die Haut aufgenommen und können zu starken Hautirritationen führen und ein wichtiger Faktor in der Anhäufung von Giftstoffen in unserem Körper sein. So finden sich in dunklen Jeans beispielsweise oftmals Schwermetalle und Chlor, was für uns äußerst belastend ist. Chlor kann Jod an der Schilddrüse von den Rezeptoren verdrängen, was wiederum Einfluss auf unsere Hormonbalance nimmt. Achte bei deiner Auswahl auf eine nachhaltige Qualität – frei von Giftstoffen.

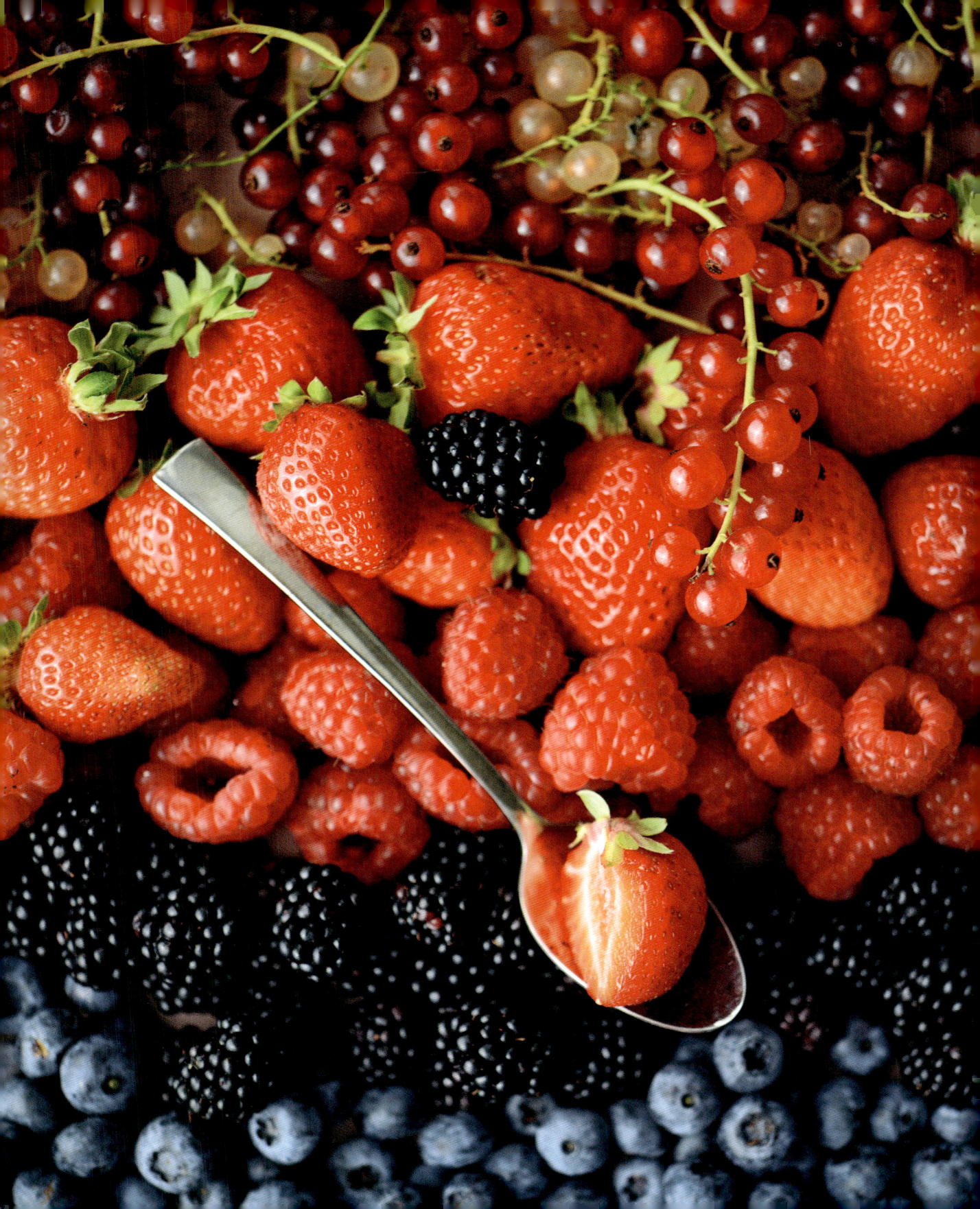

REZEPTE

Easy-Detox –
100% köstlich & plantbased

AMARANTH-BEEREN-OATS

Das Müsli ist perfekt für einen kraftvollen Start in den Tag. Der geriebene Apfel sorgt nicht nur für eine fruchtig-frische Note, sondern auch für zusätzliche Nährstoffe. Äpfel sind reich an Vitamin C und stärken das Immunsystem. Der in Äpfeln enthaltene Ballaststoff Pektin regt die Darmtätigkeit an und hilft, den Blutzucker zu stabilisieren, was lange satt macht.

Zubereitungszeit: 15 Minuten
Zutaten für 2 Portionen

30 g Buchweizenflocken
30 g gepuffter Amaranth
1 kleiner Apfel
200 g Pflanzenjoghurt
  (z. B. Mandeljoghurt)
2 EL geschrotete Leinsamen
1 EL Ahornsirup
2 Handvoll Beeren nach Wahl

Die Buchweizenflocken mit dem Amaranth mischen.

Den Apfel waschen, vierteln und das Kerngehäuse entfernen. Die Apfelviertel fein raspeln. Mit dem Joghurt, den Leinsamen und dem Ahornsirup verrühren. Einen Teil der Beeren vorsichtig unterheben.

Den Joghurtmix und die Flockenmischung in hohe Gläser schichten und mindestens 15 Minuten ruhen lassen. Vor dem Verzehr mit den restlichen Beeren toppen.

Mein Meal-Prep-Tipp: Das Müsli kannst du bereits am Vorabend zubereiten und im Kühlschrank aufbewahren.

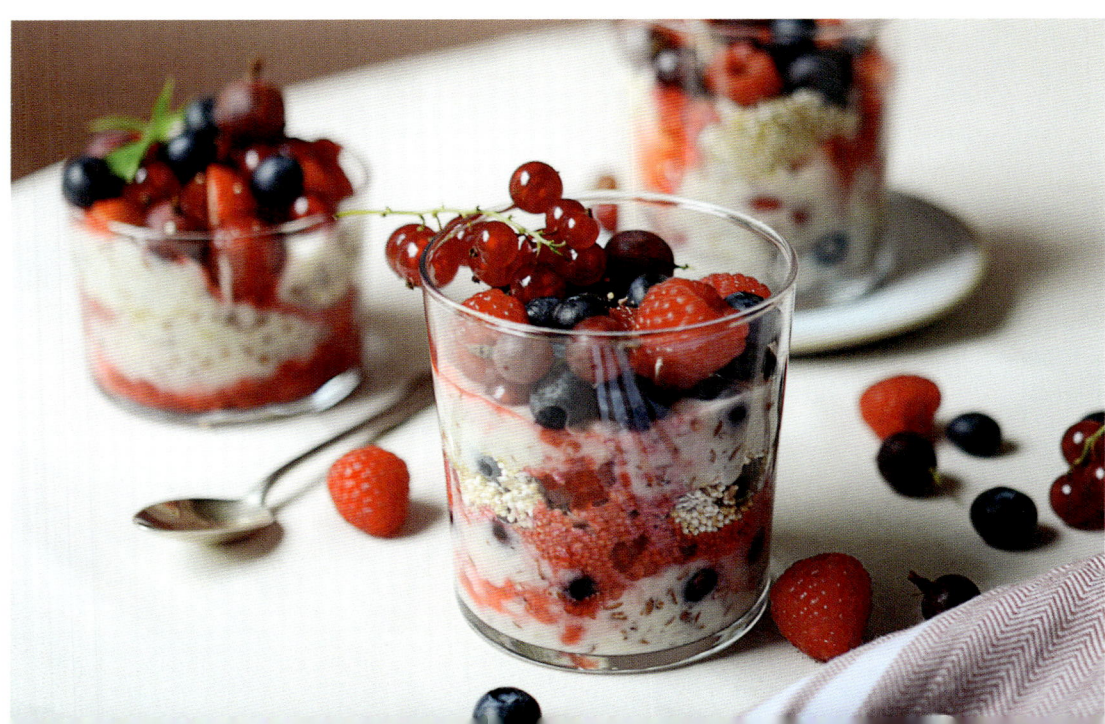

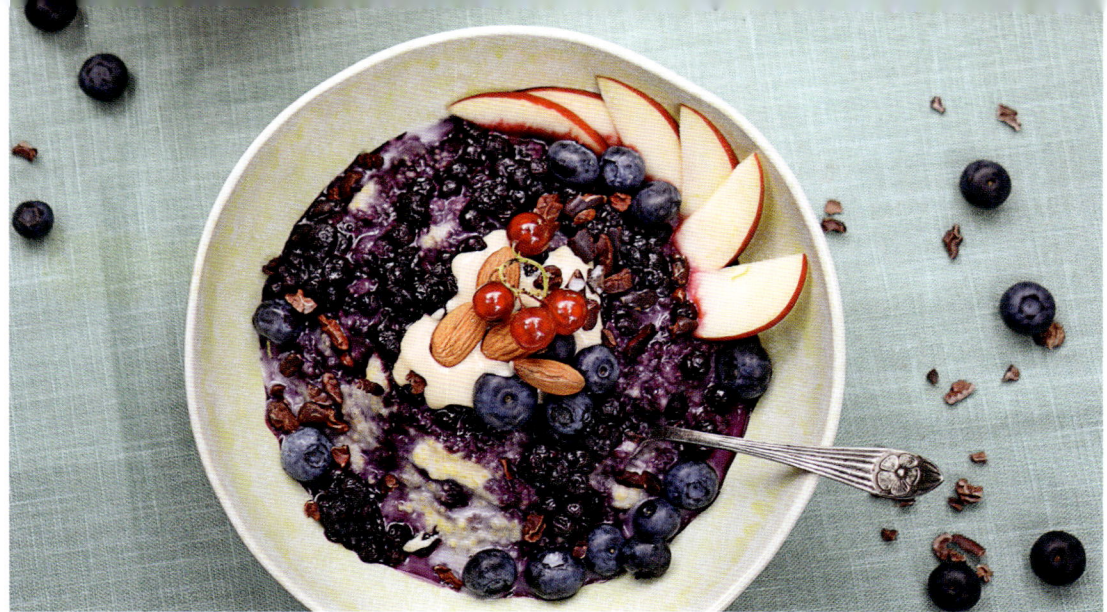

HIRSE-PORRIDGE MIT BLAUBEEREN

Was essen, wenn es morgens schnell gehen muss? Mit ein wenig Vorbereitung hast du diesen köstlichen Frühstücks-Porridge im Handumdrehen zubereitet. Die Hirse koche ich hierfür in größerer Menge vor und verwende sie auch für den Energy-Salat auf Seite 158.

Zubereitungszeit: 15 Minuten
Zutaten für 2 Portionen

80 g gekochte Hirse
200 ml Pflanzendrink
1 Prise Zimt
50 g Blaubeeren (frisch
    oder tiefgefroren)
1 EL Hanfsamen
1 TL Flohsamenschalen
1 EL Mandelmus

Topping
Äpfel, Kakaonibs, Mandeln
    nach Belieben

Die Hirse mit dem Pflanzendrink bei mittlerer Stufe erwärmen. Den Zimt und die Beeren zufügen und bei mittlerer Hitze 7 bis 8 Minuten köcheln lassen. Anschließend Hanfsamen und Flohsamenschalen einrühren.

Den Porridge auf zwei Schüsseln verteilen und zum Schluss mit Mandelmus und Topping nach Belieben garnieren.

Mein Tipp: Variiere die Toppings. Deine Darmbakterien werden es lieben, denn sie freuen sich über Abwechslung.

HERZHAFTES QUINOA-PORRIDGE MIT PILZEN UND SPINAT

Es muss nicht immer süß sein! Wenn du morgens auch gern mal herzhaft in den Tag startest, dann probiere diesen Porridge unbedingt aus. Quinoa und Pilze sorgen für einen zusätzlichen Eiweiß-Kick. Spinat versorgt dich mit wertvollen sekundären Pflanzenstoffen. Und Quinoa liefert komplexe Kohlenhydrate, die für einen stabilen Blutzuckerspiegel sorgen. Das Rezept eignet sich hervorragend als späteres Frühstück oder frühes Mittagessen.

Zubereitungszeit: 20 Minuten
Zutaten für 2 Portionen

80 g Quinoa
Salz
200 ml Pflanzendrink
2–3 Frühlingszwiebeln
200 g Pilze (z. B. Champignons)
150 g Spinat
1 EL Olivenöl
1–2 Zweige Thymian, Blättchen abgezupft
Pfeffer
100 ml Gemüsebrühe
1 Prise frisch geriebene Muskatnuss
1–2 EL gehackte Petersilie

Die Quinoa waschen und in leicht gesalzenem Wasser nach Packungsanleitung bei mittlerer Hitze 7 bis 10 Minuten köcheln und quellen lassen. Anschließend 100 ml des Pflanzendrinks zufügen und auf niedriger Hitze warmhalten.

Die Frühlingszwiebeln putzen, waschen und in feine Ringe schneiden. Die Pilze putzen und in Scheiben schneiden. Den Spinat verlesen, waschen, abtropfen lassen und grob hacken. Das Olivenöl in einer Pfanne erhitzen. Die Frühlingszwiebeln zufügen und 2 bis 3 Minuten bei mittlerer Hitze glasig dünsten. Die Pilze, den Spinat und den Thymian zufügen. Die Mischung salzen und pfeffern und weitere 2 Minuten dünsten.

Die Pilz-Zwiebel-Mischung mit der Gemüsebrühe ablöschen. Den restlichen Pflanzendrink zufügen und 5 Minuten leicht einköcheln. Die Pilzsauce mit Salz, Pfeffer und Muskatnuss abschmecken.

Die Pilz-Zwiebel-Mischung zur warmen Quinoa geben, in einer Schüssel anrichten und mit der Petersilie toppen.

Mein Tipp: Koche die Quinoa vor und spare dir am Morgen wertvolle Zeit fürs Vorbereiten. Dann die Quinoa vor dem Essen in der Mikrowelle kurz erwärmen.

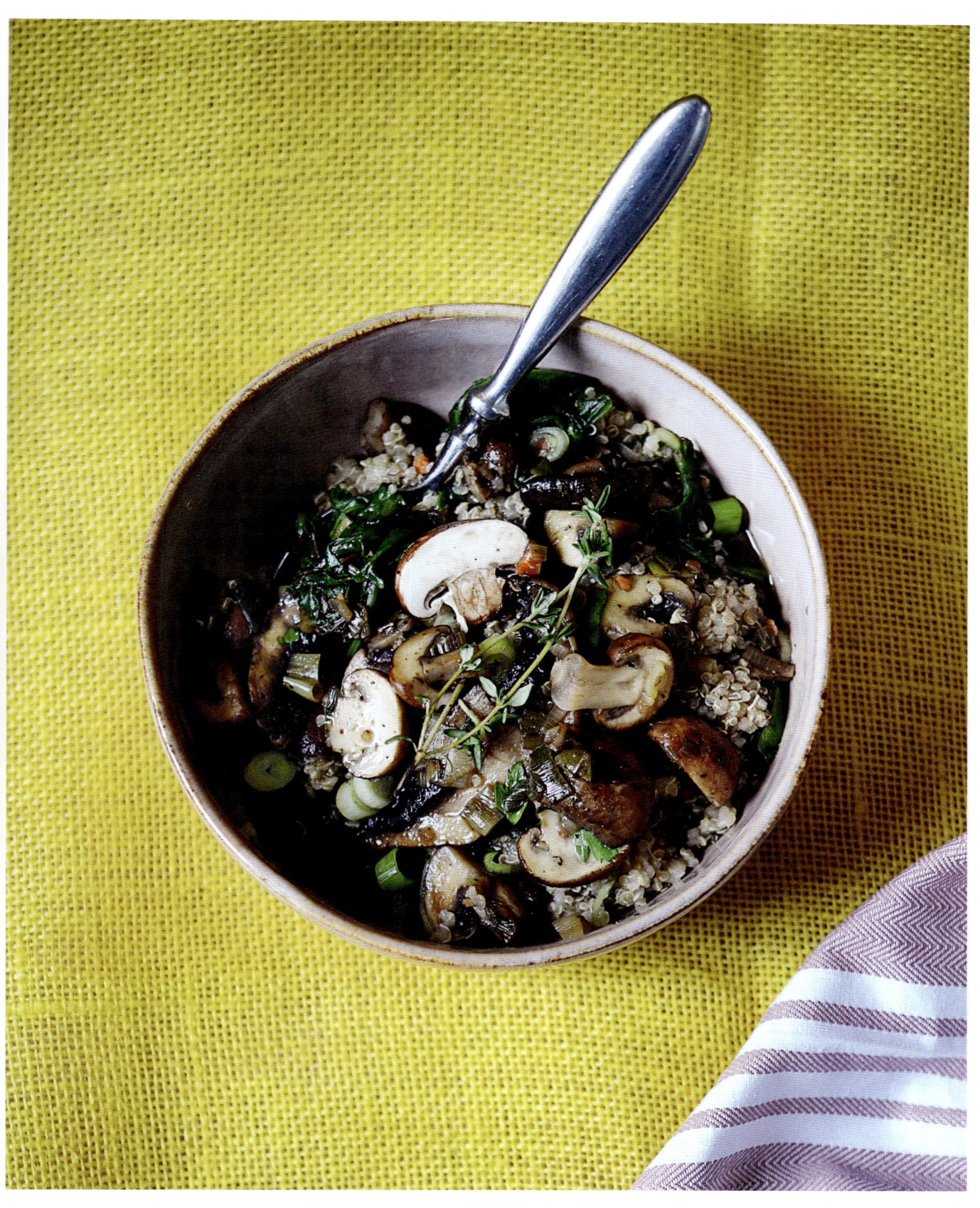

BIRCHERMÜSLI

Die Vielfalt an Zutaten macht ein Birchermüsli zu einem echten Allround-Früh-
stücksrezept. So liefern Äpfel jede Menge Vitamine und Mineralstoffe. Haferflocken sind eine leichtverdauliche Kohlenhydratquelle, die viele Ballaststoffe
liefert und so für eine gesunde Verdauung sorgt. Nüsse liefern wertvolle Omega-
3-Fettsäuren.. Das Rezept ist perfekt für jeden Tag, vor allem aber für die Tage,
an denen es morgens besonders schnell gehen muss.

Zubereitungszeit: 15 Minuten
Zutaten für 2 Portionen

100 glutenfreie Haferflocken
250 ml Haferdrink
1–1½ EL Rosinen
2 EL Nüsse, gehackt (z. B.
    Hasel- oder Walnusskerne
    oder Mandeln)
1 TL Chiasamen
1 kleiner Apfel
1 TL Zitronensaft
1 TL Zimt
Obst (z.B. Banane oder Bee-
    ren), nach Belieben

Die Haferflocken mit dem Haferdrink verrühren, zugedeckt im Kühlschrank mindestens 4 Stunden, am besten
über Nacht, quellen lassen.

Die Rosinen fein hacken. Zusammen mit den Nüssen und
den Chiasamen unter den Haferbrei rühren.

Den Apfel waschen, halbieren und entkernen. Auf einer
Gemüsereibe grob raspeln. Mit Zitronensaft und Zimt
unter das Müsli heben. Nach Belieben mit Bananen-
scheiben oder Beeren dekorieren und servieren.

Mein Tipp: Ist das Müsli zu fest, einfach noch etwas
Haferdrink unterrühren.

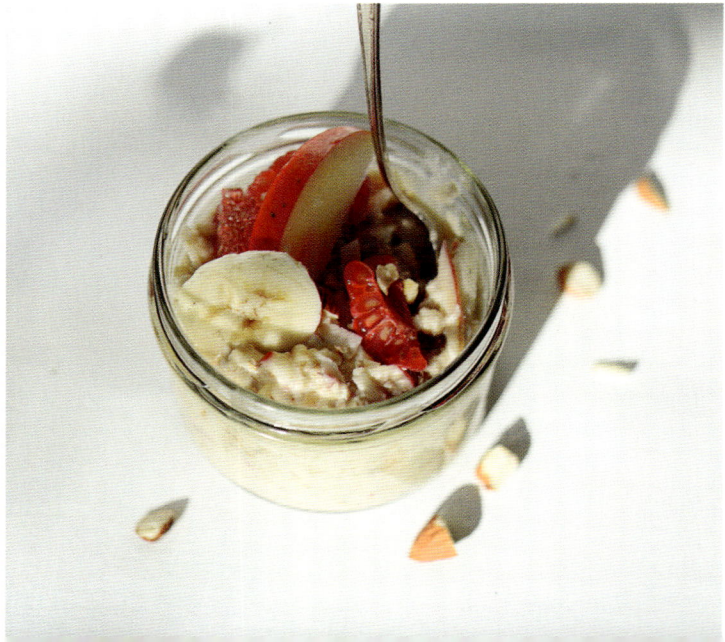

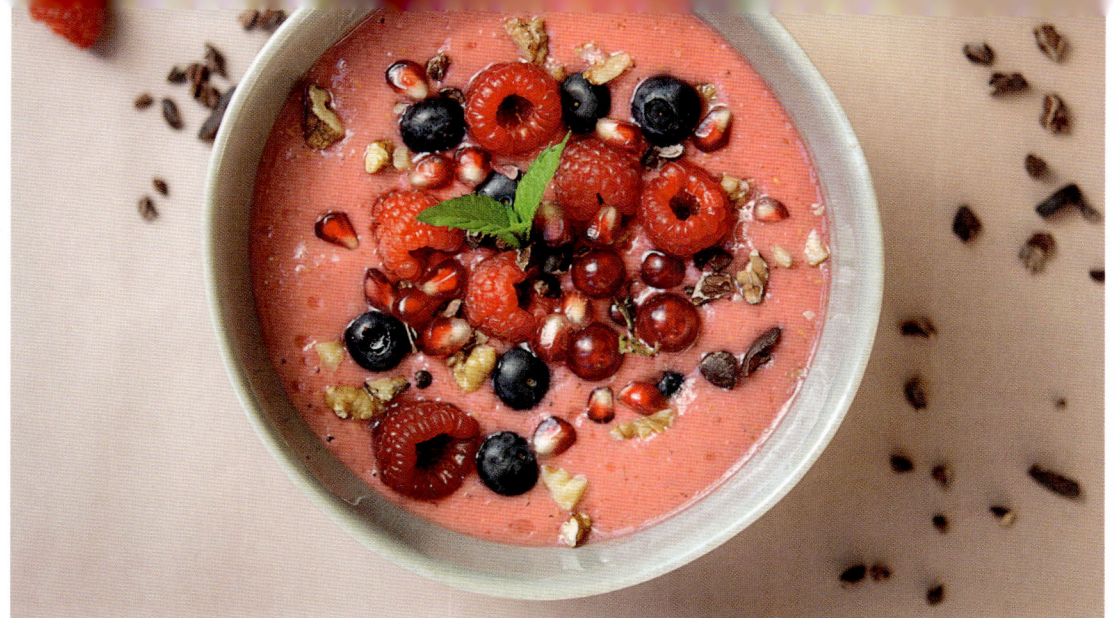

HIMBEER-SMOOTHIE-BOWL

Vor allem an den wärmeren Tagen gehören Smoothie Bowls zu meinen absoluten Frühstücksfavoriten. Sie sind nährend, leicht verdaulich und ruckzuck gemacht. Das Schöne: In einer Smoothie Bowl lassen sich alle wertvollen Zutaten »verstecken«, die du für einen gesunden Start in den Tag benötigst. Beeren liefern zahlreiche Antioxidantien, die freie Radikale neutralisieren und gleichzeitig für schöne Haut und ein festes Bindegewebe sorgen.

Zubereitungszeit: 5 Minuten
Zutaten für 1 Portion

1 gefrorene Banane
1 Handvoll Spinat
2 EL glutenfreie Haferflocken
1 TL Flohsamenschalen
1 EL Mandelmus
1 TL geschrotete Leinsamen
200 g Himbeeren
100 ml Pflanzendrink nach Wahl

Topping
Nüsse, Beeren, Samen,
  Kakaonibs nach Belieben

Alle Zutaten im Mixer zu einem cremigen Smoothie verarbeiten. Anschließend in einer Schüssel anrichten und mit Toppings nach Wahl garnieren.

Mein Tipp: Die gefrorene Banane macht diesen Smoothie besonders cremig und sorgt für einen kühlen Frische-Kick.

GEBACKENE GRAPEFRUIT MIT BUCHWEIZEN-KNUSPERMÜSLI

Müsli zuzubereiten ist einfach und aufgrund der in Nüssen enthaltenen mehrfach ungesättigten Fettsäuren auch äußerst gesund. Mische deine Lieblingsmüsli-zutaten wie Nüsse, Samen und (Pseudo-) Getreidesorten mit ein wenig Öl. Ich verwende am liebsten Kokosöl, was dem Müsli eine feine Kokosnote verleiht.

Zubereitungszeit: 15 Minuten
Zutaten für 2 Portionen

1 Grapefruit
2 EL Knuspermüsli
  (siehe unten)
1 Handvoll Beeren nach Wahl
1 TL Ahornsirup (optional)

Den Backofen auf 160 °C Ober-/Unterhitze vorheizen. Die Grapefruit quer halbieren und das Fruchtfleisch mit einem Messer von der Schale lösen. In eine Auflaufform geben.

Das Knuspermüsli auf der Grapefruit verteilen und für etwa 10 Minuten in den Backofen geben.

Mit den Beeren toppen und evtl. mit Ahornsirup süßen.

Zubereitungszeit: 45 Minuten
Zutaten für 10–12 Portionen

100 g Mandeln
75 g Haselnusskerne
50 g Medjool-Datteln
2 EL Kokoschips
250 g glutenfreie Haferflocken
120 g Buchweizen
60 g Kürbiskerne
1 TL Zimt
½ TL geriebene Muskatnuss
½ TL Meersalz
80 ml Ahornsirup
50 ml flüssiges Kokosöl

BUCHWEIZEN-KNUSPERMÜSLI

Den Ofen auf 160 °C Ober-/Unterhitze vorheizen.

Mandeln, Haselnüsse und Datteln grob hacken und in eine Schüssel geben. Die restlichen Zutaten dazugeben und alles miteinander vermengen.

Die Mischung auf einem mit Backpapier ausgelegten Blech verteilen. Auf mittlerer Schiene 20 Minuten backen. Anschließend im geöffneten Backofen 10 Minuten trocknen lassen.

Das Müsli aus dem Ofen nehmen und abkühlen lassen. Dann in saubere, luftdicht verschließbare Behälter füllen. Das Müsli hält sich verschlossen 2 bis 3 Wochen.

Mein Tipp: Durch Gewürze bekommt dein selbst gemachtes Müsli einen ganz besonderen Geschmack. Zudem kannst du durch die Zugabe von Gewürzen wie Zimt die Süßkraft steuern, da dieser eine natürliche Süße verleihen kann.

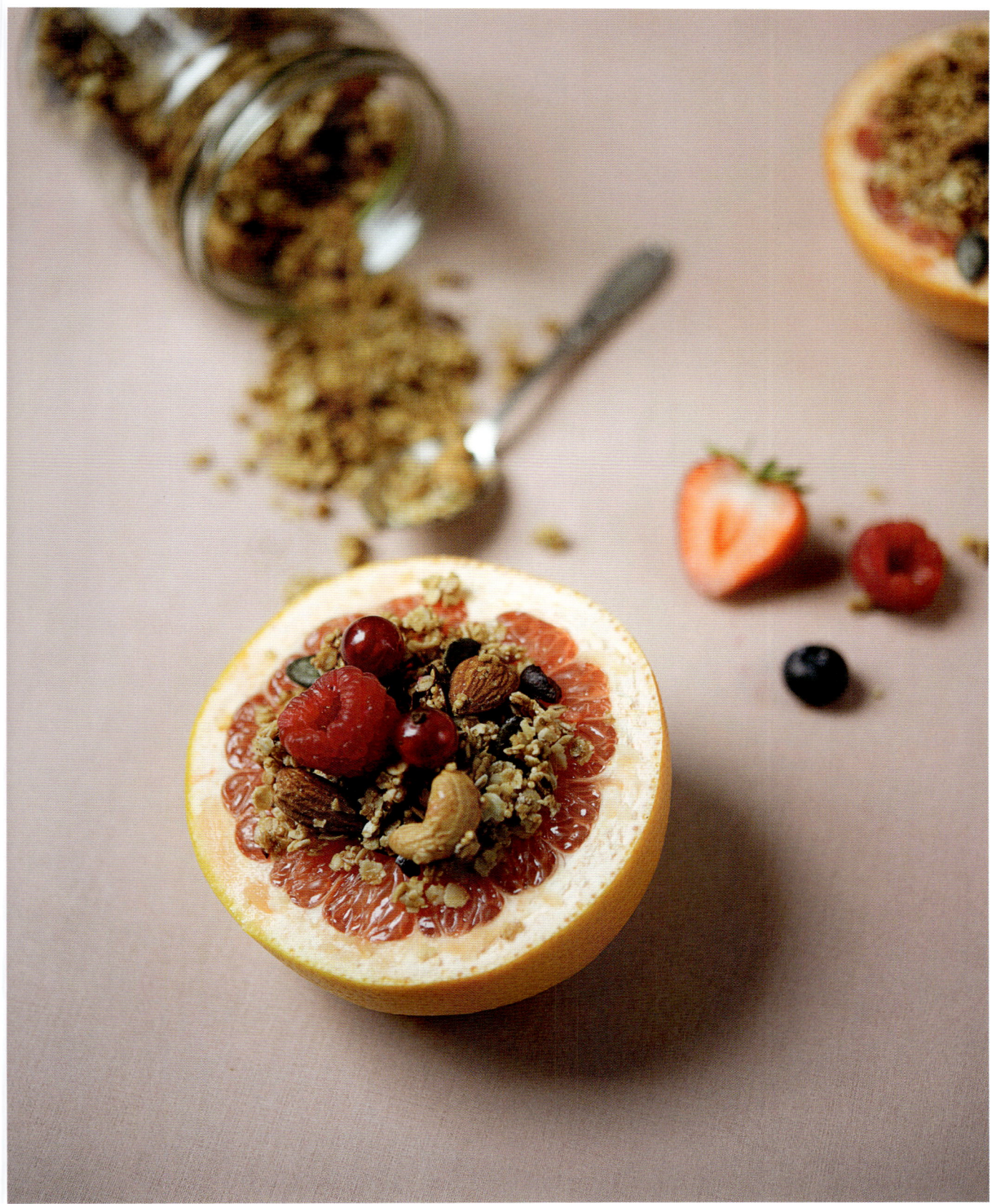

SMOOTHIES

Smoothies lassen sich wunderbar vorbereiten. Gut verschlossen in einem Glasgefäß halten sie sich für etwa 1 bis 2 Tage. Da dabei allerdings viele Vitamine verloren gehen, ist es am besten, sie sofort zu genießen.

Zubereitungszeit: 10 Minuten
Zutaten für jeweils
2 Portionen

1 Banane
1 Grapefruit
2 Orangen
400 ml Pflanzendrink
½ TL Zimt
1 Msp. Vanillepulver

ORANGEN-GRAPEFRUIT-SMOOTHIE

Die Banane schälen. Die Grapefruit und die Orangen schälen und das Fruchtfleisch in Stücke schneiden.

Die Früchte mit den restlichen Zutaten in einem Mixer zu einer feinen Masse pürieren. Anschließend in Gläser füllen und genießen.

1 Handvoll Kohl- und Blatt-
    gemüse (z. B. Kohl, Mangold,
    Feldsalat, Spinat)
1 Handvoll Wildkräuter (z. B.
    Löwenzahn, Brennnessel)
1 Zweig Minze
1 Apfel
¼ Bio-Zitrone mit Schale
1 Handvoll gefrorene
    Mangostücke
1 EL Hanfsamen
500 ml Wasser

GRÜNER WILDKRÄUTER-SMOOTHIE

Gemüse, Wildkräuter und Minze waschen und putzen. Den Apfel waschen, das Kerngehäuse entfernen und das Fruchtfleisch in Stücke schneiden. Die Zitrone heiß waschen, trocken reiben und mit der Schale in Stücke schneiden.

Alle vorbereiteten Zutaten in einen Mixer geben. Mango, Hanfsamen und Wasser dazugeben und zu einer cremigen Masse pürieren.

Den Smoothie auf Gläser verteilen und sofort genießen.

2–3 Medjool-Datteln
2 EL Rohkakao
1 TL Naturally Good Rise &
    Shine Gewürz oder Zimt
2 EL Hirseflocken
2 EL geschrotete Leinsamen
1 EL Cashewkerne
400 ml Pflanzendrink

SCHOKOLADEN-SMOOTHIE

Alle Zutaten in einen Mixer geben und zu einer cremigen Masse pürieren.

Den Smoothie auf Gläser verteilen und sofort genießen.

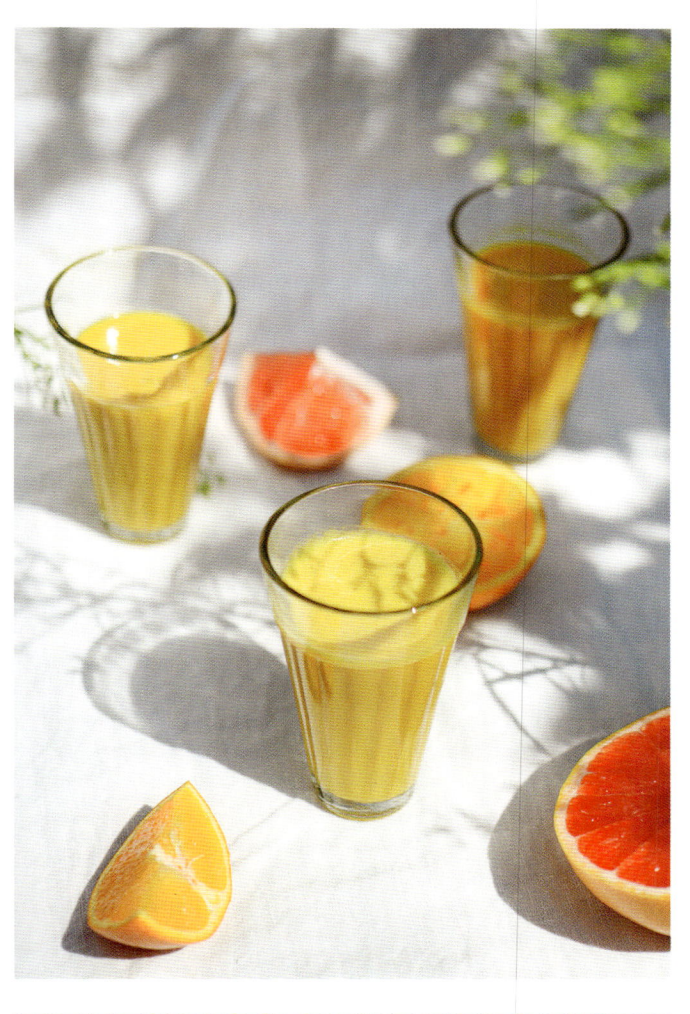

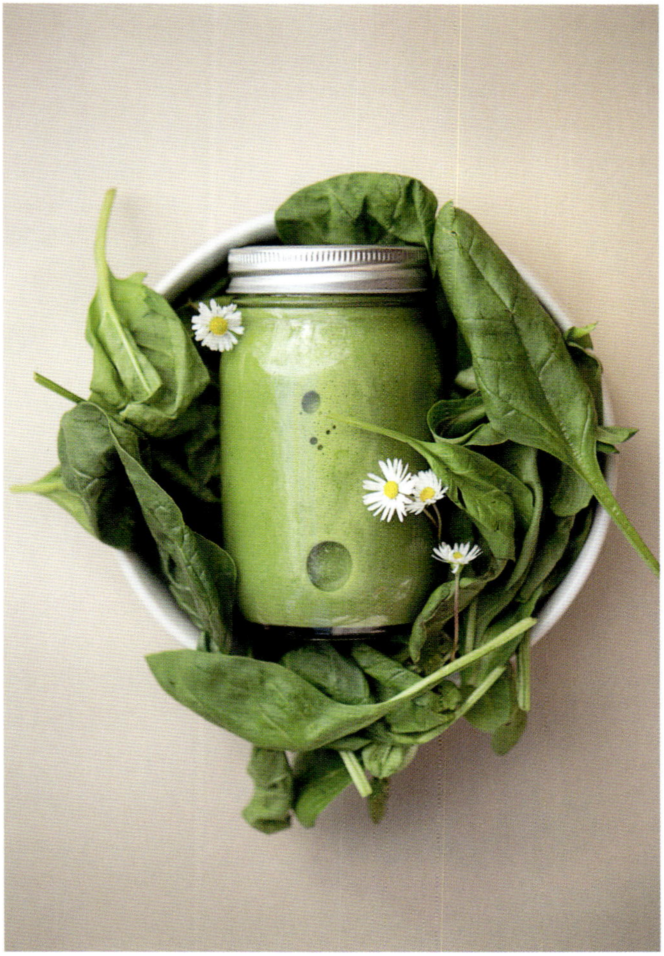

INGWER-BEAUTY-SHOTS

Ingwer-Shots sind tolle Energy-Booster. Ich trinke sie gern morgens, um alle Stoffwechselprozesse zu aktivieren. Ingwer-Shots sind aber auch perfekt als kleiner Snack für den extra Energie-Kick. Gesundheitlich haben diese Power-Drinks einiges zu bieten. Sie stärken das Immunsystem und schützen die Zellgesundheit. Da Ingwer auch Eisen, Magnesium, Calcium, Kalium, Natrium und Phosphor enthält – Mineralstoffe, die für ein strahlendes Hautbild sorgen und Mangelerscheinungen wie Haarausfall, trockene Haut und Müdigkeit vorbeugen können –, gelten sie auch als Beauty-Shots, die dir den Extra-Glow ins Gesicht zaubern.

Rezeptfoto auf Seite 111
Zubereitungszeit: 10 Minuten
Zutaten für jeweils 2–4 Portionen

1 Apfel
1 Stück Ingwer (daumengroß)
2 Zitronen
1 TL flüssiges Kokosöl

Küchengeräte
Saftpresse oder Mixer

INGWER-APFEL-SHOTS

Den Apfel waschen, vierteln, entkernen und in grobe Stücke schneiden. Ingwer schälen. Apfel und Ingwer entsaften. Zitronen halbieren, auspressen und den Saft zum Apfelsaft gießen.

Anschließend das Kokosöl einrühren.

Die Shots in kleine Gläser füllen.

1 Zitrone
1 Grapefruit
1 Stück Ingwer (daumengroß)
1 Knolle Rote Bete
1 TL Leinöl

Küchengeräte
Saftpresse oder Mixer

PINK-INGWER-SHOTS

Die Zitrone und die Grapefruit halbieren und auspressen.

Den Ingwer und die Rote Bete schälen, in Stücke schneiden und in einer Saftpresse durchpressen oder im Mixer pürieren.

Anschließend alle Zutaten verrühren.

Die fertigen Shots in kleine Gläser füllen.

Mein Tipp: Ingwer-Shots lassen sich gut vorbereiten. Gut verschlossen halten sie sich im Kühlschrank bis zu 5 Tage.

DETOX GREEN & DETOX RED

Aufgrund der enorm hohen Vitamindichte sind frisch gepresste Säfte eine wunderbare Möglichkeit, um unser Immunsystem auf natürliche Weise zu stärken. Gleichzeitig sind sie lecker und sorgen aufgrund des geringeren Ballaststoffanteils (im Gegensatz zu Smoothies) für ein wenig Entlastung – ohne dass an wertvollen Vitaminen und Mineralstoffen gespart werden muss.

Rezeptfoto auf Seite 50
Zubereitungszeit: 10 Minuten
Zutaten für jeweils ca. 500 ml

1 Apfel (150 g)
250 g Zucchini
1 Handvoll frische Spinatblätter
4 Zweige Minze
1 Bio-Zitrone

Küchengerät
Entsafter

300 g Orangen
1 Knolle Rote Bete
50 g Rote-Bete-Blätter
   mit Stängel
200 g Erdbeeren
5 g frischer Bio-Ingwer
5 g frische Bio-Kurkuma

Küchengerät
Entsafter

DETOX GREEN

Alle Zutaten waschen (die Zucchini putzen) und passend für den Einfüllschacht des Entsafters schneiden.

Alle Zutaten nach und nach in den Entsafter geben und zentrifugieren, bis kein Saft mehr aus dem Saftauslass austritt.

Sofort genießen oder in eine gut verschließbare Flasche füllen und maximal 2 Tage im Kühlschrank aufbewahren.

DETOX RED

Die Orangen und die Rote Bete schälen. Die restlichen Zutaten gut waschen und passend für den Einfüllschacht des Entsafters zuschneiden.

Die Zutaten nach und nach in den Entsafter geben und auspressen, bis kein Saft mehr aus dem Saftauslass austritt.

Sofort genießen oder in eine gut verschließbare Flasche füllen und maximal 2 Tage im Kühlschrank aufbewahren.

Mein Tipp: Lass deiner Kreativität bei der Zusammenstellung freien Lauf, achte jedoch darauf, dass der Gemüseanteil in deinen Säften 60 Prozent ist. Anderenfalls wird dein Saft schnell zur »Zuckerbombe«.

DETOX ELIXIER – INFUSED WATER

Dieses Wasser schmeckt nicht nur besonders lecker, es ist auch optisch eine wahre Augenweide und versorgt den Körper mit vielen Nährstoffen. Versetze dein Infused Water mit möglichst vielen (Heil-)Kräutern und Gewürzen. Davon profitierst du gleich in mehrfacher Hinsicht. Minze ist erfrischend und regt Körper, Geist und Seele an. Thymian ist antibakteriell, seine ätherischen Öle sind jedoch auch eine Wunderwaffe gegen Heißhunger. Gurke oder Johannisbeeren sorgen für frischen Geschmack. Sie haben nur wenig Kalorien, dafür viel Vitamin C, Ballaststoffe und Mineralstoffe.

Zubereitungszeit: 5 Minuten
Zutaten für jeweils ca. 1 Liter

½ Bio-Zitrone
1 Salatgurke
2 Stängel Minze
1 Stängel Thymian
Eiswürfel, nach Belieben
1 l stilles Wasser

INFUSED WATER MIT KRÄUTERN

Die Zitrone heiß waschen, trocken reiben und in Scheiben schneiden. Die Gurke waschen und mit einem Gemüseschäler längs in Scheiben schneiden. Die Kräuter waschen und die Blätter grob zerzupfen.

Nach Belieben 2 Eiswürfel in einen Krug geben. Zitronen- und Gurkenscheiben, Minze und Thymian dazugeben und mit 1 l stillem Wasser übergießen.

200 g Johannisbeeren
2 Bio-Zitronen
1 Stängel Minze
1 Stängel Thymian
1 Scheibe Ingwer
1 l stilles Wasser

INFUSED WATER MIT BEEREN

Die Johannisbeeren waschen. Die Zitronen heiß waschen, trocken tupfen und in Scheiben schneiden. Minze und Thymian waschen, die Blätter abzupfen und alle Zutaten in einen Krug geben.

Mein Tipp: Bereite dein Detox-Elixier bereits am Morgen zu und lasse es im Kühlschrank mindestens zwei Stunden ziehen. Je länger die Früchte im Wasser ziehen, desto intensiver ist der Geschmack.

EASY-DETOX-GETRÄNKE

Genieße diese Easy-Detox-Getränke, um deinen Stoffwechsel auf Trab zu bringen, deine Ausleitungsprozesse zu unterstützen und dein Immunsystem zu stärken. Im besten Fall werden sie Teil deiner täglichen (Morgen-)Routine.

Zubereitungszeit: 5 Minuten
Zutaten für 2 Portionen

1 Stück Ingwer (daumengroß)
1 Bio-Zitrone

HEISSES INGWERWASSER

Den Ingwer schälen und fein raspeln. Die Zitrone halbieren und den Saft auspressen.

Ingwer und Zitronensaft auf 2 Tassen oder Teegläser aufteilen und mit kochendem Wasser übergießen.

Zutaten für 2 Portionen

2 Stängel frische Minze
1 Bio-Zitrone

HEISSES MINZE-ZITRONEN-WASSER

Die Minze waschen, trocken schütteln und jeweils einen Stängel in eine Tasse oder Teeglas geben.

Die Zitrone heiß waschen, trocken reiben und 1 TL Schale abreiben. Den Saft auspressen. Den Saft gleichmäßig auf die beiden Tassen aufteilen. Jeweils ½ TL Zitronenschale zufügen und alles mit kochendem Wasser übergießen.

Zutaten für 1 Liter

½ Apfel
1 EL Apfelessig

APFEL-SWITCHEL

Den Apfel waschen, vierteln, entkernen, würfeln und zusammen mit dem Apfelessig in eine Karaffe füllen.

Nach Wunsch mit 1 Liter kaltem oder heißem Wasser auffüllen, 30 Minuten ziehen lassen und genießen.

GRÜNE KOHLSUPPE

Greife wann immer möglich zu heimischen Kohlsorten. Sie sind alle besonders gesund und kalorienarm. Gleichzeitig enthalten sie weitere gesunde Inhaltsstoffe, darunter Mineral-, Ballast- und sekundäre Pflanzenstoffe. Außerdem sind sie reich an Antioxidantien, was deine Zellen vor freien Radikalen schützt. Spitzkohl liefert beispielsweise viel Vitamin C. Grünkohl hat den höchsten Gehalt an wertvollem Eiweiß und ist ein starker Lieferant des Provitamins A. Durch seinen hohen Anteil an Senfölen soll er außerdem vor Zellentartung schützen.

Zubereitungszeit: 20 Minuten
Zutaten für ca. 4 Portionen

250 g Spitzkohl
250 g Brokkoli
200 g Grünkohl oder Wirsing
1 Handvoll Rosenkohl
2–3 Knoblauchzehen
1 EL Olivenöl
700 ml Wasser
Meersalz
½ TL gemahlener Kümmel
Pfeffer
Saft von ½ Zitrone

Topping:
nach Belieben Sprossen

Das Gemüse putzen, waschen und grob zerkleinern. Die Knoblauchzehen schälen und hacken.

Das Olivenöl in einem großen Topf erhitzen. Knoblauch, und Gemüse zufügen. Alles ca. 5 Minuten bei mittlerer Hitze dünsten. Mit Wasser ablöschen und das Gemüse 10 bis 15 Minuten bei mittlerer Hitze leicht köcheln.

Anschließend mit einem Pürierstab oder im Hochleistungsmixer fein mixen. Nach Belieben noch etwas Wasser zufügen und mit Salz, Kümmel, Pfeffer und Zitronensaft abschmecken. Nach Wunsch noch einige Sprossen als Topping dazugeben.

Mein Tipp: Bei der Zubereitung außerdem immer ein wenig Öl oder Butter verwenden, denn nur dann können die vielen gesunden, fettlöslichen Vitamine vom Körper aufgenommen werden. Gegen die blähende Wirkung von Kohl hilft die Zubereitung mit Gewürzen wie Anis, Fenchel oder Kümmel.

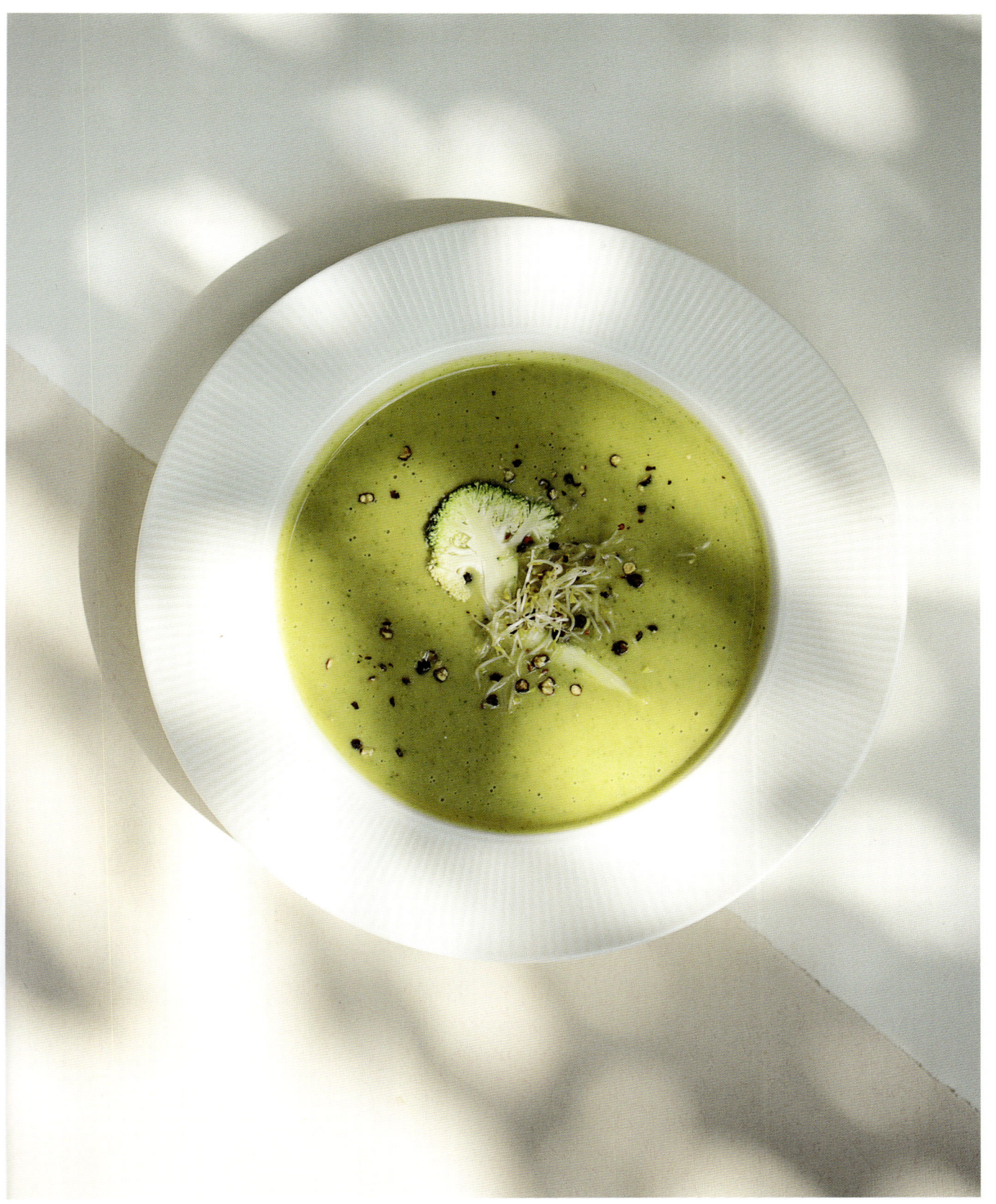

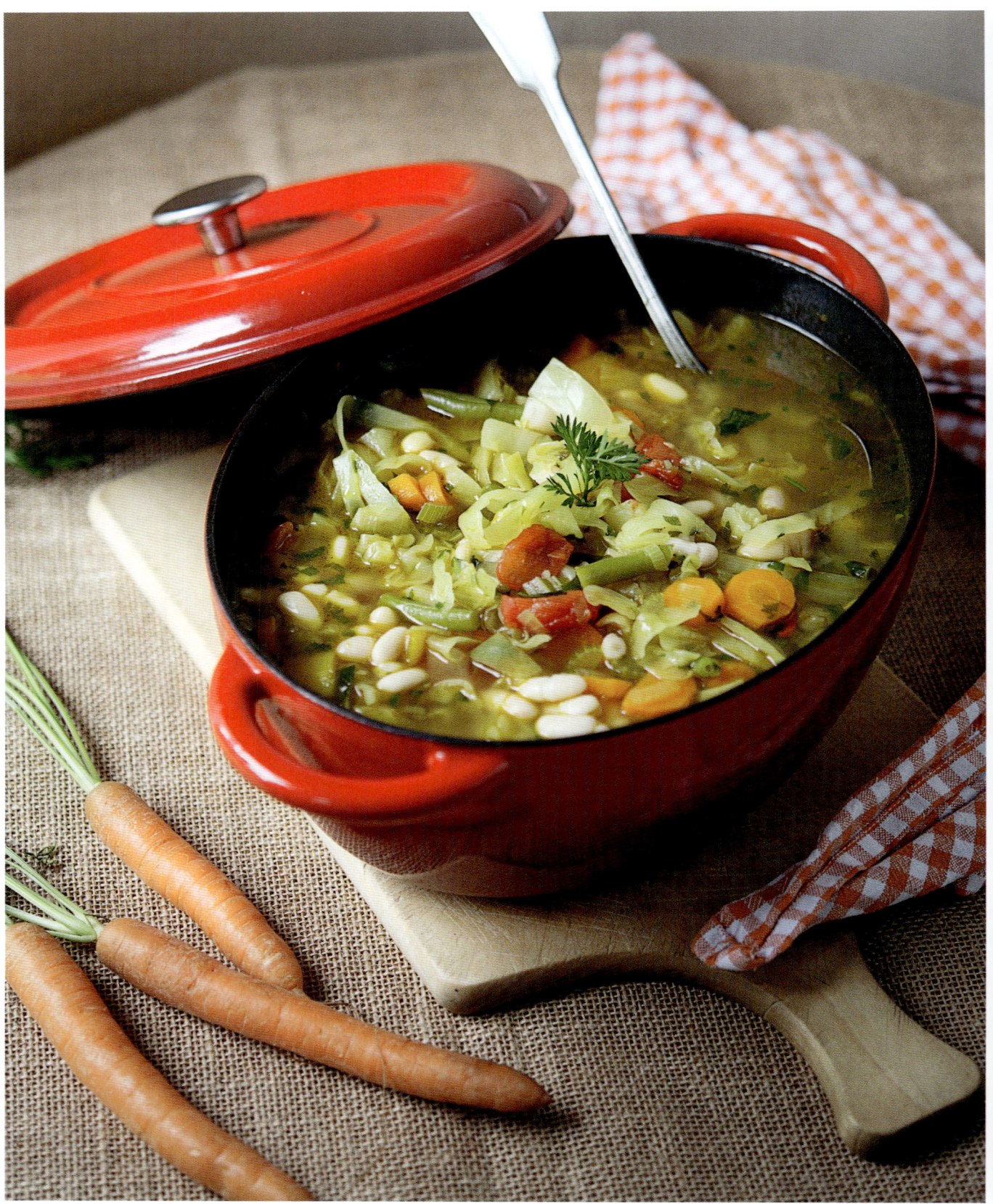

MINESTRONE
MIT WEISSEN BOHNEN

Suppen stehen bei mir in allen Varianten ganz oben auf dem Speiseplan. Ob als Eintopf oder püriert, Suppen passen zu jeder Gelegenheit und sorgen gleichzeitig für das Nährstoffplus Am besten bereitest du dir von diesem Rezept gleich einen großen Topf zu und frierst den Rest ein. Dann hast du immer etwas für eine schnelle Mahlzeit im Vorrat.

Zubereitungszeit: 30 Minuten
Zutaten für 6 Portionen

2 weiße Zwiebeln
1 Stange Lauch
1 kleiner Weißkohl
1 grüne Paprika
5 Möhren
300 g Staudensellerie
400 g grüne Bohnen

1 EL Olivenöl
1 EL gemahlene Kurkuma
1 TL gemahlener Kümmel
2 l Gemüsebrühe
2 Lorbeerblätter
½ kleine frische Chilischote, gehackt
350 g weiße Bohnen (Konserve)
300 g Strauchtomaten
je 1 EL Koriander, Petersilie und Bohnenkraut, gehackt
Saft von 1 Bio-Zitrone
Salz
Pfeffer

Die Zwiebeln schälen, den Lauch putzen, waschen und alles in dünne Streifen schneiden. Vom Weißkohl die äußeren Blätter entfernen, den Kohlkopf vierteln und den Strunk entfernen. Den Kohl waschen und grob in Streifen schneiden. Die Paprika halbieren, entkernen, waschen und in Streifen schneiden. Die Möhren putzen und in Scheiben schneiden. Staudensellerie putzen, waschen und in dünne Scheiben schneiden. Die Bohnen putzen, waschen und in grobe Stücke schneiden.

Das Olivenöl in einem Topf erhitzen. Zwiebeln und Lauch darin glasig dünsten. Kurkuma und Kümmel dazugeben und kurz mitrösten, mit etwas Wasser ablöschen und kurz köcheln lassen.

Das vorbereitete Gemüse dazugeben und die Gemüsebrühe dazugießen. Die Lorbeerblätter und die gehackte Chilischote zufügen und die Minestrone 10 bis 15 Minuten bei mittlerer Hitze köcheln. Das Gemüse sollte bissfest bleiben.

Die weißen Bohnen in ein Sieb geben und mit kaltem Wasser abspülen. Die Tomaten waschen, in Stücke schneiden und dabei den Strunk entfernen. Die weißen Bohnen und die Tomaten kurz vor Garende in die Suppe geben und mitköcheln lassen.

Die Suppe mit Kräutern, Zitronensaft, Salz und schwarzen Pfeffer abschmecken. Auf Tellern anrichten und sofort genießen.

BLUMENKOHL-KARTOFFEL-SUPPE MIT WALNÜSSEN

Diese leichte Suppe eignet sich wunderbar zum Einstieg in deine persönlichen Detox-Tage. Sie ist leicht bekömmlich und macht gleichzeitig satt. Blumenkohl enthält kaum Kohlenhydrate, dafür vor allem Ballaststoffe, was für unsere Verdauung und Darmgesundheit besonders wertvoll ist. Und obwohl Blumenkohl zu fast 90 Prozent aus Wasser besteht, liefert er zahlreiche Vitamine, Mineralstoffe und Antioxidantien.

Zubereitungszeit: 25 Minuten
Zutaten für 2 Portionen

200 g Blumenkohl
1 Zwiebel
200 g Kartoffeln
1 EL Rapsöl
600 ml Gemüsebrühe
100 ml Cashewsahne
Salz
Pfeffer
frisch geriebene Muskatnuss
50 g Walnusskerne

Topping:
nach Belieben Blüten,
   Sprossen und Petersilie

Den Blumenkohl putzen, waschen und in kleine Röschen teilen. Die Zwiebel schälen und fein hacken. Die Kartoffeln schälen, waschen und würfeln.

Das Öl in einem Topf erhitzen und die gehackte Zwiebel darin andünsten. Die Kartoffeln und den Blumenkohl zufügen, kurz anbraten und mit der Gemüsebrühe ablöschen.

Die Suppe etwa 20 Minuten bei mittlerer Hitze köcheln lassen, bis die Kartoffeln gar sind. Anschließend alles mit einem Stabmixer fein pürieren. Die Cashewsahne unterrühren.

Die Suppe mit Salz, Pfeffer und geriebener Muskatnuss abschmecken.

Die Walnusskerne grob hacken. Nach Belieben in einer Pfanne ohne Fett rösten und auf die Suppe streuen. Die Suppe mit dem Topping servieren.

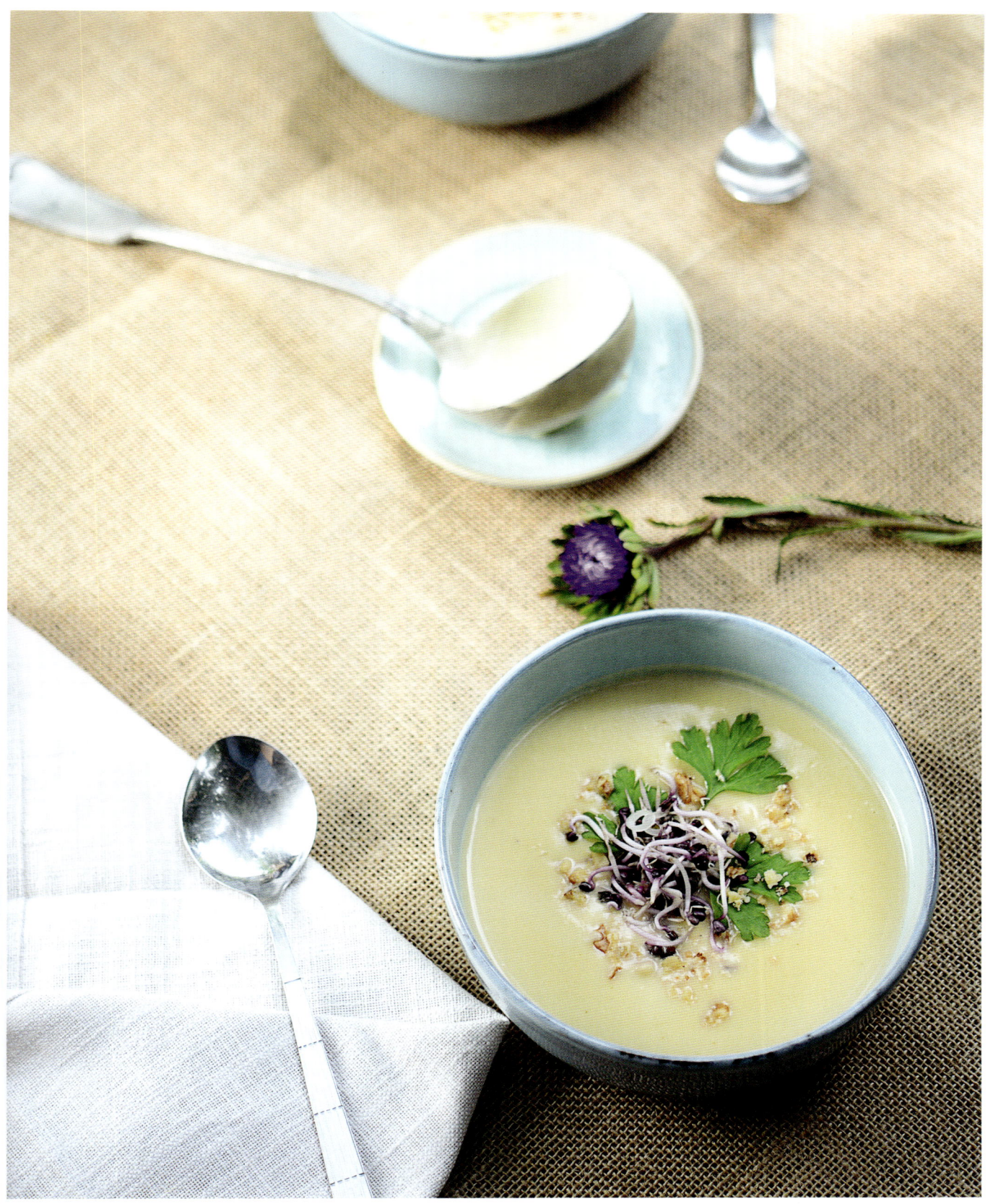

FRUCHTIGE ROTE-BETE-SUPPE

Falls du Rote Bete als Gemüse für dich noch nicht entdeckt hast, dann solltest du das unbedingt tun. Ganz gleich ob im Saft, im Ingwer-Shot, als Salat oder zu Suppe verarbeitet – Rote Bete ist in der Küche vielseitig verwendbar und liefert jede Menge Nährstoffe. Eisen und Folsäure erhöhen die Zellatmung und Zellaktivität. Beides geht mit mehr Vitalität und Leistungsfähigkeit im Alltag einher. Zusätzlich enthält Rote Bete Anthocyane (sekundäre Pflanzenstoffe, die für die tiefrote Farbe verantwortlich sind), die uns vor freien Radikalen schützen. Sie stärken die Atemwege, die Herzfunktion und die Durchblutung und helfen bei der Bildung von roten Blutkörperchen.

Zubereitungszeit: 25 Minuten
Zutaten für 3–4 Portionen

1 Apfel
200 g Rote Bete
200 g Kartoffeln
1 Zwiebel
1 Stück Ingwer (daumengroß)
2 EL Olivenöl
800 ml Gemüsebrühe
Salz
Pfeffer
Zitronensaft

Den Apfel schälen, vierteln, entkernen und in Stücke schneiden. Die Rote Bete und die Kartoffeln waschen, schälen und in grobe Stücke schneiden. Die Zwiebel und den Ingwer schälen und fein hacken.

Die gehackte Zwiebel in einem großen Topf mit Olivenöl glasig dünsten. Den Apfel, die Rote Bete und die Kartoffeln zufügen, kurz mitbraten und mit der Gemüsebrühe ablöschen.

Die Suppe etwa 20 Minuten köcheln lassen, bis die Kartoffeln gar sind. Die Suppe von der Herdplatte ziehen und mit einem Stabmixer fein pürieren. Je nach gewünschter Konsistenz noch etwas Wasser bzw. Gemüsebrühe zufügen.

Die Suppe nochmals erhitzen und mit Salz, Pfeffer und Zitronensaft abschmecken.

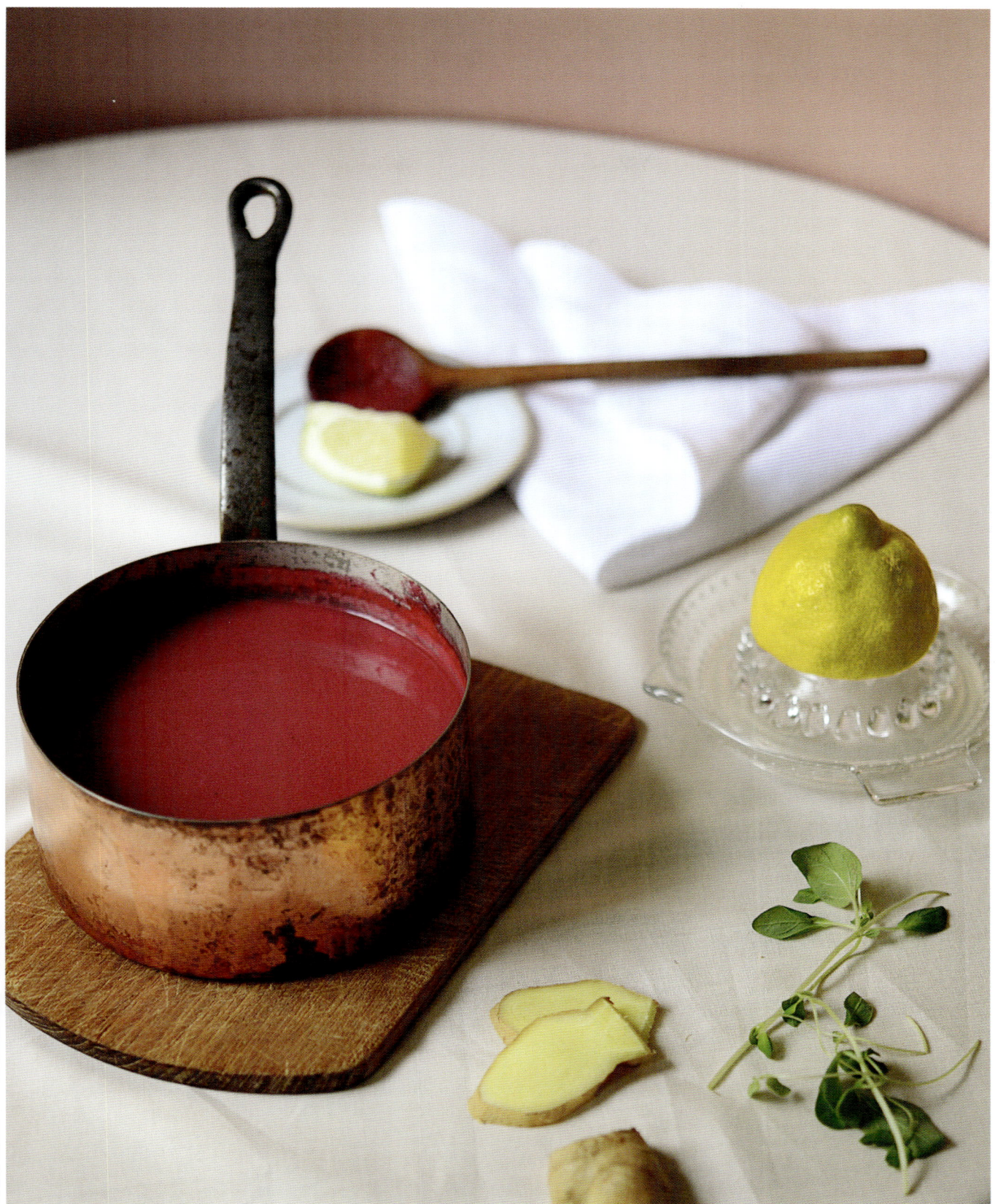

KRESSESUPPE

Es hält sich immer wieder das Gerücht, dass eine gesunde Ernährung im Alltag viel zu aufwendig sei. Dieses Rezept ist der beste Gegenbeweis. Dazu schmeicheln die Carotinoide in Kresse, Brokkoli- und Sojasprossen dem Immunsystem und wirken antioxidativ. Viele Gründe, öfter Sprossen in den Speiseplan einzubauen. Um sie möglichst frisch verwenden zu können, ist es ratsam, sie einfach selbst auf der Fensterbank zu ziehen.

Zubereitungszeit: 10 Minuten
Zutaten für 3–4 Portionen

100 g Feldsalat
50 g glatte Petersilie
1 Knoblauchzehe
3 Kästchen Gartenkresse
¼ l Hafersahne
2 EL Zitronensaft
Salz
Pfeffer
1 EL Leinöl
4–5 Radieschen
1 Handvoll Sprossen
   (Kresse, Brokkoli, Rote Bete,
   Radieschen), nach Belieben
1 EL Hanfsamen

Den Feldsalat verlesen, waschen und abtropfen lassen. Die Petersilie waschen und trocken schütteln. Den Knoblauch schälen. Die Kresse vom Beet schneiden und beiseitelegen.

Feldsalat, Petersilie, Knoblauch, Kresse und Hafersahne in den Mixer geben und zu einer cremigen Suppe pürieren. Die Suppe mit Zitronensaft, Salz und Pfeffer abschmecken. Zum Schluss Leinöl dazugeben.

Die Radieschen putzen, waschen und in Scheiben schneiden. Die Sprossen waschen und trocken tupfen.

Die Suppe auf Tellern anrichten und mit Radieschen, Sprossen und Hanfsamen garnieren.

Die Suppe kann warm und kalt gegessen werden.

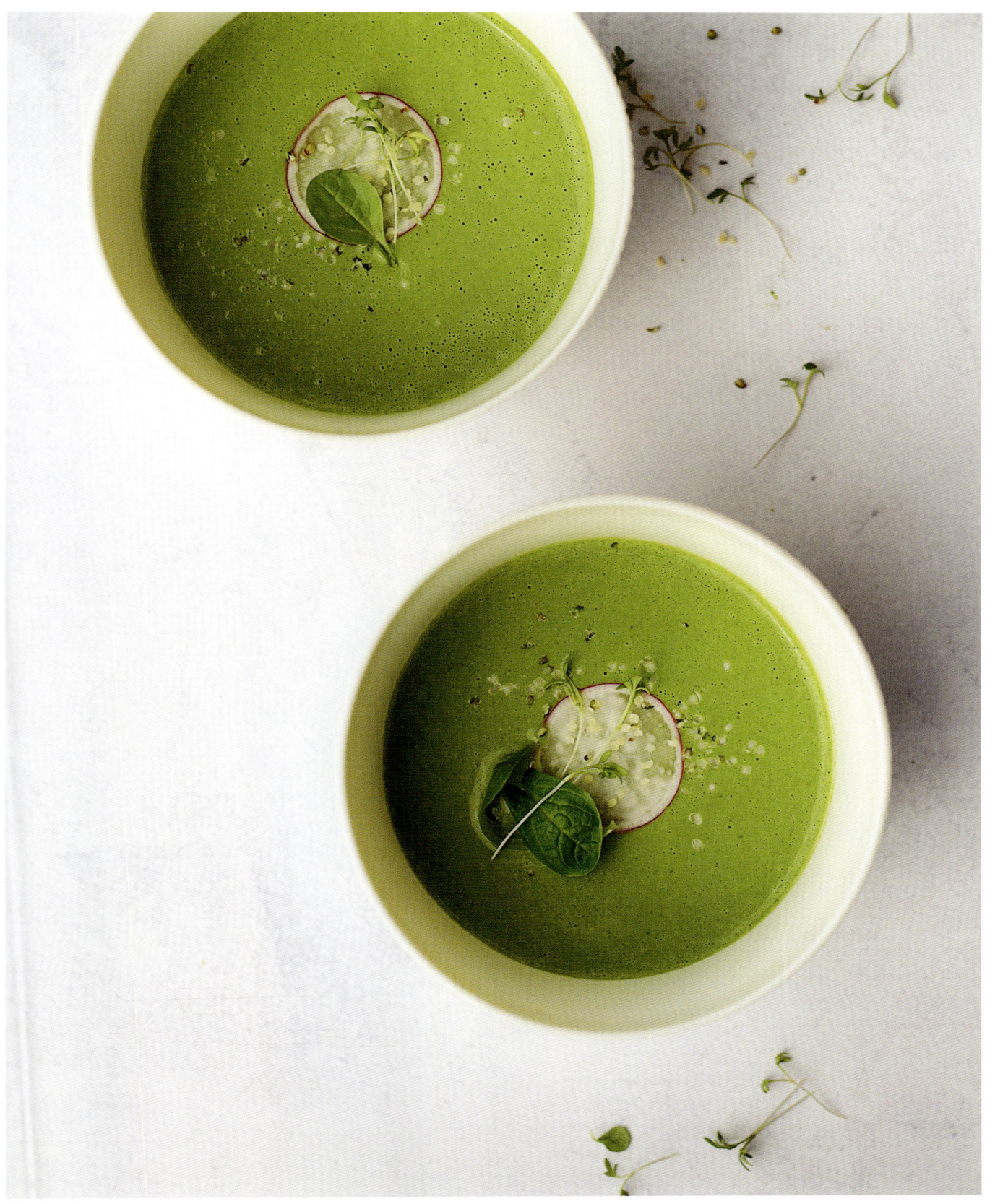

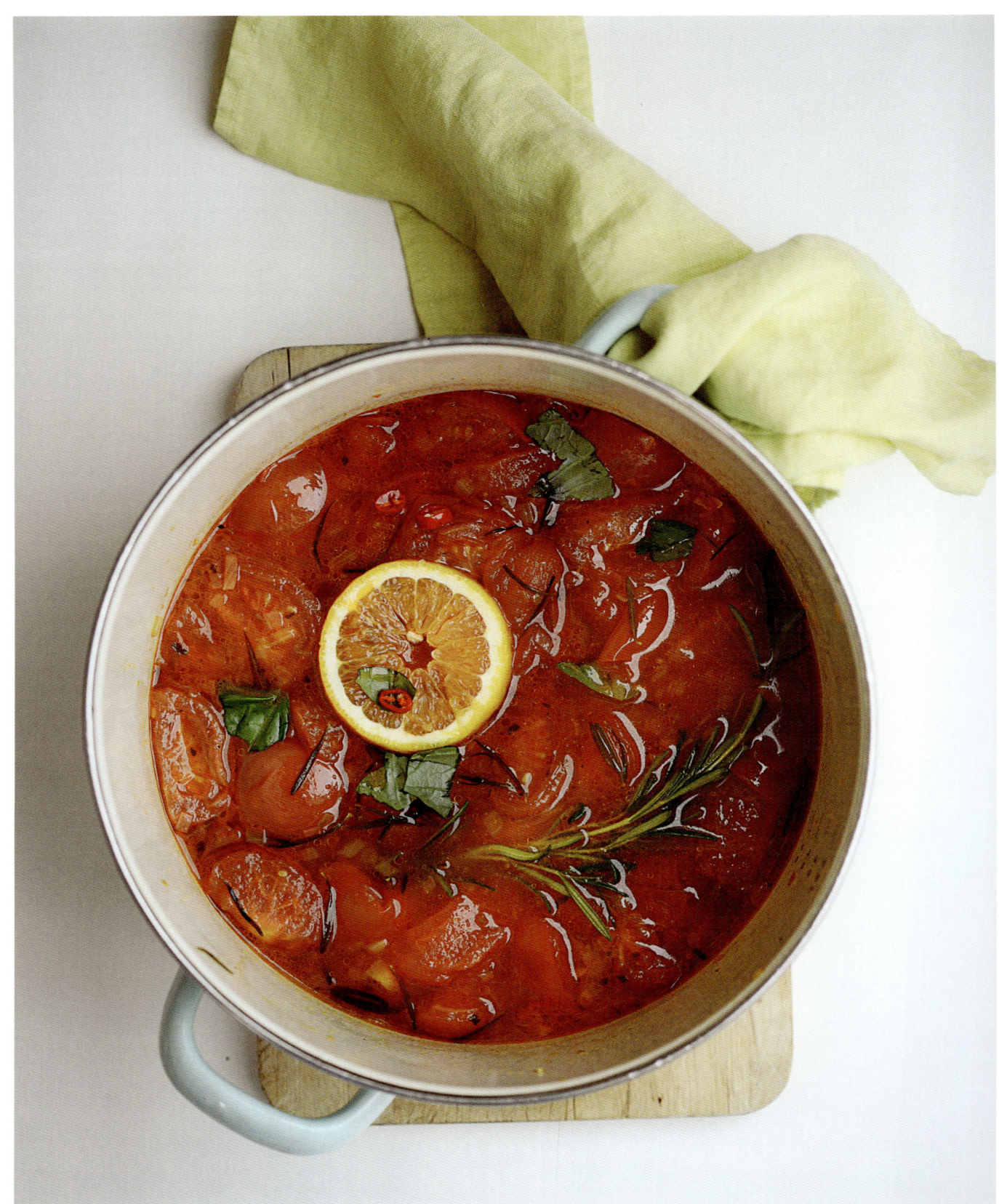

TOMATEN-ORANGEN-SUPPE

Dieser gesunde Klassiker ist perfekt an allen Tagen. Mit gerade einmal knapp 20 Kalorien pro 100 Gramm sind Tomaten ein richtiges Leichtgewicht. Sie liefern gleichzeitig wichtige Nährstoffe wie Vitamin A, B1, B2, C und E, Kalium sowie Carotin, Biotin und Folsäure. Vor allem der hohe Kaliumgehalt hat eine entwässernde Wirkung, was sich positiv auf unsere Figur auswirkt.

Zubereitungszeit: 20 Minuten
Zutaten für 2 Portionen

1 kg Tomaten
1 Knoblauchzehe
1 Zwiebel
½ rote Chilischote
1 Stängel Thymian
1 Stängel Basilikum
1 EL Olivenöl
1 Prise gemahlene Kurkuma
300 ml Gemüsebrühe
1 Orange
Salz
Pfeffer

Die Tomaten waschen, vierteln und die Stielansätze herausschneiden. Die Knoblauchzehe und die Zwiebel schälen und in feine Würfel schneiden. Die Chilischote waschen und grob hacken. Die Kräuter waschen, trocken tupfen und die Blättchen abzupfen.

Das Olivenöl in einem Topf erhitzen. Zwiebel, Knoblauchzehe und Chili zufügen und glasig andünsten. Tomaten, Kräuter und Kurkuma dazugeben. Die Gemüsebrühe zufügen und alles etwa 10 Minuten köcheln lassen.

Die Orange halbieren und auspressen. Den Saft in die Suppe geben und mit Salz und Pfeffer abschmecken.

Mein Tipp: Tomaten zu kochen lohnt sich. Das in Tomaten enthaltene Lycopin ist ein spezielles Carotinoid mit antioxidativen Eigenschaften. Dieser sekundäre Pflanzenstoff schützt die Zellmembranen und kommt in höchster Menge in der Tomatenschale vor. Interessant: Das relativ hitzebeständige Lycopin wird erst bei höheren Temperaturen verfügbar. Deshalb wird es in Form von Tomatenpüree oder -saft um ein Vielfaches besser vom Körper aufgenommen.

RUCOLA-APFEL-SALAT

Dieser Salat ist einfach und schnell gemacht und gleichzeitig so gesund. Die im Rucola enthaltenen Bitterstoffe fördern die Produktion der Verdauungssäfte, was die Darmgesundheit fördert und den Stoffwechsel in Schwung bringt. Gleichzeitig besitzt Rucola eine harntreibende und damit entgiftende Wirkung.

Zubereitungszeit: 10 Minuten
Zutaten für 2 Portionen

200–250 g Äpfel
2 Handvoll Rucola
1 Kästchen Kresse oder
  eine Handvoll Sprossen
2 EL Olivenöl
2 EL Apfelessig
2 EL Apfelsaft
Salz
Pfeffer
1–2 EL pflanzlicher
  Naturjoghurt
60 g Walnusskerne

Die Äpfel waschen, vierteln, entkernen und in Scheiben schneiden. Den Rucola verlesen, waschen und trocken schütteln. Die Kresse vom Beet schneiden.

Öl, Essig, Apfelsaft, Salz und Pfeffer zu einem Dressing verrühren und unter den Rucola mischen. Apfelscheiben auf zwei Tellern anrichten, Rucola dazugeben und mit Joghurt, Walnusskernen und Kresse oder Sprossen toppen.

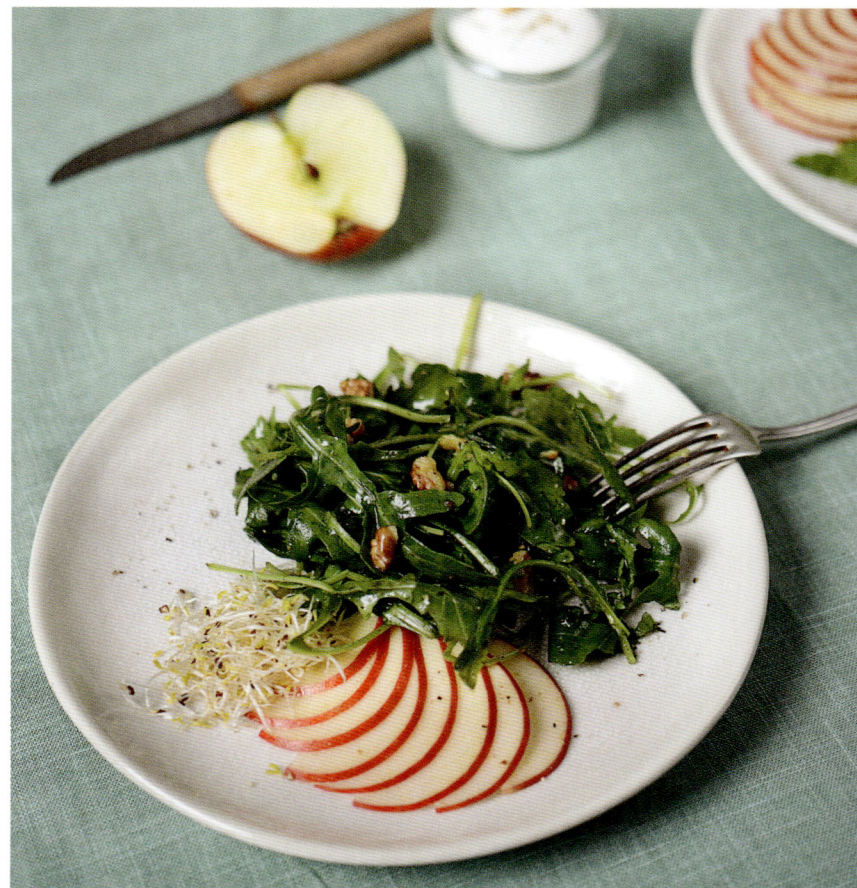

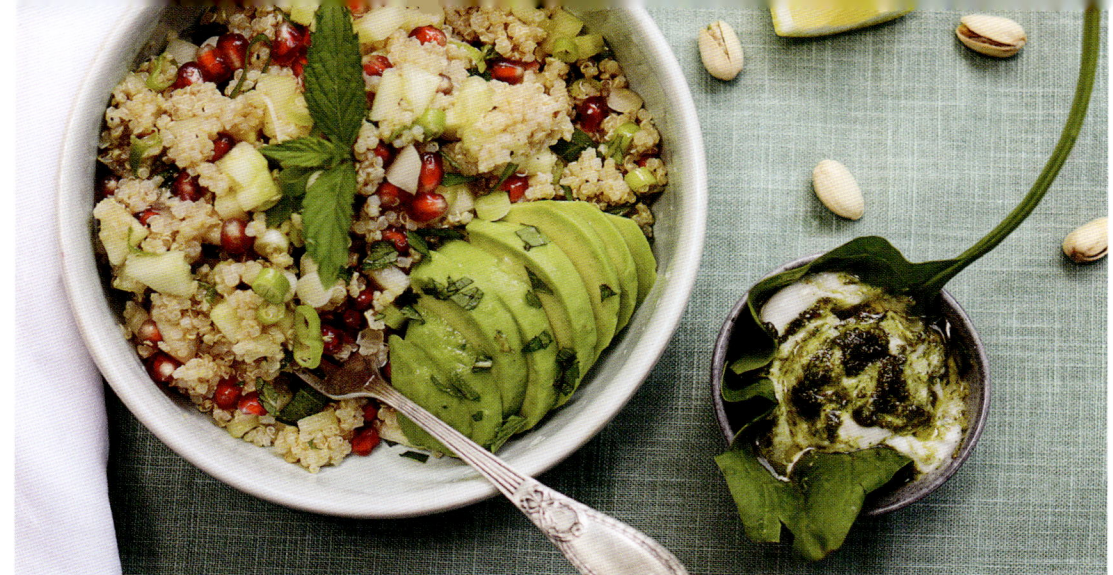

QUINOA-FRÜHLINGSSALAT MIT MINZE-JOGHURT-PESTO

Ich hoffe du hast Quinoa schon für deinen Speiseplan entdeckt? Das über 6000 Jahre alte Power-Korn diente schon den Andenvölkern als wichtigstes Grundnahrungsmittel. Dieser Salat schmeckt frisch, leicht und hält lange satt. Da du ihn wunderbar vorbereiten kannst, eignet er sich hervorragend zum Mitnehmen.

Zubereitungszeit: 20 Minuten
Zutaten für 2 Portionen

150 g Quinoa
Salz
Olivenöl
Pfeffer
½ Avocado
½ kleiner Granatapfel
½ Gurke
2 Frühlingszwiebeln
2–3 Stängel Minze
2 EL Apfelessig
1 EL Ahornsirup oder Honig
Zitronensaft

Die Quinoa waschen und in Salzwasser nach Packungsanleitung garen. Danach abkühlen lassen und mit etwas Olivenöl, Salz und Pfeffer würzen.

Die Avocado vom Kern lösen, schälen und das Fruchtfleisch in Scheiben schneiden. Die Granatapfelkerne herauslösen. Die Gurke schälen und würfeln. Die Frühlingszwiebeln putzen, waschen und in Ringe schneiden. Die Minze waschen, trocken schütteln und die Blättchen grob hacken.

2 EL Olivenöl, Apfelessig und Ahornsirup verrühren. Alle Zutaten mit dem Dressing in einer Schüssel gut vermischen. Nach Belieben mit Zitronensaft, Olivenöl, Salz und Pfeffer verfeinern.

WARMER SPINATSALAT
MIT KURKUMA-TOFU-SPIESS

Dieses Salatrezept ist eines meiner liebsten, weil es warm und damit
eine gute Alternative zu kalten Salatrezepten ist. Spinat ist ein besonders
kalorienarmes Gemüse, das reich an den Vitaminen der B-Gruppe sowie
Vitamin C ist. Das grüne Blattgemüse versorgt den Körper zudem mit den
Mineralstoffen Kalium, Calcium Magnesium und Eisen, was diesen Salat
zu einem herrlich leichten Fitmacher-Rezept macht.

Zubereitungszeit: 20 Minuten
Zutaten für 2 Portionen

400 g Tofu Natur
½ TL Cayennepfeffer
1 TL gemahlene Kurkuma
2 EL flüssiges Kokosöl
Salz
1 Knoblauchzehe
500 g frischer Blattspinat
2 Frühlingszwiebeln
5 EL Gemüsebrühe
3 EL Tamari (glutenfreie
    Sojasauce)
1 EL Ahornsirup
1 EL geschälter Sesam
1 EL Rapsöl
Salz
Pfeffer
Zitronensaft

Den Tofu trocken tupfen und in Würfel schneiden. Cayennepfeffer, Kurkuma, 1 Esslöffel Kokosöl und 1 Prise Salz mischen. Die Tofuwürfel mit der Gewürzmischung marinieren und beiseitestellen.

Die Knoblauchzehe schälen und fein hacken. Den Spinat verlesen, putzen, waschen und grob zerkleinern. Die Frühlingszwiebeln putzen, waschen und in dünne Ringe schneiden.

Die Tofuwürfel auf 2 bis 4 Holzspieße stecken. In einer Pfanne das restliche Kokosöl erhitzen und die Tofuspieße von allen Seiten scharf anbraten. Aus der Pfanne nehmen und warmhalten.

Die Gemüsebrühe, die Sojasauce und den Ahornsirup zu einer Marinade verrühren. Inzwischen den Sesam in einer Pfanne ohne Fett bei mittlerer Hitze hellbraun rösten, vom Herd nehmen und abkühlen lassen. Das Rapsöl in einem Topf erhitzen und den Knoblauch darin hell anschwitzen. Den Spinat zufügen und etwa 5 Minuten mitdünsten. Abschließend mit Salz und Pfeffer würzen.

Die Frühlingszwiebeln und die Tamari-Marinade über den Spinat träufeln Den gerösteten Sesam dazugeben und mit einem Spritzer Zitronensaft abschmecken. Anschließend den Salat auf zwei Tellern anrichten und die Tofuspieße darübergeben.

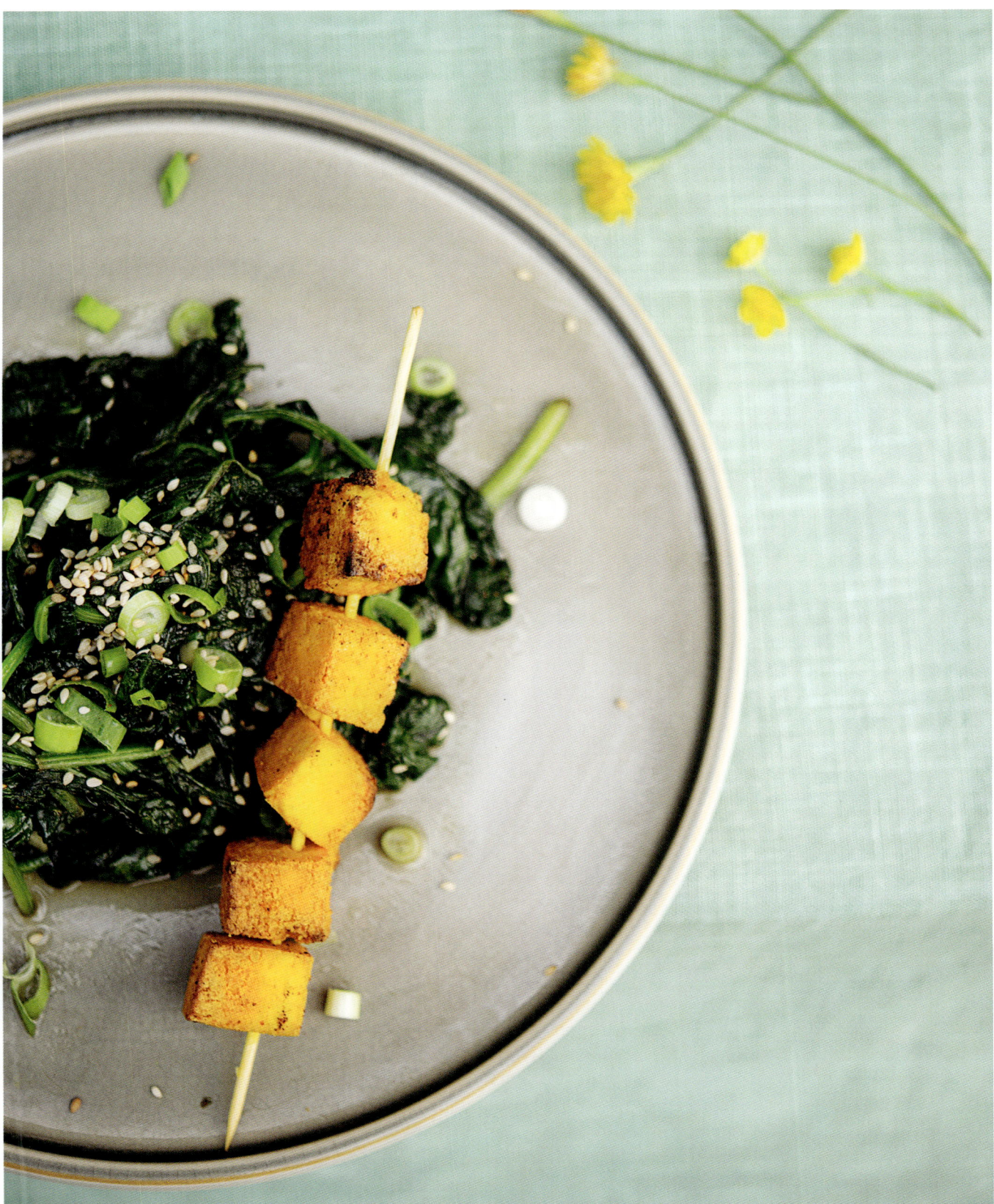

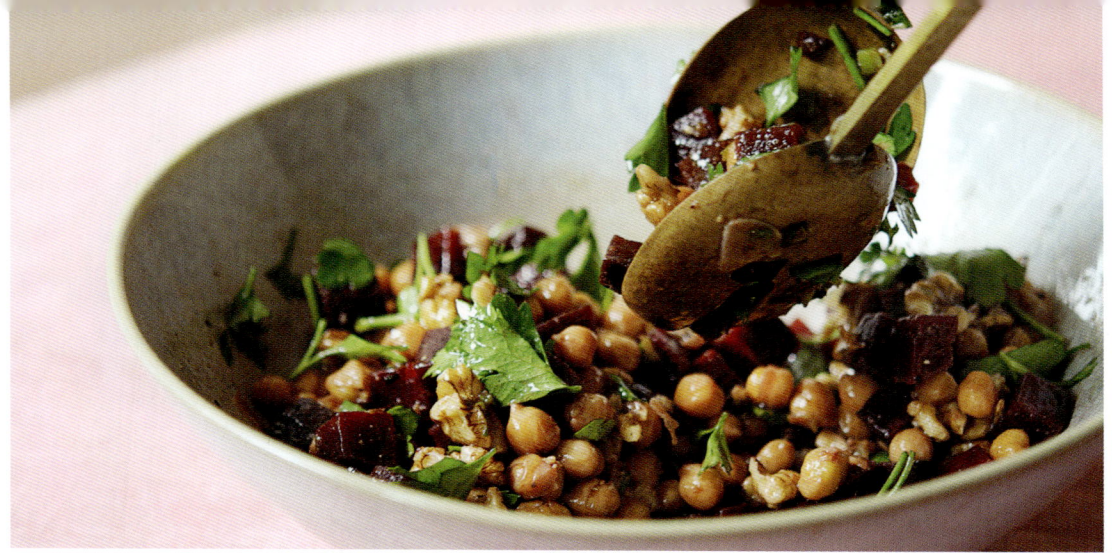

KICHERERBSEN-SALAT MIT ROTER BETE

Die Kombination aus Kichererbsen und Roter Bete liefert reichlich sekundäre Pflanzenstoffe und Ballaststoffe. Darüber freuen sich deine Darmbakterien, die Ballaststoffe als gesunde Nahrungsgrundlage verwerten.

Zubereitungszeit: 15 Minuten
Zutaten für 2 Portionen

200 g Rote Bete (vorgegart
  und vakuumverpackt)
Salz
Pfeffer
1 Glas Kichererbsen
  (220 g Abtropfgewicht)
3 Frühlingszwiebeln
1 Knoblauchzehe
½ Bund frische Petersilie
100 g Walnusskerne
4 EL Olivenöl + etwas Olivenöl
  zum Anbraten
2 EL Aceto balsamico
1 TL gemahlener Kreuzkümmel
Zitronensaft

Die Rote Bete würfeln und mit Salz und Pfeffer würzen. Die Kichererbsen in ein Sieb abgießen, mit kaltem Wasser abspülen und abtropfen lassen.

Die Frühlingszwiebeln putzen, waschen und in feine Ringe schneiden. Den Knoblauch schälen und hacken. Die Petersilie waschen, trocken schütteln, die Blättchen abzupfen und grob hacken.

Etwas Olivenöl in einer Pfanne erhitzen. Darin den Knoblauch und die Frühlingszwiebeln glasig dünsten. Die Kichererbsen dazugeben und kurz mitdünsten.

Das restliche Olivenöl mit Aceto balsamico und Kreuzkümmel verrühren. Mit Salz und Pfeffer würzen. Die Rote Bete, die Kichererbsen und die Walnusskerne mit dem Dressing vermengen. Die Petersilie darüberstreuen und mit Zitronensaft abschmecken.

SPROSSEN-LINSEN-SALAT

Sprossen sind tolle Nährstoffbomben im Miniformat. Während des Keimprozesses nimmt der Gehalt an Vitaminen und Mineralstoffen stark zu, deshalb enthalten sie hohe Mengen Vitamin C, B-Vitamine, Magnesium, Kalium und Eisen. Hinzu kommen wertvolle Eiweiße. Auch die Qualität (die biologische Wertigkeit) steigt während des Keimens. Nicht zuletzt liefern Sprossen verdauungsfördernde Ballaststoffe sowie zahlreiche sekundäre Pflanzenstoffe. Ich verarbeite sie gern in Salaten oder als Topping auf Suppen und Broten.

Zubereitungszeit: 15 Minuten
Zutaten für 2 Portionen

300 g Sprossen und Keim-
  linge nach Wahl (z. B.
  Kresse, Rote Bete, Rettich,
  Radieschen, Brokkoli, Soja)
1 Knolle Rote Bete (vorgegart
  und vakuumverpackt)
50 g gekochte Linsen
Saft von ½ Zitrone
1 EL Olivenöl
2 EL Himbeeressig
1 TL Ahornsirup
Salz
Pfeffer

Die Sprossen und Keimlinge waschen und trocken tupfen. Die Rote Bete würfeln. Linsen, Rote Bete und die Sprossen in eine Schüssel geben. Zitronensaft, Olivenöl, Himbeeressig, Ahornsirup, Salz und Pfeffer in einer Schüssel verrühren und als Dressing über den Salat träufeln.

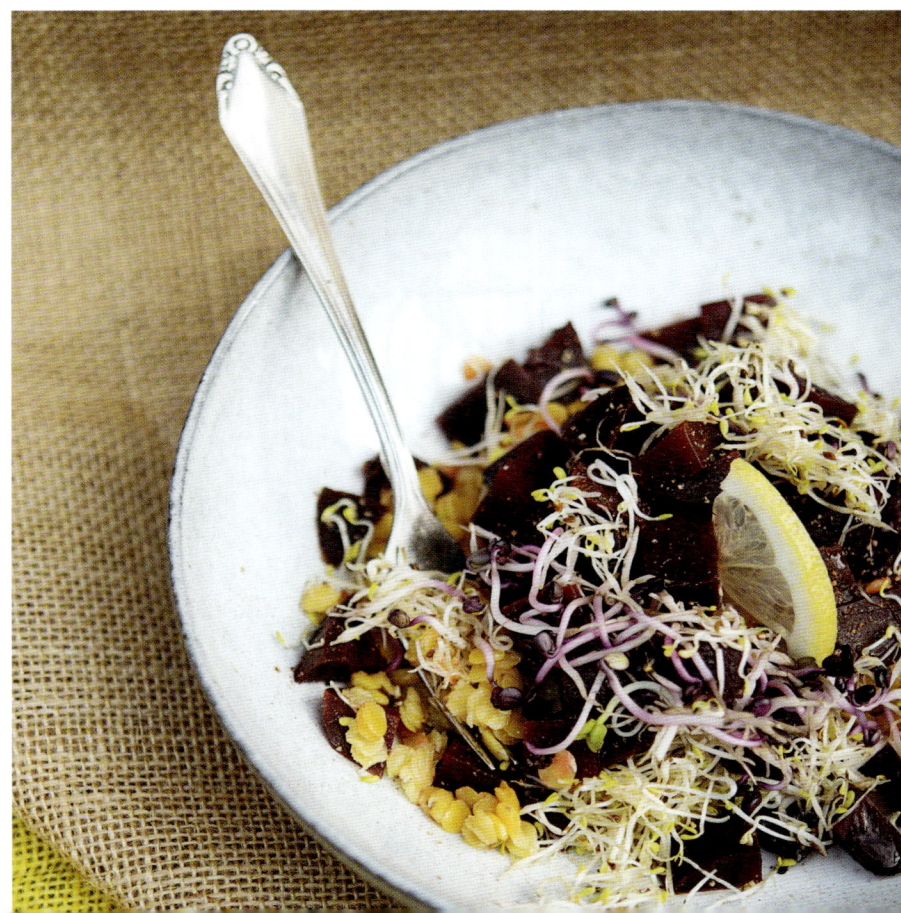

BUNTER ENERGY-SALAT

Salate kannst du abwechslungsreich zubereiten und gleichzeitig das Nährstoffplus für dich nutzen. Mit der richtigen Auswahl der Zutaten und ein paar Zubereitungstipps wird dein Salat nicht nur lecker, sondern gleichzeitig zum gesunden Sattmacher.

Zubereitungszeit: 30 Minuten
Zutaten für 2 Portionen

Für das Himbeer-Balsamico-Dressing:
200 g Himbeeren
1 EL Aceto balsamico
1 EL Olivenöl, kaltgepresst
Saft von ½ Orange

Für den Salat:
50 g Hirse
2 EL Beeren nach Wahl
1 Handvoll Feldsalat
1 Handvoll Blattspinat
2 Radieschen
¼ Granatapfel
2 kleine Schalotten
1 Handvoll Pilze (z. B. Champignons, Kräuterseitlinge, Pfifferlinge)
1 EL Olivenöl
Salz
Pfeffer
50 g Walnusskerne

Für das Dressing die Himbeeren verlesen und mit dem Stabmixer fein pürieren. Eventuell durch ein Sieb streichen. Den Essig und den Orangensaft dazugeben und gut verrühren.

Für den Salat die Hirse waschen und nach Packungsanleitung kochen. Die Hirse sollte bissfest sein. Abgießen und abtropfen lassen.

Die Beeren, den Feldsalat und den Spinat waschen und trocken tupfen. Die Radieschen putzen, waschen und in Scheiben schneiden. Aus dem Granatapfel die Kerne vorsichtig herauslösen.

Die Schalotten schälen und vierteln. Die Pilze putzen, waschen und in Scheiben schneiden. Das Olivenöl in einer Pfanne erhitzen und die Schalotten und die Pilze darin dünsten.

Die gekochte Hirse dazugeben und 1–2 Minuten mitdünsten. Alles mit Salz und Pfeffer abschmecken.

Alle Zutaten behutsam in einer Salatschüssel mit dem Himbeer-Balsamico-Dressing vermengen, dann auf Tellern anrichten.

Mein Tipp: Halte auch dein Dressing clean! Verwende kalt gepresstes Öl wie Lein- oder Olivenöl.

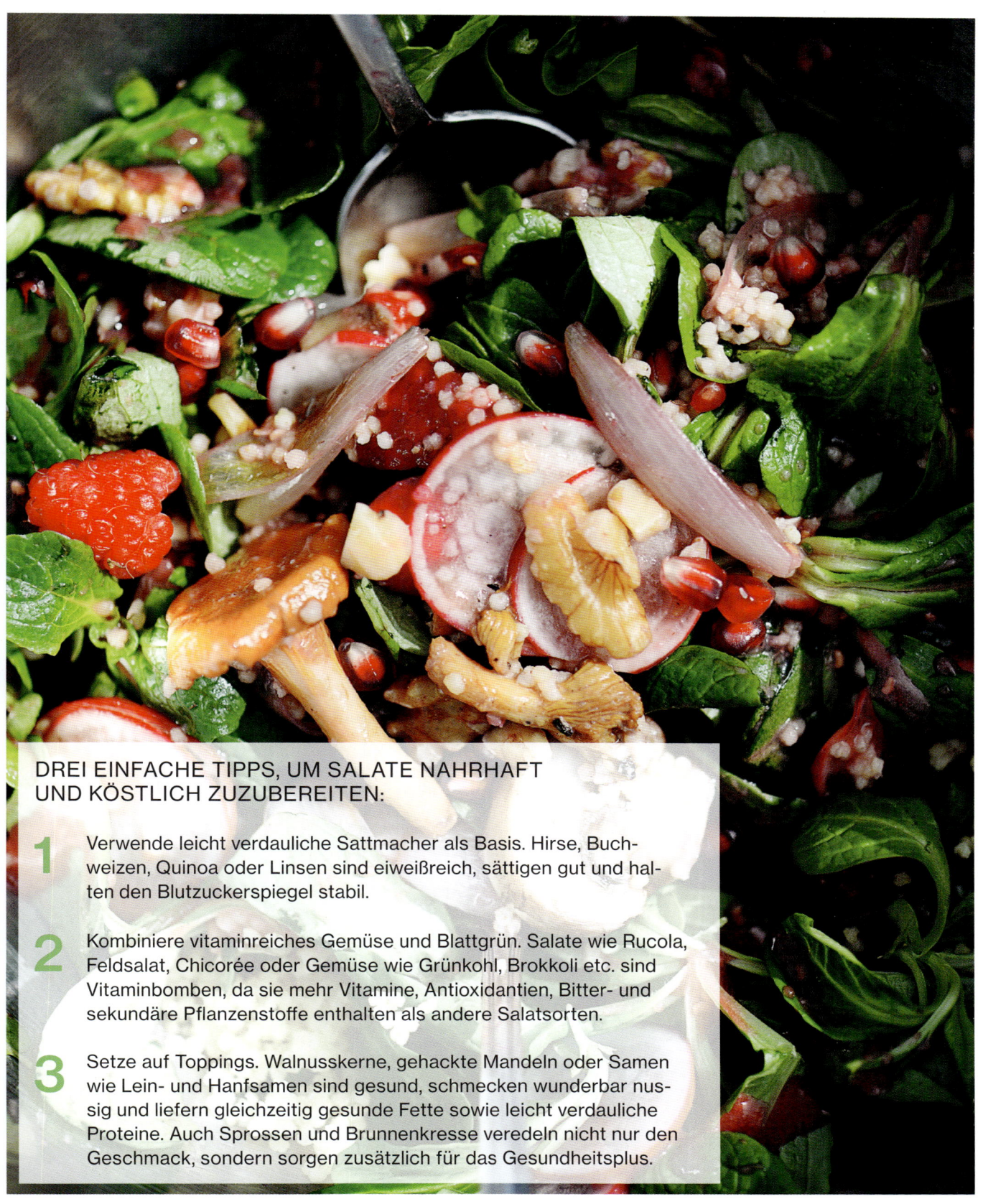

DREI EINFACHE TIPPS, UM SALATE NAHRHAFT UND KÖSTLICH ZUZUBEREITEN:

1 Verwende leicht verdauliche Sattmacher als Basis. Hirse, Buchweizen, Quinoa oder Linsen sind eiweißreich, sättigen gut und halten den Blutzuckerspiegel stabil.

2 Kombiniere vitaminreiches Gemüse und Blattgrün. Salate wie Rucola, Feldsalat, Chicorée oder Gemüse wie Grünkohl, Brokkoli etc. sind Vitaminbomben, da sie mehr Vitamine, Antioxidantien, Bitter- und sekundäre Pflanzenstoffe enthalten als andere Salatsorten.

3 Setze auf Toppings. Walnusskerne, gehackte Mandeln oder Samen wie Lein- und Hanfsamen sind gesund, schmecken wunderbar nussig und liefern gleichzeitig gesunde Fette sowie leicht verdauliche Proteine. Auch Sprossen und Brunnenkresse veredeln nicht nur den Geschmack, sondern sorgen zusätzlich für das Gesundheitsplus.

BUCHWEIZENWRAPS MIT TOMATEN-AVOCADO-FÜLLUNG

Wraps mit einer köstlichen Füllung sind immer wieder ein Highlight. Ich backe gern Wraps aus Buchweizenmehl. Buchweizen ist ein guter Energielieferant und enthält viele Nährstoffe, z. B. Eisen, Magnesium, Kalium und Calcium sowie die Vitamine B1, B2 und E. Gleichzeitig liefert Buchweizen viele Ballaststoffe und hilft somit bei der Regulierung des Cholesterinspiegels.

Zubereitungszeit: 30 Minuten
Zutaten für 3–4 Portionen

Für die Wraps:
150 g Buchweizenmehl
250 ml Wasser
1 Prise Salz
1 Prise gemahlene Kurkuma
Kokosöl zum Ausbacken

Für die Guacamole:
2 Avocados
1 kleine rote Zwiebel
4 Tomaten
1 Bund Koriander
Saft von 1 Limette
Salz
Pfeffer

Das Buchweizenmehl mit Wasser in einer Schüssel verrühren. Etwas Salz und Kurkuma dazugeben. Danach etwa 10 Minuten quellen lassen.

In der Zwischenzeit die Guacamole zubereiten. Dazu die Avocados halbieren, den Kern entfernen, das Fruchtfleisch mit einem Löffel aus der Schale lösen und Avocados fein würfeln. Die Zwiebel schälen und fein hacken. Die Tomaten waschen und würfeln, dabei die Stielansätze entfernen. Korianderblätter waschen, trocken schütteln und grob hacken. Nun alle Zutaten vorsichtig vermengen und mit Limettensaft, Salz und Pfeffer abschmecken.

Kokosöl in einer beschichteten Pfanne erhitzen. Jeweils einen Schöpflöffel Teig in die Pfanne geben und die Wraps von beiden Seiten 2 bis 3 Minuten ausbacken und warmhalten. Ergibt 6 bis 8 Wraps. Anschließend die Avocado-Tomaten-Füllung auf den Wraps verteilen.

Mein Tipp: Avocados haben eine unglaublich hohe Nahrungsdichte und enthalten fast 20 verschiedene Vitamine und Mineralstoffe. Was Avocados zum wirklichen Superfood macht, ist der hohe Gehalt an gesunden Fetten. Da Avocados auch viele Carotinoide und hochwirksame Antioxidantien liefern, sind sie eine ausgezeichnete Ballaststoffquelle, was sich positiv auf unseren Darm, das Herz und das Körpergewicht auswirken kann.

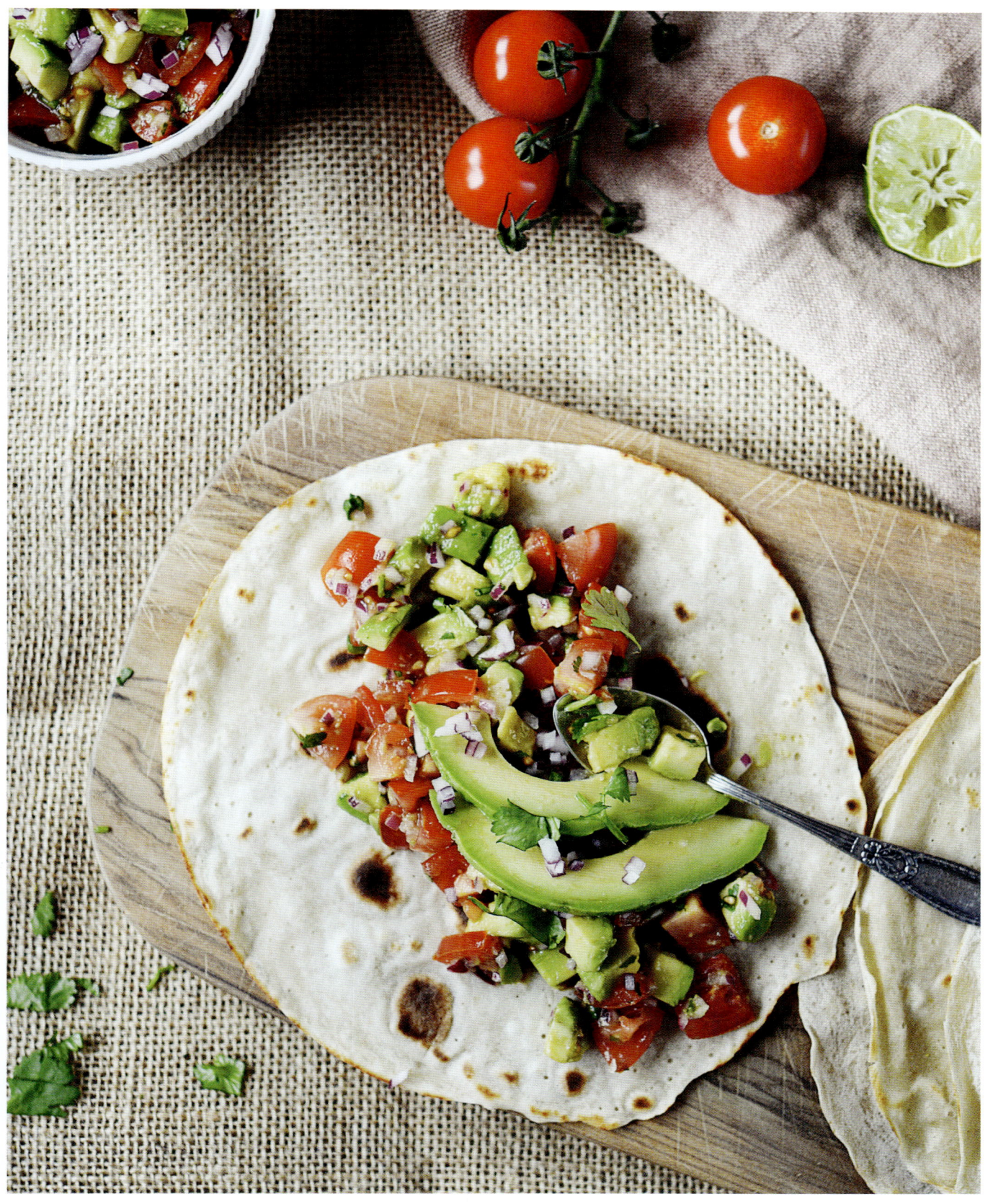

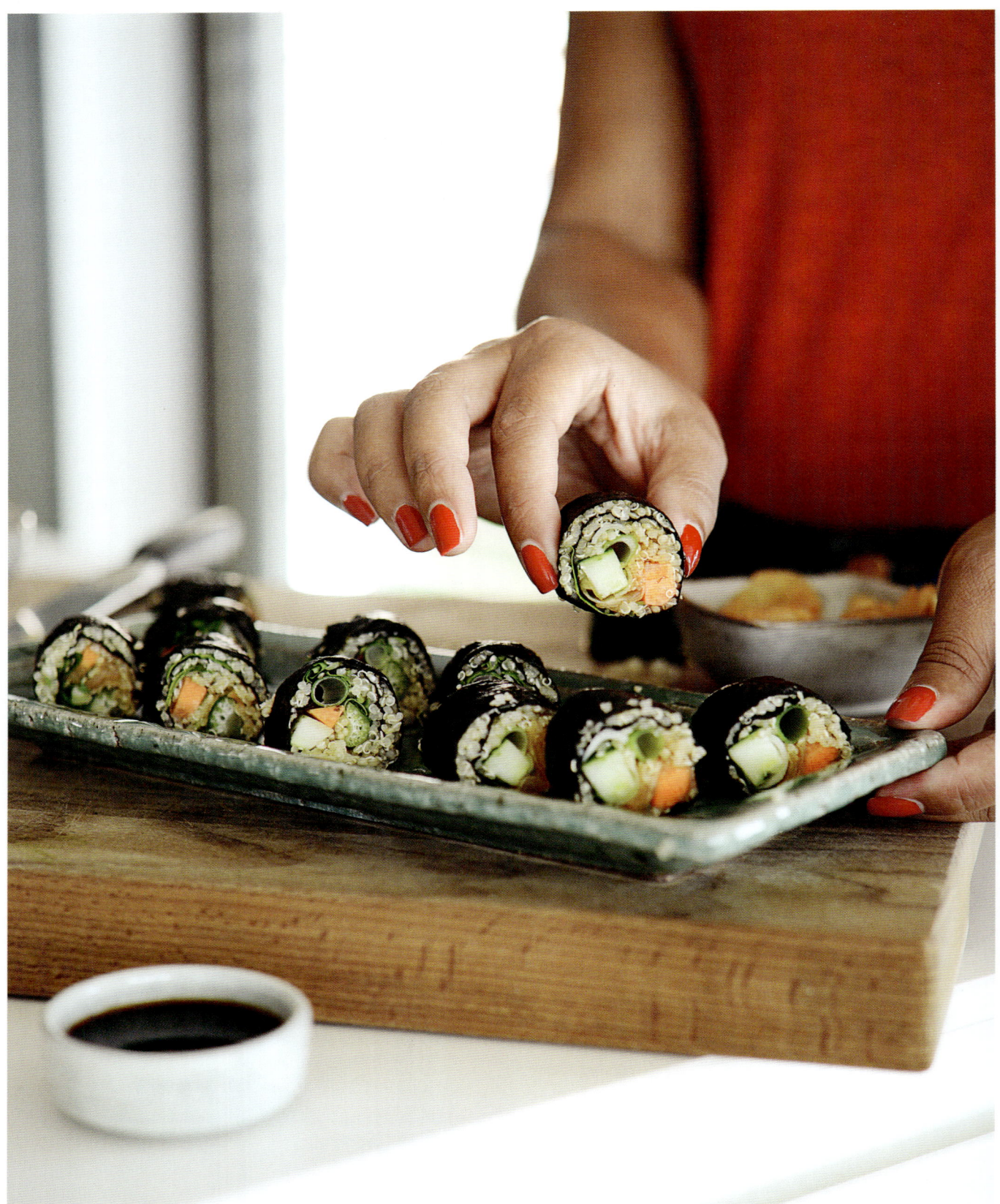

GEMÜSE-MAKI-ROLLEN

Zubereitungszeit: 20 Minuten
Zutaten für 2 Portionen

100 g Quinoa
Salz
1–2 Möhren
2 Frühlingszwiebeln
1 Gurke
4 Nori-Algenblätter
    (im Bio-Supermarkt oder
    Asialaden zu finden)
Kimchi (Rezept siehe Seite 42)
einige Korianderblättchen
Sojasauce zum Servieren

Die Quinoa waschen und in leicht gesalzenem Wasser nach Packungsanleitung garen. Die Möhren putzen, schälen und in Streifen schneiden. Die Frühlingszwiebeln putzen, waschen und in Ringe schneiden. Die Gurke schälen und der Länge nach in grobe Streifen schneiden.

Ein Noriblatt auf eine Unterlage legen, in der Mitte die gekochte Quinoa verteilen und mit den Fingern leicht andrücken. Dieser Vorgang kann ein wenig klebrig werden, daher empfehle ich, hierfür die Hände vorher mit etwas Essigwasser anzufeuchten.

Am hinteren Noriblattrand einen Abstand von ca. 2 cm frei lassen, um die Rolle am Ende sauber zusammenrollen zu können.

Die Lieblingsfüllzutaten wie Kimchi, Möhren, Gurke, Frühlingszwiebeln und Koriander gleichmäßig darüberlegen. Die Rolle an der oberen Kante mit etwas Wasser befeuchten und dann mit leichtem Druck zusammenrollen. Die Füllung sollte dabei in der Mitte der Rolle bleiben.

Den Vorgang wiederholen, bis alle Zutaten verbraucht sind. Zum Schluss die Rollen in mundgerechte Stücke schneiden und mit Sojasauce servieren.

SOMMERROLLEN MIT ERDNUSSDIP

Sommerrollen gehören zu meinen großen Favoriten. Sie sind schnell zubereitet, lecker und nahrhaft und lassen sich immer wieder überraschend anders kombinieren. Dazu ist dieses Rezept eine einfache Möglichkeit, um den Pflanzenanteil in deiner Ernährung zu erhöhen. Probiere es unbedingt aus.

Zubereitungszeit: 30 Minuten
Zutaten für 4–6 Portionen (12 Sommerrollen)

Für die Sommerrollen:

125 g Reisnudeln
1–2 Möhren
½ Gurke
8–10 Blätter Romanasalat
je ½ rote und gelbe Paprikaschote
6 Frühlingszwiebeln
12 Stängel Minze
1 Bund Koriander mit Stängeln
12 Blätter Reispapier
100 g Mungobohnensprossen

Für den Erdnussdip:

1 kleine rote Chilischote
1 Knoblauchzehe
1 Stückchen Ingwer (daumengroß)
4 EL Tamari (glutenfreie Sojasauce)
3 EL Ahornsirup
Saft von 1 Limette
80 g Erdnussbutter
60 ml Wasser oder Mandelmilch

Für die Sommerrollen die Reisnudeln nach Packungsanleitung zubereiten. Die Möhren putzen, schälen und halbieren. Erst in dünne Streifen und dann in Stifte schneiden. Die Gurke waschen, der Länge nach vierteln und entkernen. Nochmals halbieren und in dicke Stifte schneiden. Salatblätter und Paprikaschoten putzen und in Streifen schneiden. Die Frühlingszwiebeln putzen, waschen und in Ringe schneiden. Minze und Koriander waschen, trocken schütteln und die Blättchen abzupfen.

Für den Erdnussdip die Chilischote halbieren, den Stielansatz und eventuell die Kerne entfernen. Den Knoblauch und den Ingwer schälen und zusammen mit dem Chili in einen Mixer geben. Die restlichen Zutaten dazugeben und zu einer cremigen Sauce mixen. Je nach Konsistenzwunsch etwas Wasser oder Mandelmilch zufügen.

Je ein Blatt Reispapier auf eine flache Unterlage geben und mit etwas Wasser anfeuchten, bis es weich ist. Ich verwende hierzu ein feuchtes Handtuch. Zum Befüllen der Rollen je 1 TL Dip in der Mitte verstreichen. Anschließend Kräuter, Salat, Zwiebeln, Gemüse, Sprossen und Nudeln mittig auf das Reispapier geben.

Die Seitenränder rechts und links nach innen klappen und das Reispapier mit leichtem Druck aufrollen. Diesen Vorgang wiederholen, bis alle Zutaten verbraucht sind. Den restlichen Dip dazu servieren.

Mein Tipp: Variiere nach Belieben immer wieder unterschiedliche Zutaten.

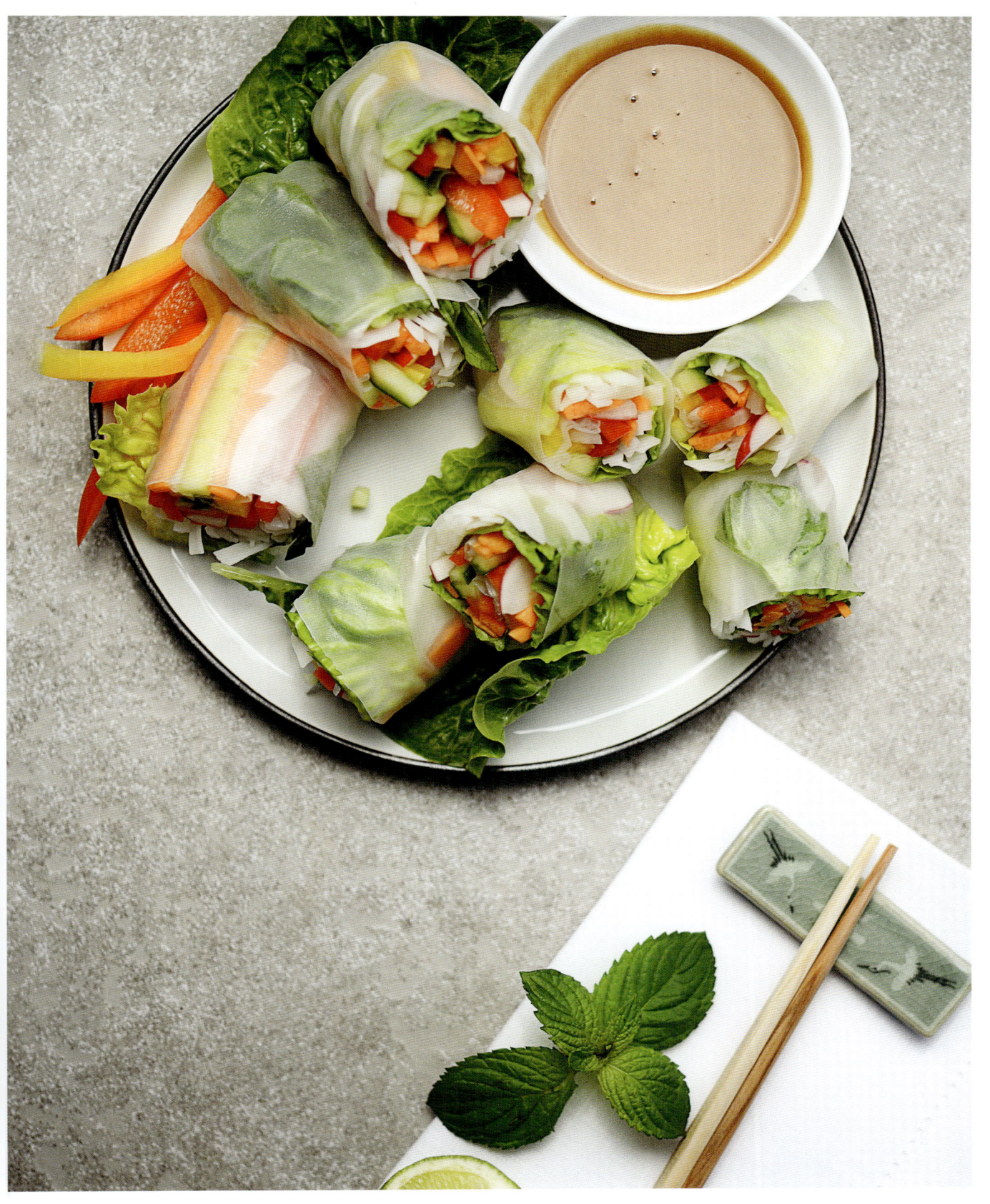

ARTISCHOCKEN MIT ZWEIERLEI DIPS

Artischocken sind richtige Gesundheitsbooster: Sie enthalten zahlreiche Vitamine, Bitterstoffe und sekundäre Pflanzenstoffe, haben wenig Kalorien und kurbeln gleichzeitig die Fettverdauung an. Die ebenfalls enthaltenen Flavonoide steigern die Produktion von Gallensäure in der Leber und erleichtern so die Verdauung von Fetten. Greife daher unbedingt öfter mal zu Artischocken. Ich esse sie am liebsten pur mit selbst gemachten Dips.

Zubereitungszeit: 45 Minuten
Zutaten für 2–4 Portionen

1 Zitrone
4 große Artischocken
500 ml Wasser

Für den Senfdip:
1–2 EL scharfer Senf
4–5 EL Zitronensaft
50 ml Olivenöl
Salz
Pfeffer
1 Bund Petersilie oder
   Schnittlauch

**Für die Tomaten-
Paprikasalsa:**
4 mittelgroße Tomaten
Salz
Pfeffer
Saft von ½ Limette
½ TL Paprikapulver
2 EL Olivenöl
1 kleine Frühlingszwiebel
½ Bund Koriander

Die Zitrone halbieren und den Saft auspressen. Die Artischockenstiele auf 1 bis 2 cm kürzen, das obere Drittel der Blattspitzen abschneiden und die äußeren harten Blätter entfernen. Die Artischocken, Wasser und Zitronensaft in einen Topf geben, eventuell mehr Wasser zugießen, bis die Artischocken bedeckt sind. Zugedeckt zum Kochen bringen, dann bei mittlerer Hitze 30–40 Minuten köcheln lassen. Zwischendurch zum Probieren eines der äußeren Blätter abzupfen – sobald das ganz leicht geht, sind die Artischocken gar.

Während des Garvorgangs den Dip und die Salsa vorbereiten.

Für den Senfdip den Senf mit Zitronensaft verquirlen und das Olivenöl nach und nach einrühren. Mit Salz und Pfeffer abschmecken. Die Petersilie waschen, trocken schütteln, die Blättchen hacken und unterrühren.

Für die Tomaten-Paprika-Salsa die Tomaten waschen, trocken reiben, halbieren und entkernen. Das Fruchtfleisch fein würfeln, mit Salz, Pfeffer, Limettensaft, Paprikapulver und Öl vermengen. Die Frühlingszwiebel putzen, waschen, fein hacken und unterrühren. Koriander waschen, trocken schütteln, die Blätter abzupfen, hacken und unter die Salsa heben.

Die Artischocken aus dem Topf nehmen, umgedreht abtropfen lassen und auf Teller legen. Zum Verzehr jedes Blatt einzeln aus der Artischocke zupfen und mit den Dips essen.

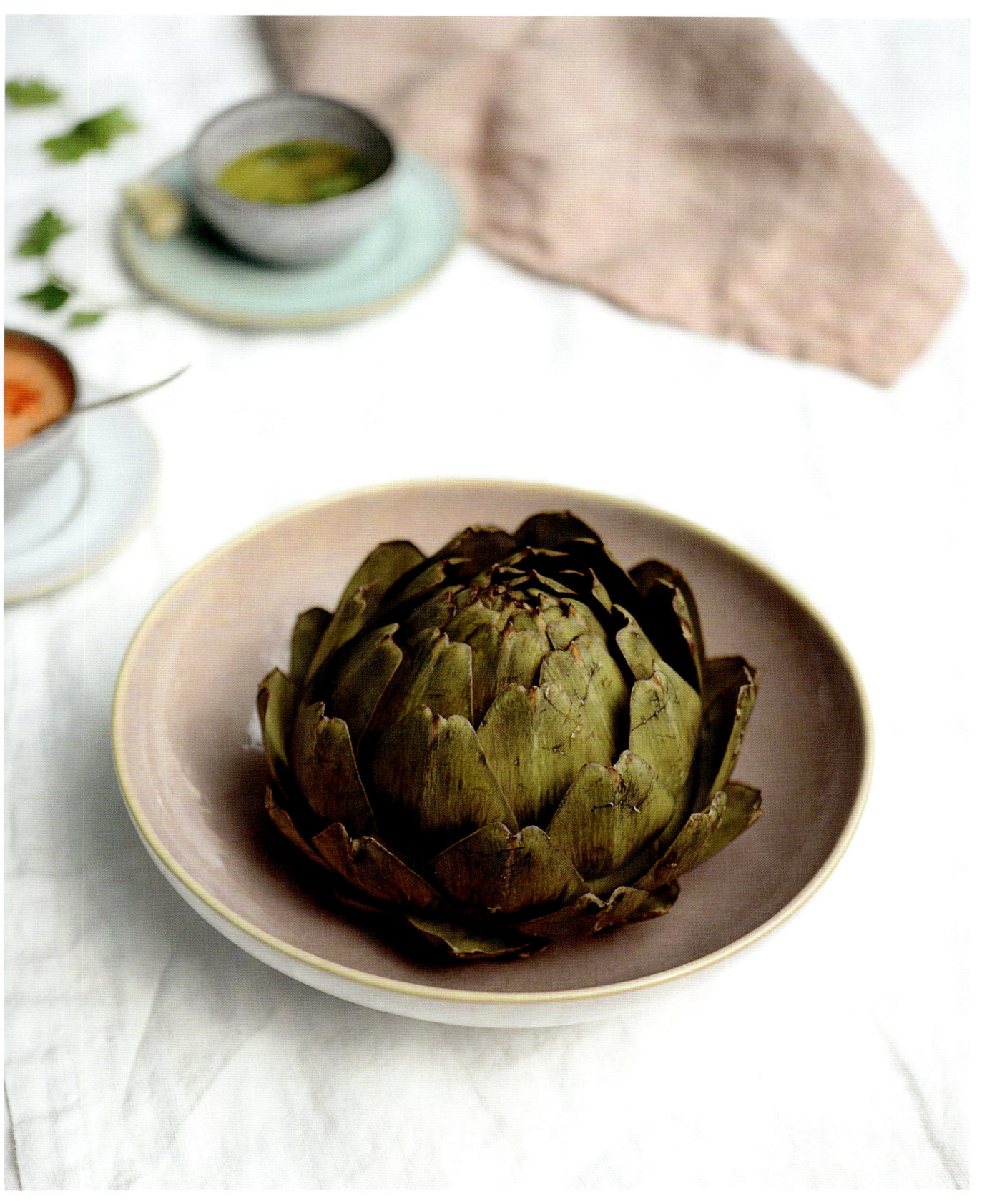

SAATENCRACKER MIT HUMMUS

Überrasche deine Gäste und Lieben mit diesen leckeren Crackern. Sie bestehen aus nahrhaften Zutaten und werden mit gesunden Dips zur köstlichen Knabberei. Ich mag die Cracker gern mit Hummus, aber auch eine Guacamole (Seite 160) oder eine fruchtige Tomatensalsa (Seite 166) passen ganz hervorragend dazu.

Zubereitungszeit: 45 Minuten
Zutaten für 1 Backblech

60 g Leinsamen
3 TL schwarze Sesamsamen
3 TL helle Sesamsamen
3 TL Kürbiskerne
¼ TL Salz
250 ml heißes Wasser
grobes Meersalz

Die Saaten mit dem Salz in einer Schüssel vermischen. Mit dem heißem Wasser übergießen und 20 Minuten quellen lassen, bis das Wasser aufgesogen ist.

Den Backofen auf 180 °C Ober- und Unterhitze vorheizen. Ein Backblech mit Backpapier auslegen.

Die Masse mit dem Teigschaber möglichst dünn auf dem Backblech verstreichen und mit etwas Meersalz bestreuen.

Die Cracker im vorgeheizten Backofen auf der mittleren Schiene 40 Minuten knusprig backen. Die Cracker auskühlen lassen und in Stücke brechen. Die Cracker sind verschlossen in einer Blechdose etwa 2 Wochen haltbar.

Zutaten für 3–4 Portionen

1 Dose Kichererbsen
   (Abtropfgewicht 265 g)
Saft von 1 Zitrone
1–2 Knoblauchzehen
½ TL Salz
120 g Tahini (Sesammus,
   ungesalzen)
100 ml kaltes Wasser
1–2 EL Olivenöl
½ TL gemahlener Kreuz-
   kümmel

HUMMUS

Die Kichererbsen abgießen, dabei 50 ml Flüssigkeit auffangen und ein paar Kichererbsen als Deko aufbewahren. Die restlichen Kichererbsen mit kaltem Wasser abspülen und gut abtropfen lassen.

Den Knoblauch schälen und grob hacken. Mit Zitronensaft und Salz in den Mixer geben und pürieren. Tahini zufügen, weiter mixen und nach und nach das Wasser und das Kichererbsenwasser zugießen.

Zum Schluss die Kichererbsen, das Olivenöl und den Kreuzkümmel zugeben und mindestens 3 Minuten mixen, bis eine cremige Masse entsteht. Mit Salz und Zitronensaft abschmecken. Sollte der Hummus zu dick sein, noch etwas Wasser unterrühren.

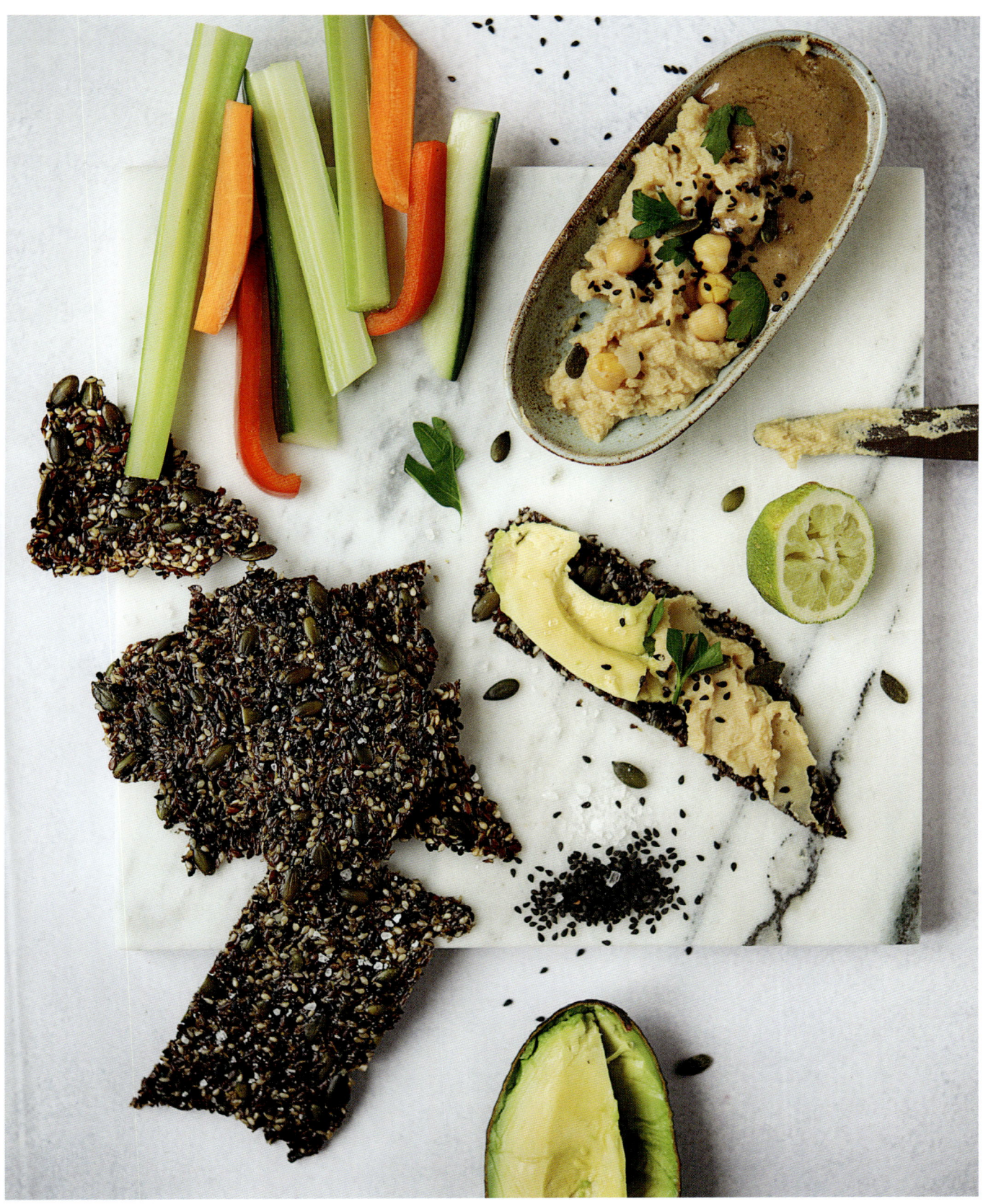

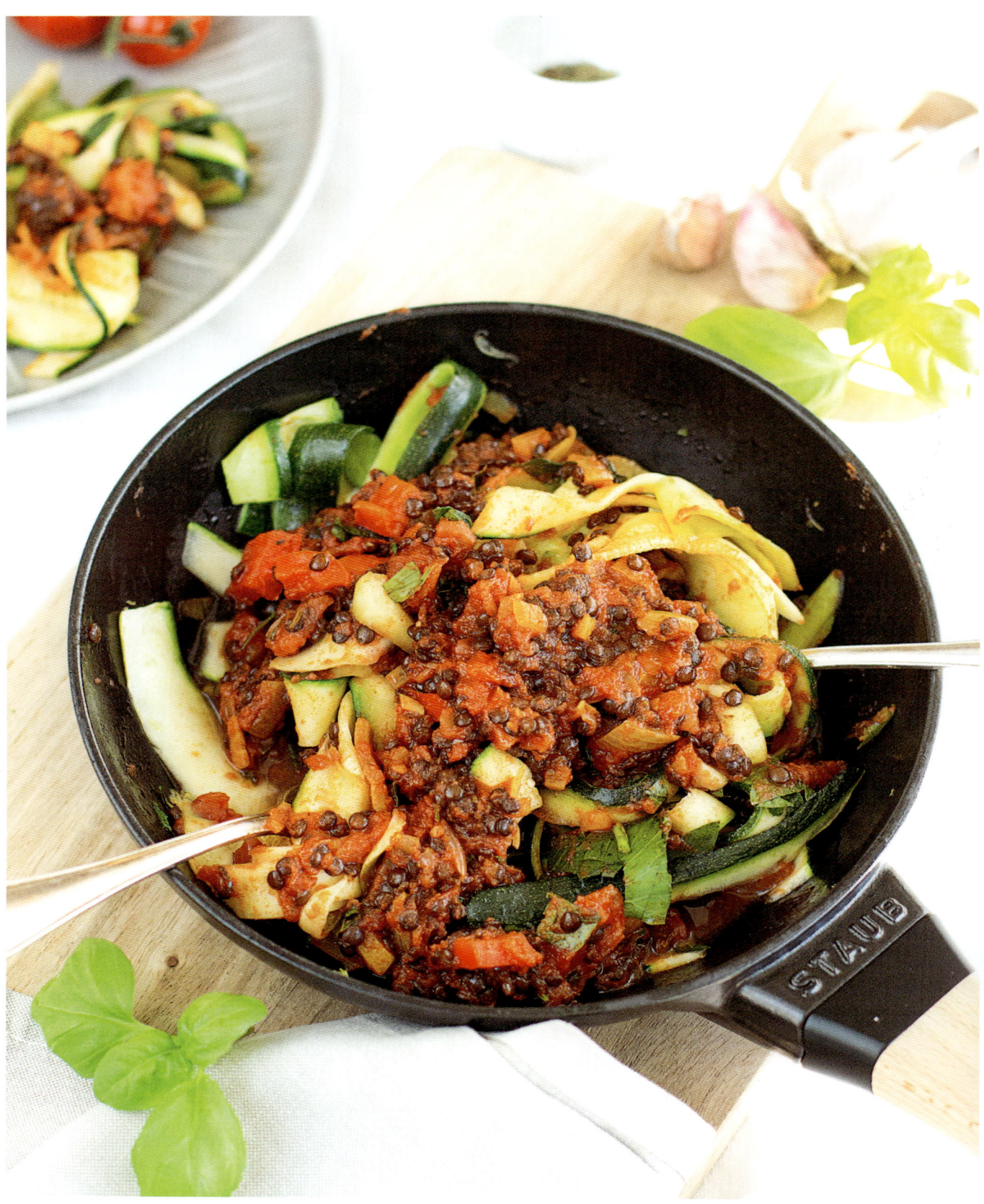

ZUCCHININUDELN MIT LINSENBOLOGNESE

Zubereitungszeit: 40 Minuten
Zutaten für 2–4 Portionen

70 g Belugalinsen
2 Zwiebeln
1 Knoblauchzehe
150 g Möhren
2 Stangen Staudensellerie
1 Zucchini + 2 Zucchini
  für die Gemüsenudeln
Salz
1–2 EL Olivenöl
1 EL Tomatenmark
200 ml Gemüsebrühe
200 g geschälte Tomaten
  (aus der Dose)
1 EL Kokosblütenzucker
1 Stängel Rosmarin
1 Lorbeerblatt
1 Prise Zimt
1 Prise gemahlene Kurkuma
½ Bund gehackte Petersilie

Die Belugalinsen 3–4 Stunden in Wasser einweichen, so zerfallen sie beim Kochen rascher und es entsteht eine sämigere Sauce. Die Zwiebeln und den Knoblauch schälen und in Würfel schneiden. Die Möhren putzen, schälen, waschen und grob hacken. Den Stangensellerie putzen, waschen und in feine Streifen schneiden.

Die Zucchini putzen und waschen. Eine Zucchini längs halbieren, der Länge nach in Streifen schneiden und anschließend würfeln. Übrige Zucchini mit einem Gemüseschäler in lange dünne Streifen schneiden, damit sie ähnlich wie Bandnudeln aussehen. Das Ganze wiederholen, bis nur noch das Kerngehäuse übrigbleibt. Mit einer Prise Meersalz einreiben und beiseitestellen.

Das Olivenöl in einem Topf erhitzen. Die Zwiebeln und den Knoblauch darin glasig dünsten. Möhren, Sellerie und Zucchiniwürfel zufügen und 5 bis 6 Minuten anbraten. Das Tomatenmark zufügen, kurz mitrösten und die Gemüsemischung mit der Brühe ablöschen.

Die Linsen in einem Sieb mit kaltem Wasser abspülen und zur Sauce geben. Geschälte Tomaten, Kokosblütenzucker, Rosmarin, Lorbeerblatt und Gewürze zufügen und alles einköcheln lassen, bis die Linsen gar sind.

Rosmarin und Lorbeerblatt aus der Bolognese entfernen. Die gesalzenen Zucchininudeln abgießen und in der Sauce kurz erwärmen. Mit der Petersilie bestreuen und servieren.

ZOODLES MIT WILDKRÄUTERPESTO

Zucchininudeln sind der optimale Ersatz für klassische Nudeln aus Getreide. Durch die rohe Zubereitung bleiben fast alle Vitamine erhalten. Ihr Gehalt an Calcium, Magnesium, Eisen, B-Vitaminen, Vitamin A (Provitamin A) und Vitamin C unterstützt das Immunsystem auf natürliche Weise. Mit nur 19 Kalorien pro 100 g sind sie außerdem ein leichter, aber vitamin- und mineralstoffreicher Bestandteil der Gemüseküche. Gleichzeitig besitzen Zucchini eine entwässernde Wirkung, was den natürlichen Reinigungsprozess unseres Organismus unterstützt und die Darmtätigkeit anregt.

Zubereitungszeit: 20 Minuten
Zutaten für 2 Portionen

2–3 Zucchini
Meersalz
2 EL Olivenöl

Für das Pesto:
3 Knoblauchzehen
2–3 Handvoll frische Wildkräuter (z. B. Löwenzahn, Brennnessel und Bärlauch)
150 ml Olivenöl
50 g Walnusskerne +
   1 EL Walnusskerne
   zum Garnieren
Saft von ½ Zitrone
Meersalz
Pfeffer

Für die Zoodles die Zucchini putzen, waschen und mit einem Gemüseschäler in lange dünne Streifen schneiden, sodass sie ähnlich wie Bandnudeln aussehen. Das Ganze wiederholen, bis nur noch das Kerngehäuse übrigbleibt. Die Zoodles mit einer Prise Meersalz einreiben und beiseitelegen.

In der Zwischenzeit das Pesto zubereiten: Die Knoblauchzehen schälen. Die Wildkräuter vorsichtig waschen, trocken schütteln und die Blättchen abzupfen. Nun alle Zutaten für das Pesto in eine Küchenmaschine geben und fein zerkleinern.

In einer Pfanne das Olivenöl erhitzen und die Zoodles darin 2–3 Minuten andünsten. Das Wildkräuterpesto dazugeben und vorsichtig unterheben. Alles mit Salz und Pfeffer abschmecken.

Zoodles mit Wildkräuterpesto auf Tellern anrichten und nach Belieben mit gehackten Walnusskernen garnieren.

Mein Tipp: Auch andere Gemüsesorten, wie Karotten, oder Kohlrabi, eignen sich hervorragend als köstlich gesunder Teigwarenersatz.

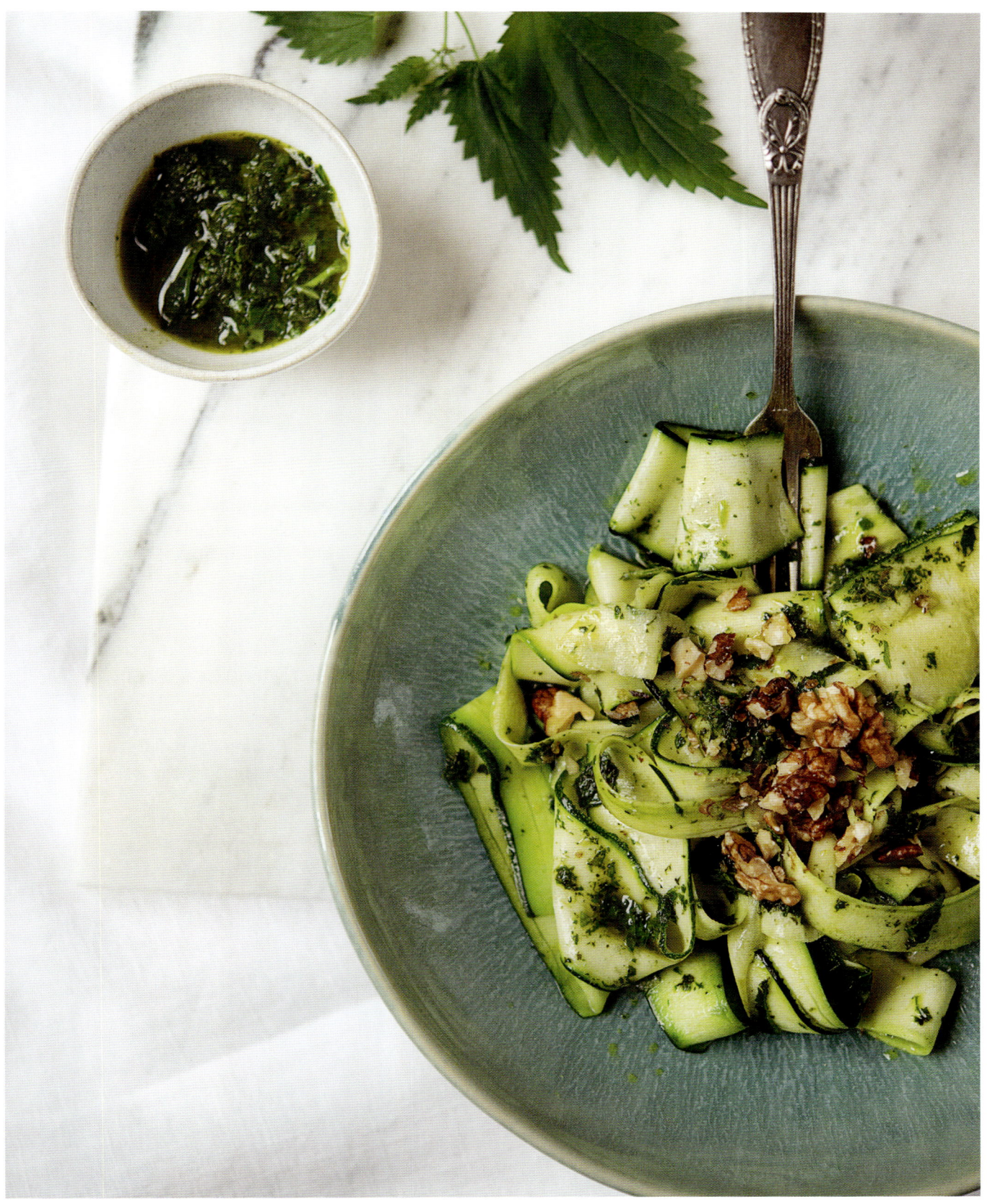

ERBSOTTO MIT BROKKOLI

Wenn du Risotto magst, dann wirst du dieses Rezept lieben. Es ist noch schneller zubereitet und gesünder als die klassische Variante mit Reis. Anstelle von Reis verwende ich Erbsen. Erbsen sind reich an pflanzlichem Eiweiß, halten lange satt und sind leicht verdaulich. Brokkoli ist besonders ballaststoffreich, was deiner Darmgesundheit zugutekommt. Und mit gerade mal 25 Kalorien auf 100 g schmeichelt er gleichzeitig der Figur. Gleichzeitig steckt in diesem Powergemüse der enthaltene Pflanzenstoff Sulforaphan. Dieser wirkt als ein starkes Antioxidans im Kampf gegen freie Radikale und schützt damit aktiv vor Zellschäden. Übrigens ist dieser Pflanzenstoff auch in anderen Kohlsorten wie Blumen- oder Rosenkohl reichlich vertreten.

Zubereitungszeit: 20 Minuten
Zutaten für 2–3 Portionen

100 g Wie Reis Grüne Erbsen
1 große Zwiebel
1 Knoblauchzehe
1 kleiner Brokkoli
200 g Pilze (z. B. Pfifferlinge)
2 EL Olivenöl
200 g Erbsen, tiefgefroren
  oder frisch
250 ml Gemüsebrühe
100 ml Hafersahne
Salz
Pfeffer
1 EL gehackte Petersilie
Zitronensaft

Die grünen Erbsen nach Packungsanleitung kochen. Inzwischen die Zwiebel und den Knoblauch schälen und in kleine Würfel schneiden. Den Brokkoli putzen, waschen, den Strunk entfernen und in kleine Röschen schneiden. Die Pilze putzen und grob hacken.

Das Olivenöl in einer Pfanne erhitzen. Die Zwiebel und den Knoblauch darin glasig dünsten. Den Brokkoli und die Pilze zufügen und 2–3 Minuten mitdünsten.

Die grünen Erbsen dazugeben und nach und nach die Gemüsebrühe zufügen. Sobald die Brühe vollständig eingekocht ist, die Hafersahne zugießen.

Das fertige Risotto mit Salz, Pfeffer, Petersilie und etwas Zitronensaft abschmecken und anrichten.

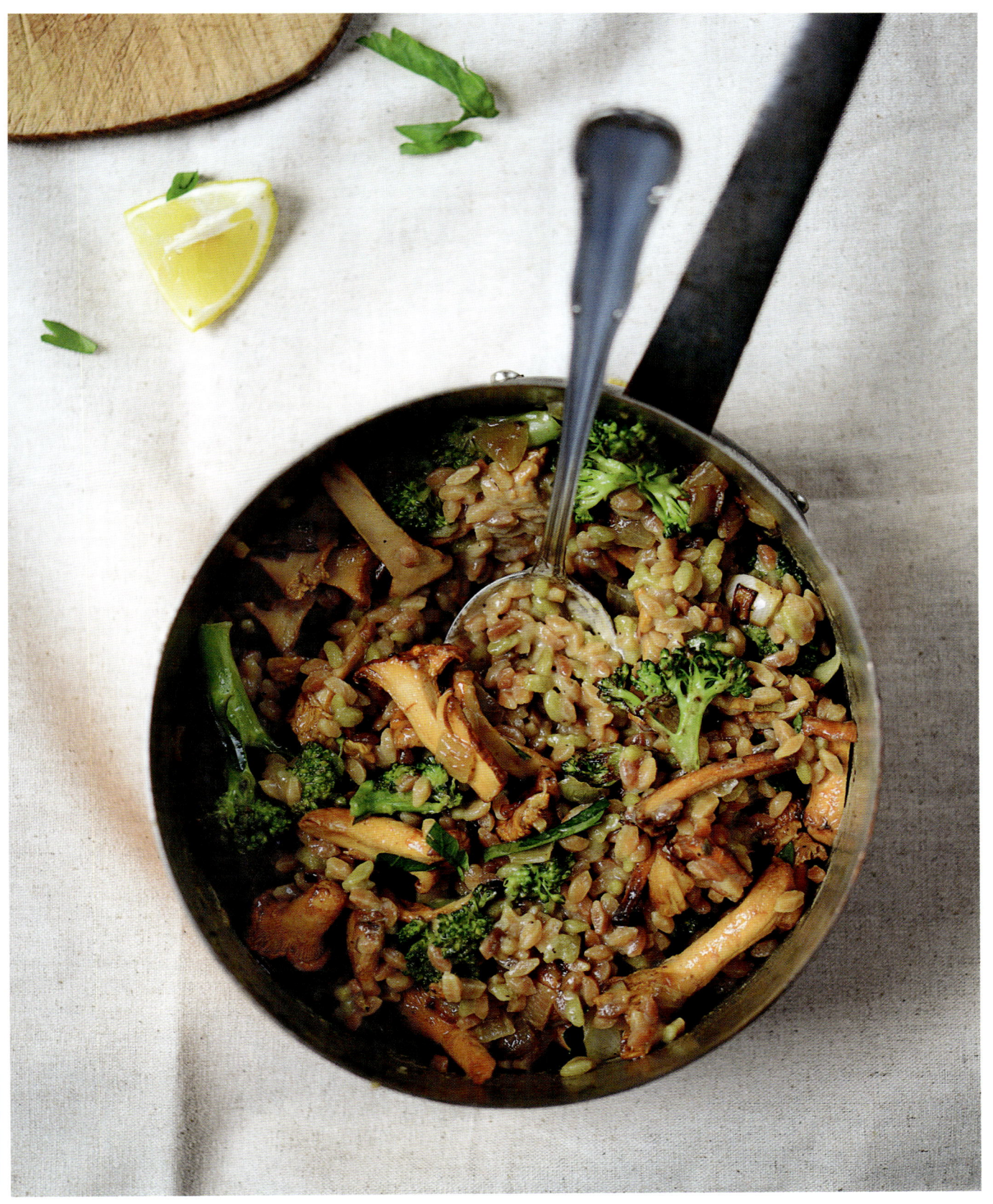

GEMÜSELASAGNE

Zubereitungszeit: 45 Minuten
Zutaten für 4 Portionen

Für die Sauce:
2 Zwiebeln
2 Knoblauchzehen
300 g Möhren
2 Stangen Staudensellerie
1–2 EL Olivenöl
1 Prise Zimt
1 EL Tomatenmark
200 ml Gemüsebrühe
400 g geschälte Tomaten
    (aus der Dose)
1 EL Kokosblütenzucker
1 Stängel Rosmarin
1 Lorbeerblatt
1 Prise gemahlene Kurkuma
½ Bund Petersilie, gehackt
etwas frisches Basilikum
schwarzer Pfeffer
Salz

Für die Lasagne:
200 g Spinat
1–2 EL Olivenöl
Salz
150 ml Cashewsahne
50 ml Gemüsebrühe
1 Prise frisch geriebene
    Muskatnuss
200 g Champignons
4–6 mittelgroße Zucchini
100 g gehackte Mandeln
3 EL Mandelmus

Für die Sauce die Zwiebeln und den Knoblauch schälen und klein schneiden. Die Möhren putzen, schälen und grob hacken. Den Staudensellerie putzen, waschen und in feine Streifen schneiden.

Das Öl in einem großen Topf erhitzen. Die Zwiebeln und die Hälfte des Knoblauchs glasig dünsten. Zimt, Möhren und Sellerie hinzufügen und weitere 5–6 Minuten anbraten. Das Tomatenmark hinzufügen und kurz anrösten. Anschließend alles mit der Gemüsebrühe ablöschen.

Die geschälten Tomaten, Kokosblütenzucker, Rosmarin, Lorbeerblatt und Kurkuma zufügen und 10 bis 15 Minuten köcheln lassen. Die Petersilie und das Basilikum untermischen. Mit Pfeffer und Salz abschmecken.

Für die Lasagne den Spinat putzen und waschen. In einer Pfanne etwas Olivenöl erhitzen. Den restlichen Knoblauch darin andünsten, den Spinat zufügen und kurz dünsten. Mit der Cashewsahne und der Gemüsebrühe ablöschen und mit geriebener Muskatnuss abschmecken.

Den Backofen auf 200 °C Ober-/Unterhitze vorheizen.

Die Champignons putzen und in Scheiben schneiden. Die Zucchini putzen und waschen. Mit einem Gemüseschäler die Zucchini der Länge nach in große Scheiben schneiden. Eine Kelle Tomatensauce in eine Auflaufform geben und glatt streichen. Die Zucchinischeiben darauf verteilen, Tomatensauce darüberstreichen, anschließend den Spinat einschichten. Die Pilze und wieder Zucchinischeiben darauf verteilen. Diesen Vorgang so lange wiederholen, bis alle Gemüsescheiben, der Spinat und die Tomatensauce verbraucht sind.

Die letzte Schicht mit Tomatensauce und Spinat-Cashew-Sauce beenden. Nun die gehackten Mandeln und das Mandelmus gleichmäßig darüber verteilen. Die Gemüselasagne 20 bis 25 Minuten im Ofen backen.

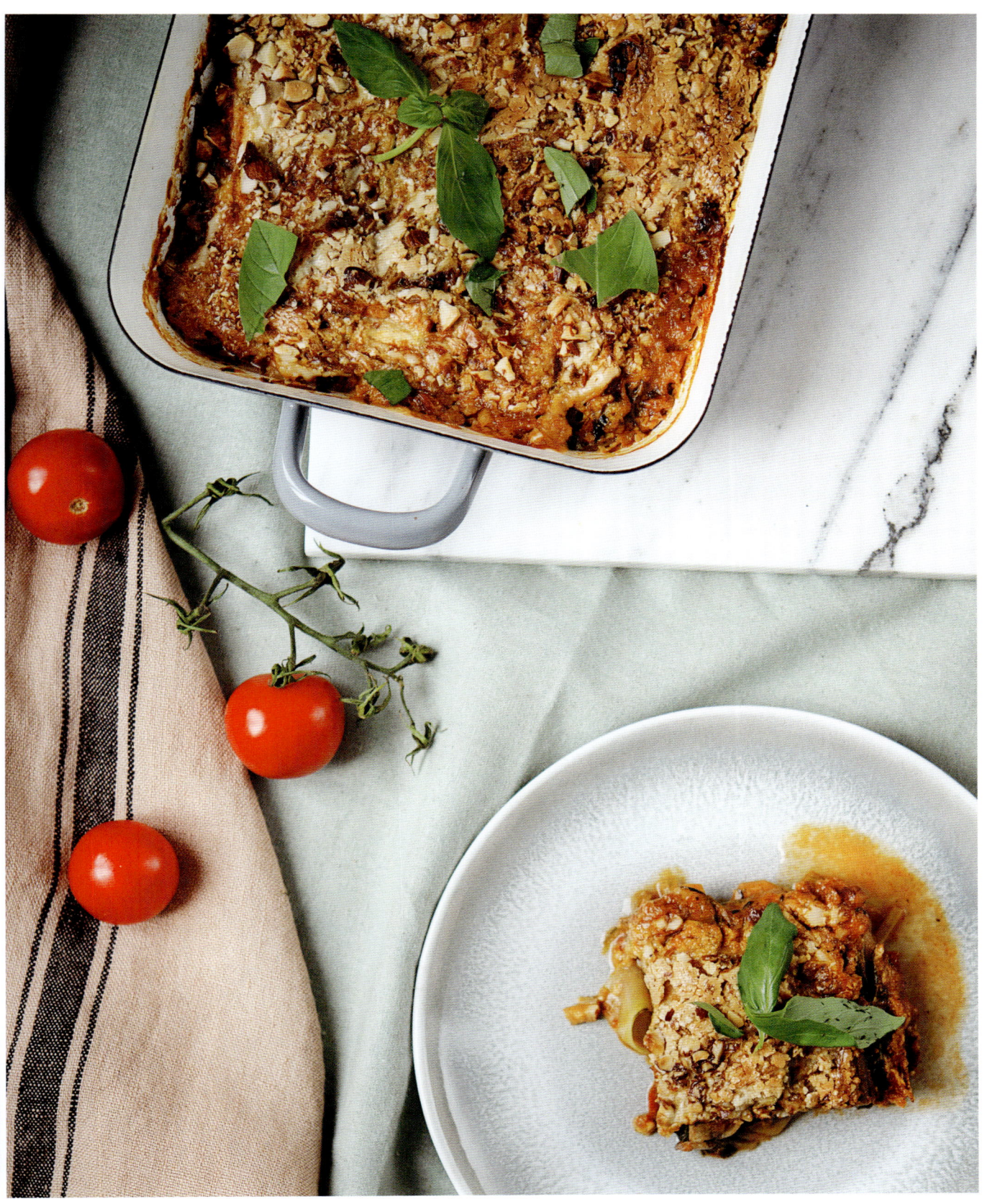

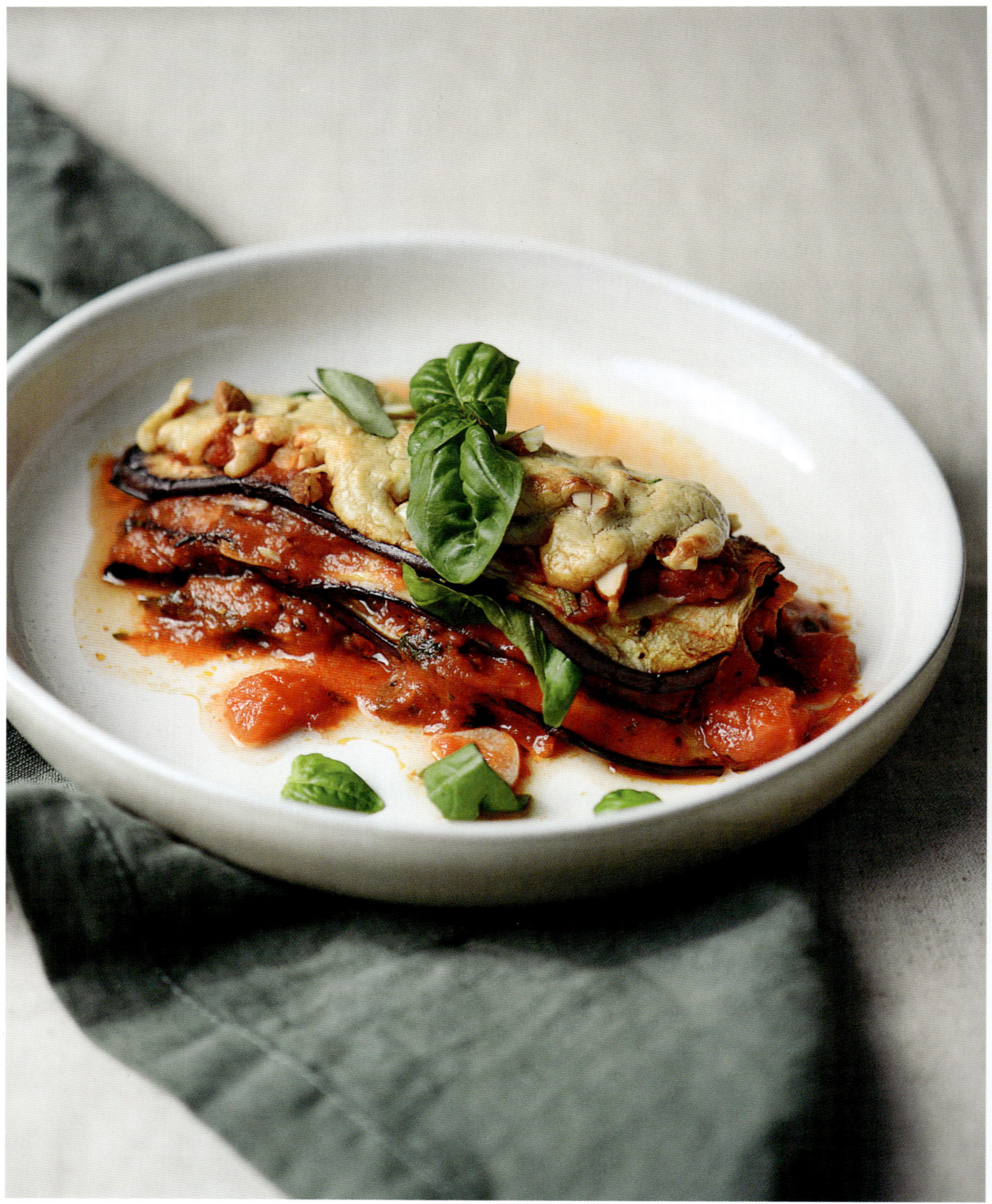

AUBERGINEN-TOMATEN-AUFLAUF

Überrasche deine Gäste mit diesem Auflauf. Ich garantiere dir, sie werden ihn lieben. Da Auberginen zu rund 93 Prozent aus Wasser bestehen, sind sie mit nur 20 Kalorien pro 100 Gramm äußerst kalorienarm und zählen zu den wasserausleitenden Gemüsesorten. Mit den in ihrer dunkelvioletten Schale enthaltenen Vitaminen (B und C) stärken sie darüber hinaus das Immunsystem.

Zubereitungszeit: 50 Minuten
Zutaten für 2 Portionen

2 Auberginen
100 ml Olivenöl
1 Bund frische Kräuter
  (z. B. Rosmarin, Oregano,
  Basilikum)
2 Knoblauchzehen
400 g stückige Tomaten
Salz
Pfeffer
30 g gehackte Cashewkerne
30 g gehackte Mandeln
2 EL Mandelmus

Den Backofen auf 200 °C Ober-/Unterhitze vorheizen.

Die Auberginen waschen und die Enden abschneiden. Anschließend in 0,5 cm dicke Scheiben schneiden, leicht salzen und auf einem Teller beiseitestellen. Nach etwa 10 Minuten die ausgetretene Flüssigkeit abtupfen.

Etwas Olivenöl in einer Pfanne erhitzen. Die Auberginen-Scheiben darin nacheinander von beiden Seiten etwa 5 Minuten goldbraun anbraten. Aus der Pfanne nehmen und auf Küchenpapier abtropfen lassen.

Die Kräuter waschen, trocken tupfen und grob hacken. Den Knoblauch schälen und hacken. In einem Topf 1 EL Olivenöl erhitzen und Knoblauch darin 2–3 Minuten glasig andünsten. Die Tomaten und Kräuter hinzufügen. Mit Salz und Pfeffer würzen und 15 Minuten köcheln lassen.

2 EL Tomatensauce in eine Auflaufform streichen und mit einer Lage Auberginenscheiben bedecken. Nun im Wechsel Tomatensauce und Auberginen schichten, bis alle Zutaten aufgebraucht sind. Mit einer Schicht Tomatensauce abschließen.

Die Cashews und Mandeln über den Auflauf streuen. Mandelmus mit 4 EL Wasser glatt rühren und über dem Auflauf verteilen.

Den Auflauf mit Backpapier abdecken und 20 Minuten in der Mitte des Ofens backen. Anschließend das Backpapier entfernen und weitere 15 Minuten backen, bis der Auflauf goldbraun ist. Nach Wunsch mit Basilikum anrichten.

PEPERONATA MIT QUINOA

Zubereitungszeit: 30 Minuten
Zutaten für 4 Portionen

Für die Quinoa:

250 g Quinoa
Salz
1 Handvoll frische Minze-
   und Petersilienblättchen
6 EL Olivenöl
Pfeffer
Saft von ½ Zitrone

Für die Peperonata:

5 Paprikaschoten
5 gehäutete Tomaten
2 Schalotten
3 Knoblauchzehen
1 Möhre
3 EL Olivenöl
1 Prise gemahlene Kurkuma
Salz
Pfeffer
1 Handvoll frische
   Basilikumblättchen

Die Quinoa nach Packungsanleitung in gesalzenem Wasser kochen und beiseitestellen.

Für die Peperonata die Paprikas waschen, vierteln und die Kerne entfernen. Grob schälen und das Fruchtfleisch in Streifen schneiden. Die Tomaten grob würfeln. Die Schalotten, den Knoblauch und die Möhre schälen und alles in feine Streifen bzw. Scheiben schneiden.

Das Olivenöl in einem Topf erhitzen und die Schalotten, die Möhren und den Knoblauch darin farblos anschwitzen. Nun das Kurkumapulver, die Paprika und die Tomaten zufügen und etwa 10 Minuten leicht köcheln lassen. Mit Salz und Pfeffer abschmecken. Das Basilikum grob hacken und untermischen.

Die Minze- und Petersilienblättchen fein hacken und unter die Quinoa mischen. Das Olivenöl einrühren und mit Salz, Pfeffer und Zitronensaft abschmecken. Mit der Peperonata anrichten.

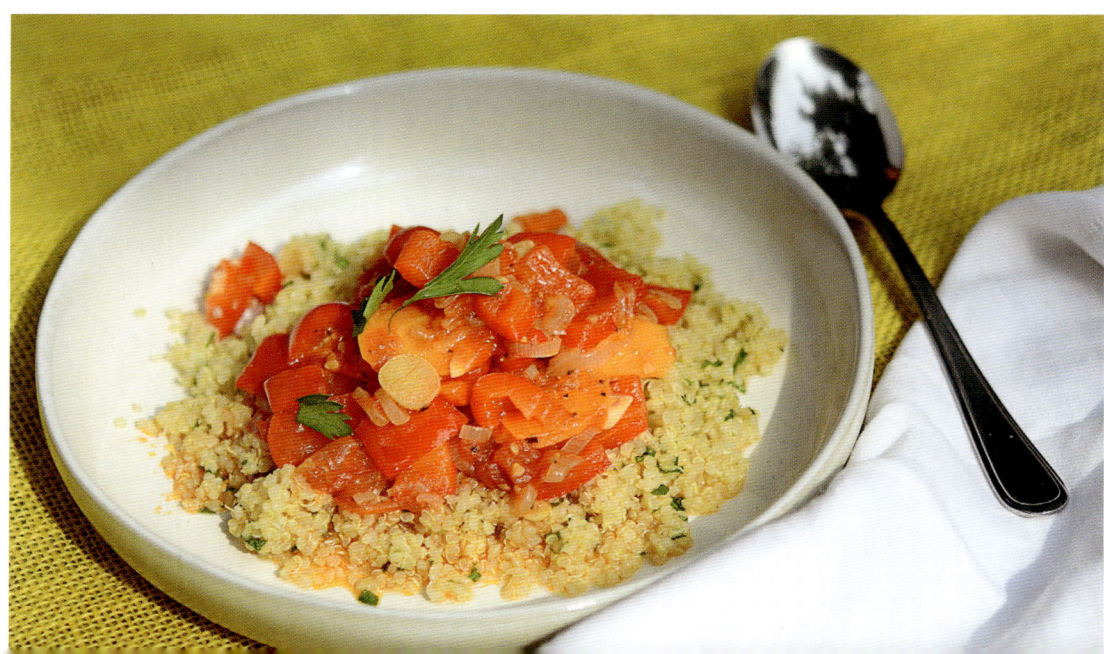

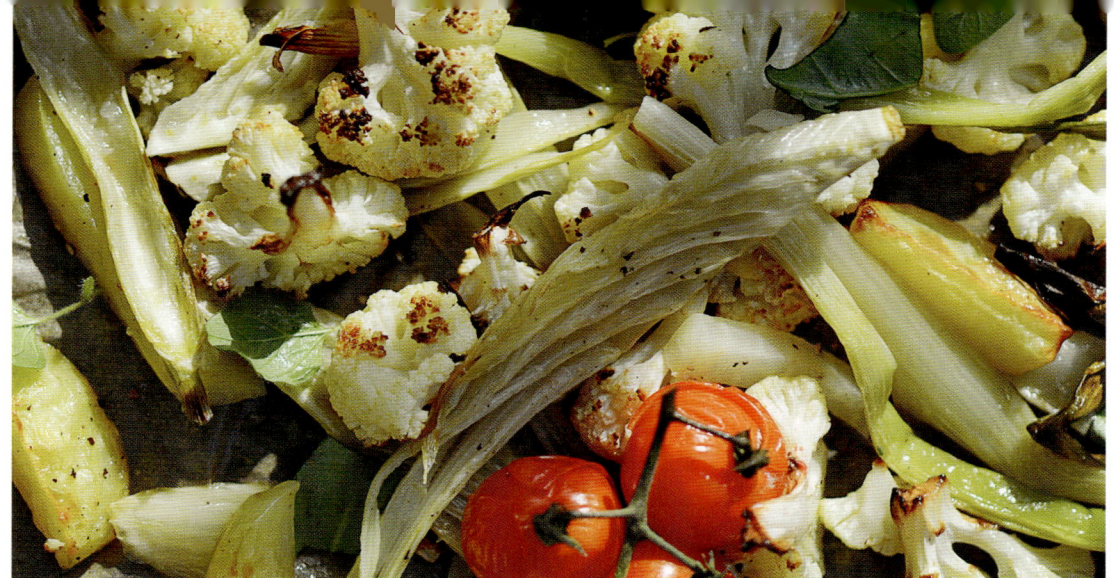

OFENGEMÜSE MIT FENCHEL, KARTOFFELN UND TOMATEN

Dieses Rezept kannst du immer wieder an deine (Gemüse-)Vorlieben anpassen. Wenn du es etwas leichter halten möchtest, dann setze auf Blumenkohl und Fenchel. Beides sind besonders milde Gemüsesorten, die dem Körper bei der Filter- und Ausleitungstätigkeit helfen. Die ätherischen Öle in der Fenchelknolle wirken antibakteriell, unterstützen die Verdauung und stärken den Magen.

Zubereitungszeit: 30 Minuten
Zutaten für 2–3 Portionen

½ Blumenkohl
150 g kleine Kartoffeln
1 kleine Fenchelknolle
2 Frühlingszwiebeln
1 TL Olivenöl
4 EL Gemüsebrühe
50 g Kirschtomaten
Oregano, nach Belieben
    frisch oder getrocknet
Basilikum, nach Belieben
    frisch oder getrocknet
Salz
Pfeffer

Den Backofen auf 160 °C Ober-/Unterhitze vorheizen. Den Blumenkohl putzen, waschen und in Röschen teilen. Die Kartoffeln und die Fenchelknolle gründlich waschen, in schmale Spalten schneiden und in eine feuerfeste Form geben. Die Frühlingszwiebeln putzen, waschen und in Stücke schneiden. Den Blumenkohl und die Frühlingszwiebeln in die Form geben und alles vermengen.

Das Olivenöl mit der Gemüsebrühe verrühren und über das Gemüse geben. Im Ofen 20 bis 25 Minuten garen. Die Kirschtomaten waschen und etwa 5 Minuten vor Ende der Garzeit dazugeben.

Das Ofengemüse mit Oregano, Basilikum, Salz und Pfeffer würzen.

SÜSSKARTOFFEL-TOASTIES MIT LINSENCHILI

Hast du schon mal Süßkartoffelscheiben getoastet? Das funktioniert denkbar einfach und schmeckt richtig lecker. Süßkartoffeln sind reich an Vitamin C und Betacarotin. Das stärkt vor allem unsere Abwehrkräfte und unser Immunsystem. Dazu gibt es ein köstliches Chili mit Kidneybohnen und Linsen. Beide liefern wertvolle Verbindungen aus Eiweißen und komplexen Kohlenhydraten.

Zubereitungszeit: 30 Minuten

Zutaten für 3–4 Portionen

1 große Süßkartoffel
1 große Zwiebel
1 Knoblauchzehe
½ rote Chilischote
350 g Kidneybohnen
   (Konserve oder über Nacht
   eingeweicht)
100 g rote Linsen
1 EL Olivenöl
1 EL Tomatenmark
400 g stückige Tomaten
   (Konserve)
½ TL gemahlene Kurkuma
1 TL Paprikapulver
1 Prise Cayennepfeffer
1 Lorbeerblatt
1 Prise Meersalz
je 1 EL frisch gehackter
   Thymian und Rosmarin
1 TL Kokosblütenzucker
40 g schwarze Oliven
200 ml Gemüsebrühe
Pfeffer
Saft von ½ Limette
1 EL frisch gehackte Petersilie

Die Süßkartoffel schälen und der Länge nach halbieren. Nun 2–3 dicke Scheiben (ähnlich wie Toastscheiben) daraus schneiden. Die übrige Süßkartoffel in grobe Würfel schneiden.

Die Zwiebel und den Knoblauch schälen und fein würfeln. Die Chilischote putzen, waschen und in feine Ringe schneiden. Kidneybohnen in ein Sieb abgießen, mit kaltem Wasser abspülen und abtropfen lassen. Die Linsen waschen und abtropfen lassen.

Das Olivenöl in einem großen Topf erhitzen. Zwiebel und Knoblauch hineingeben und glasig andünsten. Linsen, Süßkartoffelwürfel und Tomatenmark dazugeben und kurz anrösten. Tomaten, alle Gewürze, Kräuter, Chili, Kokosblütenzucker und Oliven zufügen und mit der Gemüsebrühe ablöschen. Alles etwa 15 Minuten köcheln lassen (die Linsen sollten gut durchgegart sein). Kurz vor Garzeitende die Kidneybohnen zufügen und diese weitere 5 Minuten mitköcheln. Das Chili nach Belieben mit Salz, Pfeffer und Limettensaft abschmecken.

Die Süßkartoffelscheiben im Toaster oder unter dem Backofengrill rösten, bis sie weich sind. Anschließend auf Teller legen. Das Linsenchili darübergeben und mit Petersilie bestreut servieren.

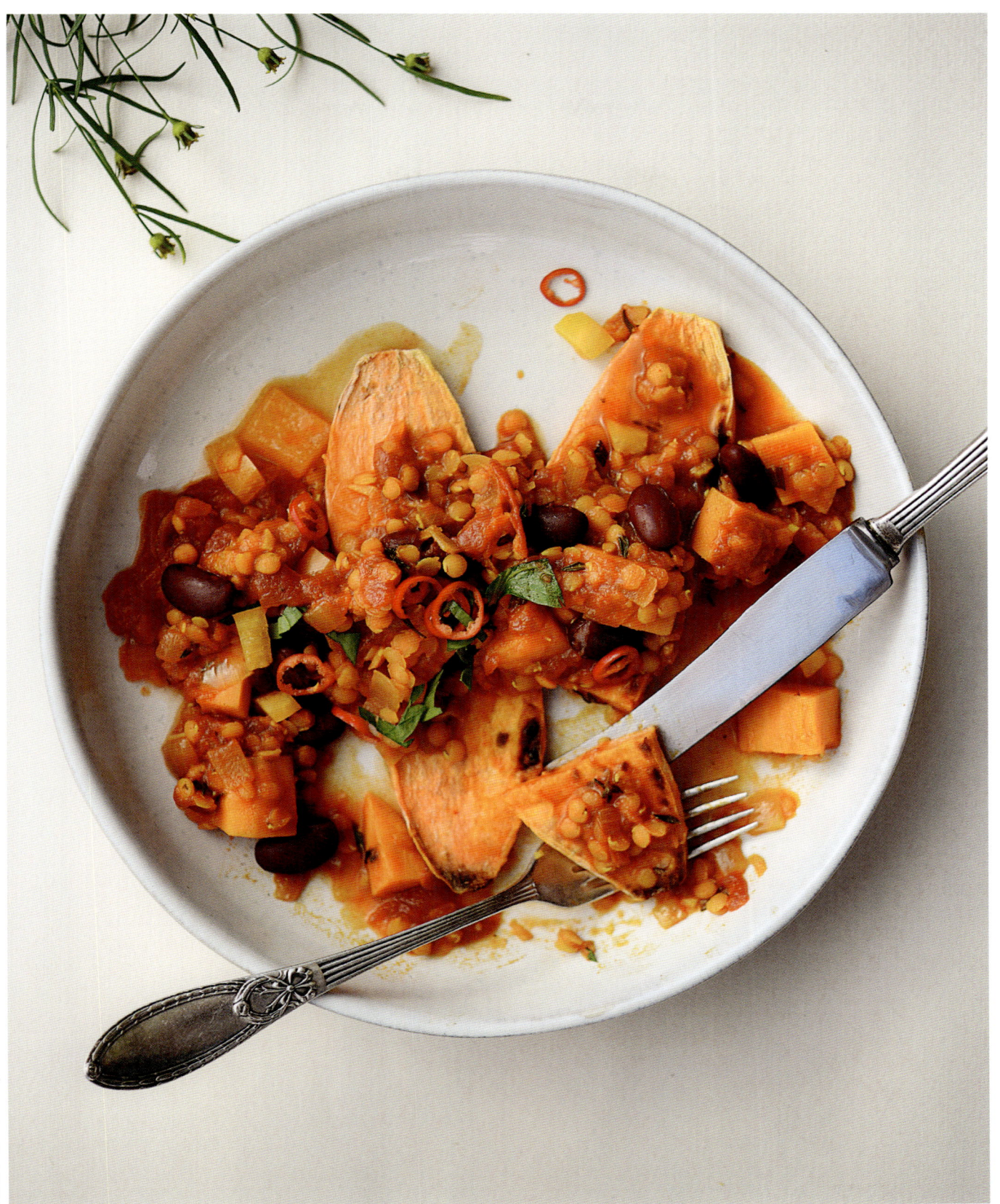

WÜRZIGER GEMÜSETOPF MIT TOFU

Diesen schnellen Gemüsetopf kannst du immer dann zubereiten, wenn wenig Zeit bleibt. Ich variiere ihn mit frischem Gemüse der Saison oder checke meinem Gemüsevorrat im Kühlschrank. So lassen sich die Rezeptzutaten ständig neu anpassen.

Zubereitungszeit: 20 Minuten
Zutaten für 2 Portionen

140 g Tofu
1 EL Kokosöl
4 Frühlingszwiebeln
2 kleine Zucchini
100 ml Gemüsebrühe
100 g Sojasprossen
2 EL Tamari (glutenfreie
   Sojasauce)
Pfeffer

Den Tofu abtupfen und würfeln. Das Kokosöl in einer Pfanne erhitzen und die Tofuwürfel darin rundherum anbraten. Dann herausnehmen und auf Küchenpapier abtropfen lassen.

Die Frühlingszwiebeln putzen, waschen und in 2 bis 3 cm große Stücke schneiden. Die Zucchini waschen, von den Enden befreien und in Scheiben schneiden.

Die Frühlingszwiebeln, die Zucchinischeiben und die Gemüsebrühe in einen Topf geben und etwa 4 Minuten köcheln lassen.

Die Sprossen waschen und abtropfen lassen. Tofu und Sojasprossen kurz zu dem Gemüse geben, mit Tamari und Pfeffer würzen und alles heiß servieren.

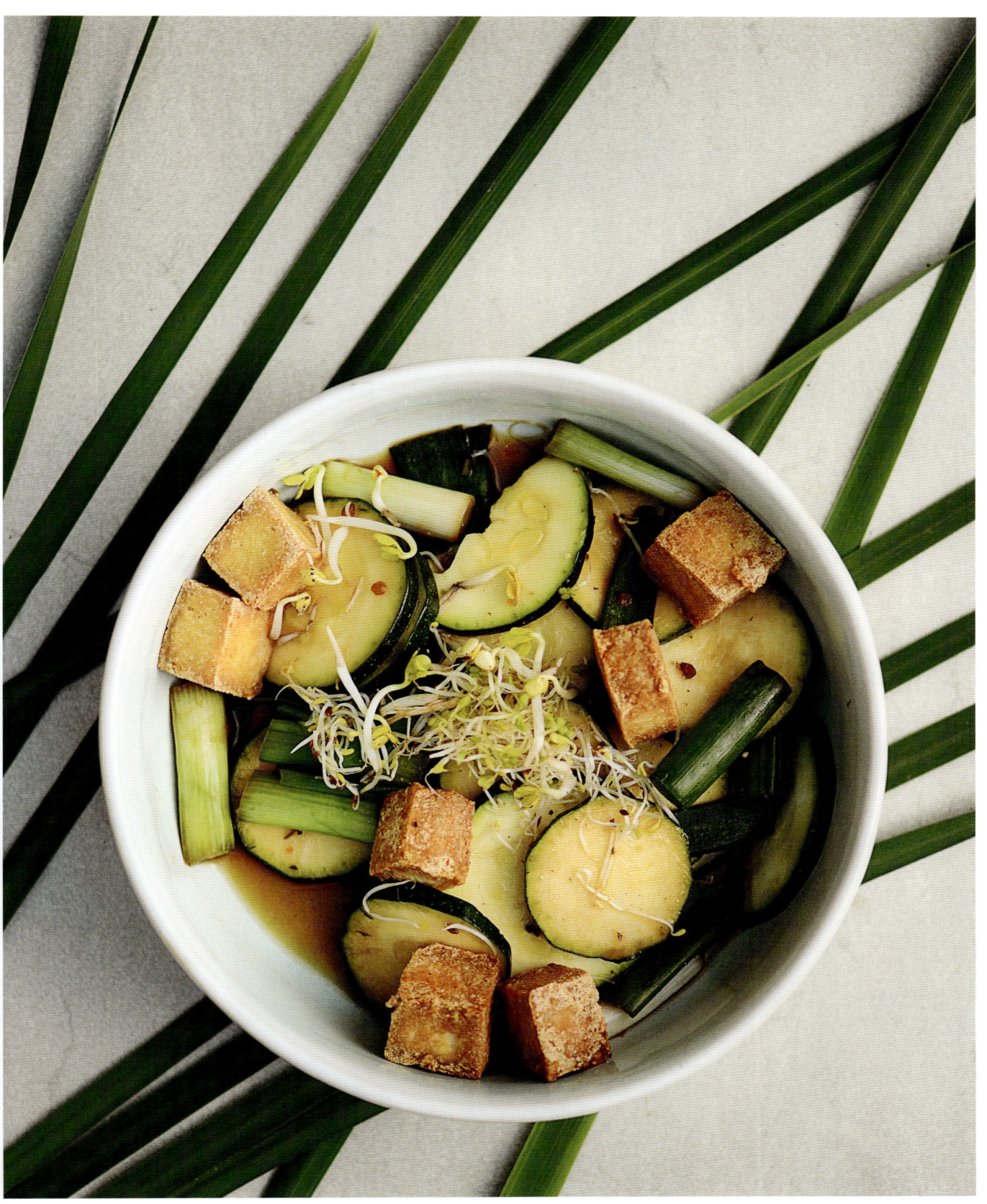

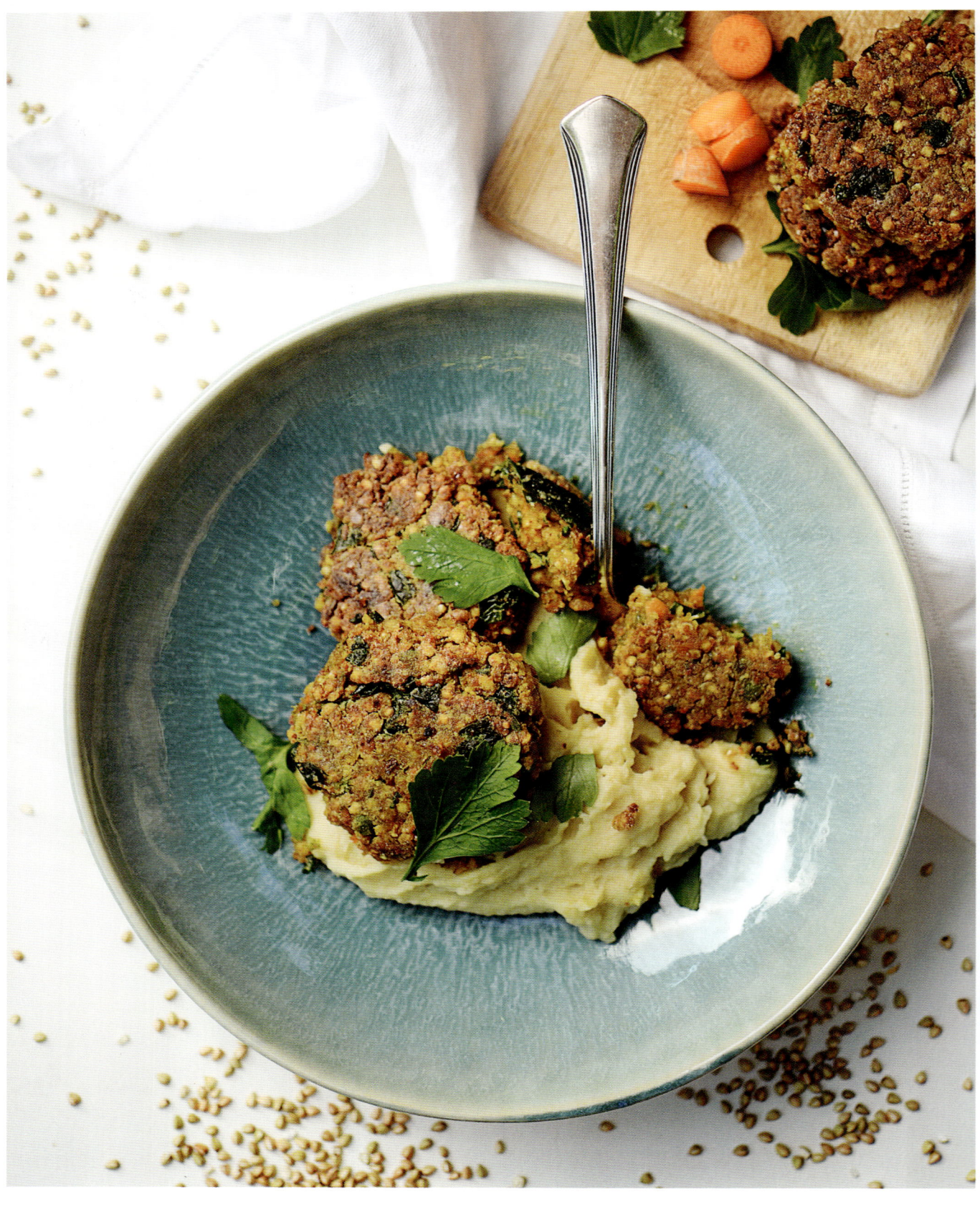

BUCHWEIZENBRATLINGE
MIT SELLERIEPÜREE

Zubereitungszeit: 45 Minuten
Zutaten für 2 Portionen

Für die Buchweizen-
bratlinge:

2 EL Olivenöl
100 g Buchweizen
250 ml Gemüsebrühe
2 kleine Möhren
1 kleine Zwiebel
1 Knoblauchzehe
½ TL gemahlene Kurkuma
½ TL Paprikapulver
½ TL Chilipulver
1 EL mittelscharfer Senf
½ Bund Petersilie
2 EL Erbsen (tiefgefroren,,
   aufgetaut)
2 TL Pfeilwurzelmehl
3–4 EL glutenfreie
   Haferflocken
Salz
Pfeffer
2–3 EL Buchweizenmehl
Olivenöl zum Braten

Für das Selleriepüree:

½ Zwiebel
500 g Knollensellerie
1 Kartoffel
1 Knoblauchzehe
2 EL Olivenöl
100 ml Mandeldrink
150 ml Gemüsebrühe
1 EL Hefeflocken
Salz
frisch geriebene Muskatnuss

Für die Bratlinge 1 EL Olivenöl in einem mittelgroßen Topf erhitzen und den Buchweizen darin leicht andünsten. Mit der Gemüsebrühe ablöschen und zugedeckt etwa 30 Minuten bei schwacher Hitze ausquellen lassen.

In der Zwischenzeit das Selleriepüree zubereiten. Dafür die Zwiebel schälen und in feine Streifen schneiden. Den Sellerie und die Kartoffel schälen, waschen und in kleine Würfel schneiden. Knoblauch schälen und grob hacken. Das Öl einem Topf erhitzen und die Zwiebel kurz andünsten. Sellerie, Kartoffel und Knoblauch zugeben und 2 Minuten unter Rühren braten. Anschließend mit Mandelmilch und Gemüsebrühe ablöschen. Alles etwa 15 Minuten mit Deckel auf mittlerer Hitze garen.

Für die Bratlinge die Möhren putzen, schälen und grob raspeln. Die Zwiebel und den Knoblauch schälen und fein hacken. Das restliche Olivenöl in einer Pfanne erhitzen und Zwiebel, Knoblauch und Möhren unter Rühren darin andünsten. Die Gewürze und Senf zufügen. Die Mischung beiseitestellen.

Die Petersilie waschen, trocken schütteln und grob hacken. Den Buchweizen mit dem gedünsteten Gemüse und den Erbsen in einer Schüssel vermischen. Die Masse mit einem Stabmixer grob pürieren. Petersilie, Pfeilwurzelmehl und Haferflocken untermischen. Mit Salz und Pfeffer abschmecken. Aus der Masse etwa acht Bratlinge formen. Die Bratlinge auf einen mit Buchweizenmehl bestreuten Teller legen.

Die Bratlinge in etwas heißem Olivenöl von beiden Seiten goldgelb braten. Die Sellerie-Kartoffel-Mischung und die Hefeflocken mit einem Stabmixer fein pürieren. Das Selleriepüree mit Salz und Muskatnuss abschmecken. Die Bratlinge mit dem Püree anrichten.

SELLERIE IN PILZ-KRÄUTER-SAUCE

Oftmals wird Sellerie einzig als Suppengemüse verkannt. Schade eigentlich, denn Sellerie ist weitaus mehr als das und hat großes Potential. Mit einem hohen Anteil an Vitamin C und Betacarotin gilt Sellerie als eine hervorragende Antioxidantienquelle. Der besonders hohe Kaliumgehalt wirkt sich positiv auf unsere Ausleitungsorgane aus, hilft überschüssiges Wasser aus dem Gewebe zu entfernen, und schützt die Gesundheit der Leber. Da Sellerie zu einem der kalorienärmsten Gemüsesorten zählt (Sellerie besteht zu 90 Prozent aus Wasser, 100 g haben gerade mal 15 Kalorien), wirkt er unterstützend bei der Gewichtsabnahme, weshalb er sich wunderbar für Entlastungs- und Detox-Tage eignet.

Zubereitungszeit: 30 Minuten
Zutaten für 2 Portionen

Für die Selleriescheiben:
400 g Knollensellerie
Saft und abgeriebene Schale
  von einer ½ Bio-Zitrone

Für die Pilz-Kräuter-Sauce:
400 g Pilze nach Wahl
  (z. B. Champignons)
1 kleine Zwiebel
1 Knoblauchzehe
1–2 EL Olivenöl
1 kleiner Stängel Rosmarin
1 kleiner Stängel Thymian
50 ml Selleriekochwasser
  oder Gemüsebrühe
½ Bund Petersilie
Salz
Pfeffer
frisch geriebene Muskatnuss
125 g Sojasahne

Für die Selleriescheiben den Sellerie schälen und in vier knapp 1 cm dicke Scheiben schneiden. In einen Topf legen, mit Zitronensaft beträufeln und so viel Wasser zufügen, dass die Scheiben gut bedeckt sind. Zitronenschale hineingeben und zum Kochen bringen. Den Sellerie anschließend bei kleiner Hitze in etwa 10 Minuten bissfest garen.

Für die Sauce die Pilze putzen und vierteln. Die Zwiebel und die Knoblauchzehe schälen und würfeln. Das Olivenöl in einer Pfanne erhitzen und die Zwiebel und die Knoblauchzehe darin 2–3 Minuten glasig dünsten. Die Blättchen von Rosmarin und Thymian abstreifen und fein hacken. Pilze, Rosmarin und Thymian zufügen und weitere 2–3 Minuten mitdünsten.

Den Sellerie in ein Sieb abgießen und das Kochwasser auffangen. Die Pilze mit dem Selleriekochwasser (oder Gemüsebrühe) ablöschen. Petersilie waschen, trocken tupfen und grob hacken.

Die Pilz-Kräuter-Mischung mit Salz, Pfeffer und Muskatnuss abschmecken und die Sojasahne einrühren. Die Sauce weitere 2 Minuten köcheln lassen, dann einen Teil der gehackten Petersilie in die Sauce geben. Die Selleriescheiben auf zwei Tellern anrichten und die Sauce darübergießen. Zum Schluss mit der restlichen Petersilie bestreuen.

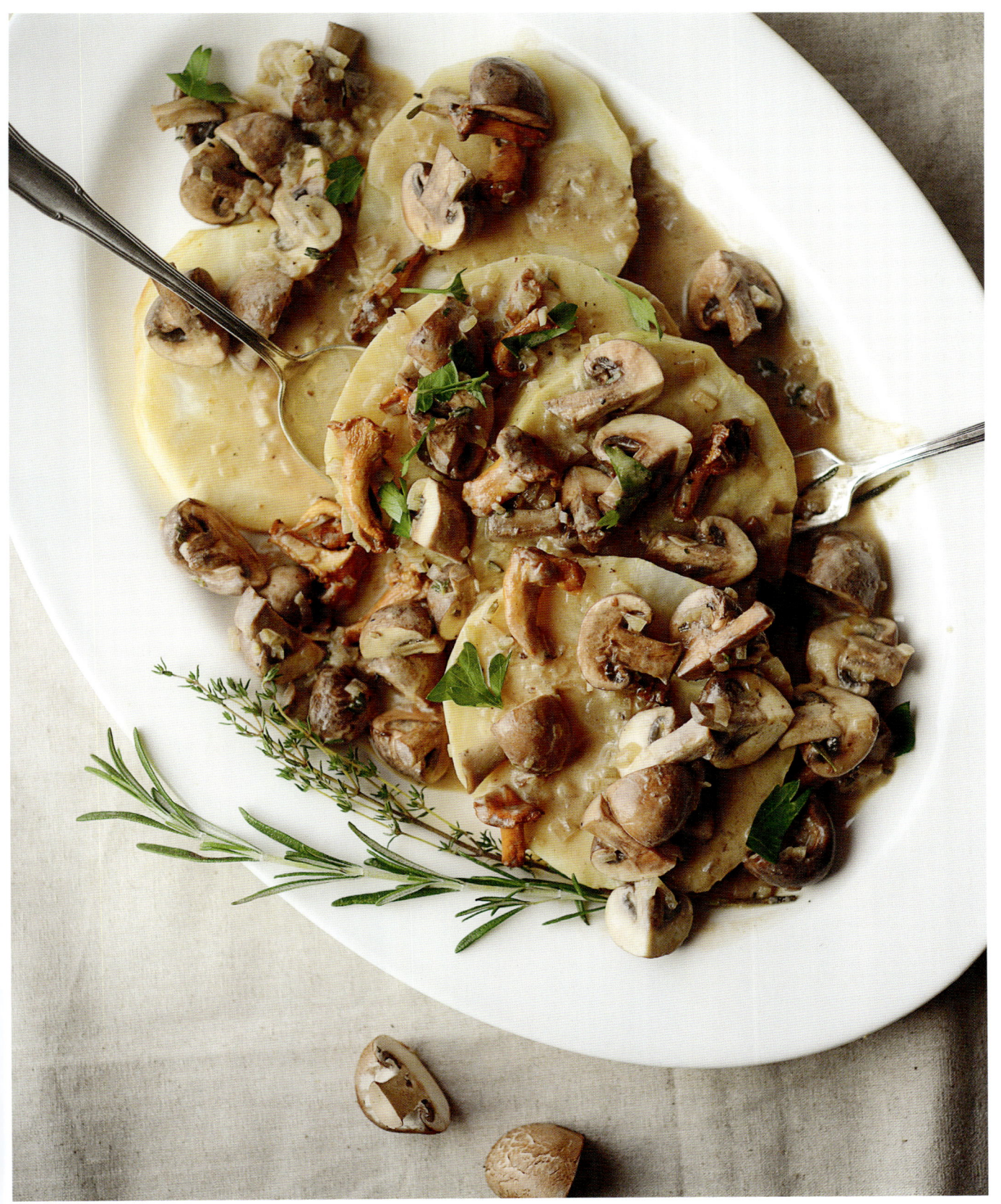

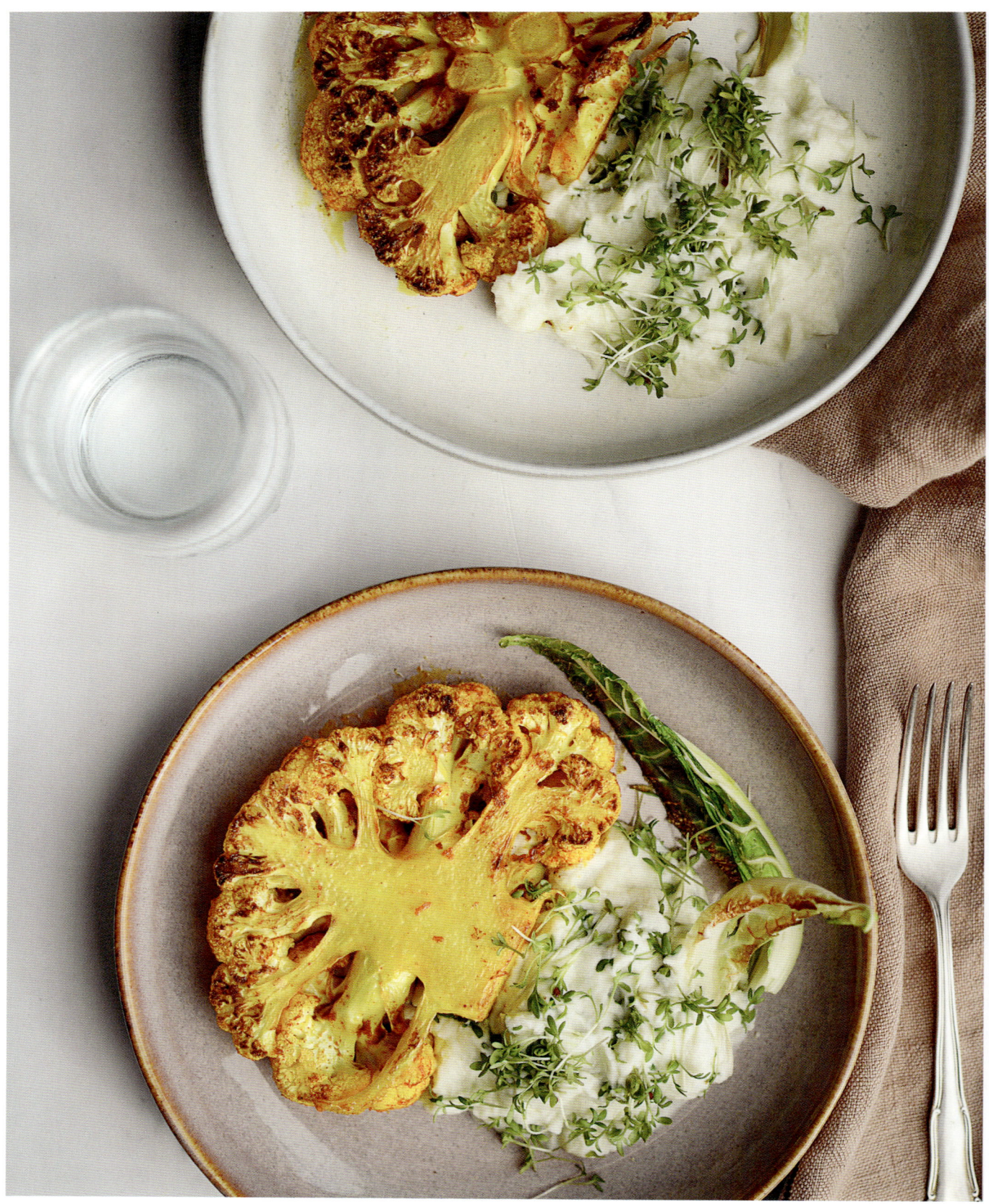

BLUMENKOHLSTEAKS MIT BLUMENKOHL-KRESSE-PÜREE

Zubereitungszeit: 30 Minuten
Zutaten für 2 Portionen

1 mittelgroßer Blumenkohl
1 Knoblauchzehe
½ TL gemahlene Kurkuma
½ TL Paprikapulver
3 EL Olivenöl
Salz
1–2 TL Cashewmus
3 Kästchen Gartenkresse
Pfeffer
frisch geriebene Muskatnuss

Den Blumenkohl putzen und waschen, die äußeren grünen Blätter aufbewahren.

Den Blumenkohl halbieren und die Hälften in der Mitte jeweils noch mal in etwa 2 cm dicke (Steak-)Scheiben schneiden. Den restlichen Blumenkohl in kleine Röschen teilen.

Die Knoblauchzehe schälen und pressen und zusammen mit Kurkuma, Paprika und 1 Esslöffel Olivenöl zu einer Marinade verrühren. Die Blumenkohlsteaks mit der Marinade von beiden Seiten bestreichen.

Die Blumenkohlröschen in Salzwasser 10 bis 15 Minuten bei niedriger Hitze weich garen.

Für die Blumenkohlsteaks 1 Esslöffel Olivenöl in einer Pfanne erhitzen. Die Blumenkohlsteaks darin von beiden Seiten hellbraun anbraten (erst nach dem Braten salzen). Die Blumenkohlsteaks im Backofen bei 50 °C warmhalten.

In der Zwischenzeit das Blumenkohl-Kresse-Püree zubereiten. Dafür die gekochten Blumenkohlröschen abgießen. Cashewmus und restliches Olivenöl dazugeben und mit einem Stabmixer pürieren, bis das Püree cremig ist. Die Kresse vom Beet schneiden und etwa zwei Drittel unter das Püree heben. Das Püree mit Salz, Pfeffer und Muskatnuss abschmecken.

Das Blumenkohlpüree auf zwei Teller verteilen. Die Blumenkohlsteaks sowie restliche Kresse hinzufügen.

BLUMENKOHLWINGS MIT SPICY BARBECUESAUCE

Im Blumenkohl finden sich zahlreiche Mineralstoffe sowie B-Vitamine und Vitamin C. Da das Gemüse zu 90 Prozent aus Wasser besteht und praktisch kein Fett, dafür jedoch zahlreiche Antioxidantien und Nährstoffe enthält, sind Blumenkohlwings der ideale gesunde (Party-)Snack.

Zubereitungszeit: 40 Minuten
Zutaten für 4 Portionen

Für die Blumenkohlwings:

1 kleiner Blumenkohl
2 EL Kichererbsenmehl
1 Prise Weinsteinbackpulver
1 EL flüssiges Kokosöl
½ TL Paprikapulver
½ TL gemahlene Kurkuma
100 ml Mandeldrink
50 g gemahlene Mandeln

Für die Barbecuesauce:

4 EL Tomatenmark
4 TL Tamari (glutenfreie Sojasauce)
4 TL Worcestersauce oder Teriyakisauce
1 TL geräuchertes Paprikapulver
½ TL Knoblauchpulver
¼ TL Chiliflocken
1 TL Kokosblütenzucker

Den Backofen auf 220 °C Ober-/Unterhitze vorheizen. Ein Backblech mit Backpapier auslegen.

Den Blumenkohl putzen, waschen, trocken tupfen und in kleine Röschen teilen.

Kichererbsenmehl, Backpulver, Kokosöl, Gewürze und Mandeldrink zu einem flüssigen Teig verrühren. Die Blumenkohlröschen in den Teig tauchen, abtropfen lassen, anschließend in gemahlenen Mandeln wälzen und nebeneinander auf das Backblech legen. Die Röschen ca. 20 Minuten backen, bis sie goldgelb sind. Nach 10 Minuten einmal wenden.

Inzwischen alle Zutaten für die Sauce in einen kleinen Topf geben, 100 ml Wasser hinzugeben und alles 10 Minuten köcheln lassen.

Sobald der Blumenkohl fertig ist, aus dem Ofen nehmen und jedes Röschen gleichmäßig mit der Barbecuesauce bestreichen.

Die Röschen wieder aufs Backblech legen und weitere 10–15 Minuten backen, bis sie knusprig sind. Die Blumenkohlröschen mit der restlichen Barbecuesauce servieren.

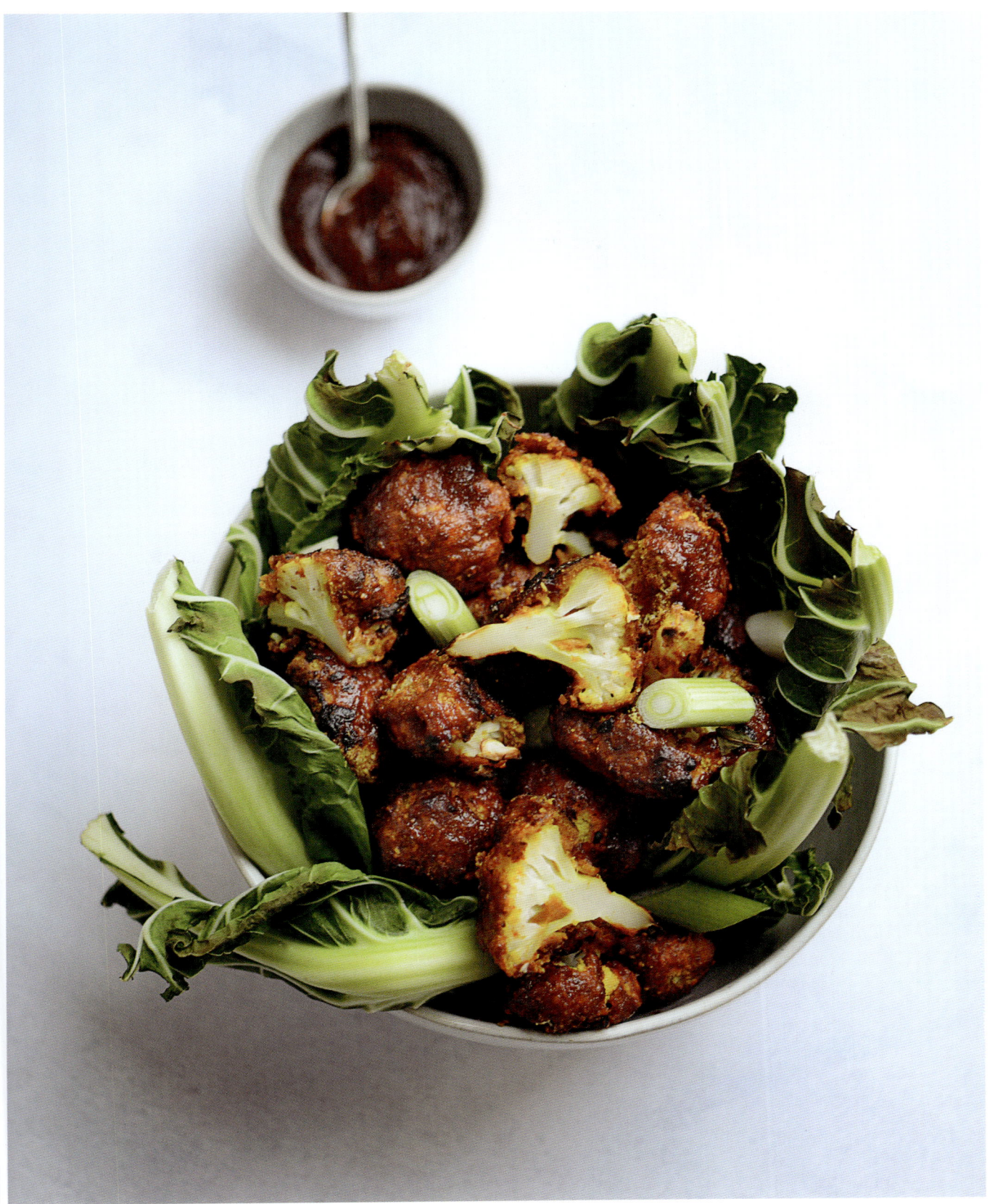

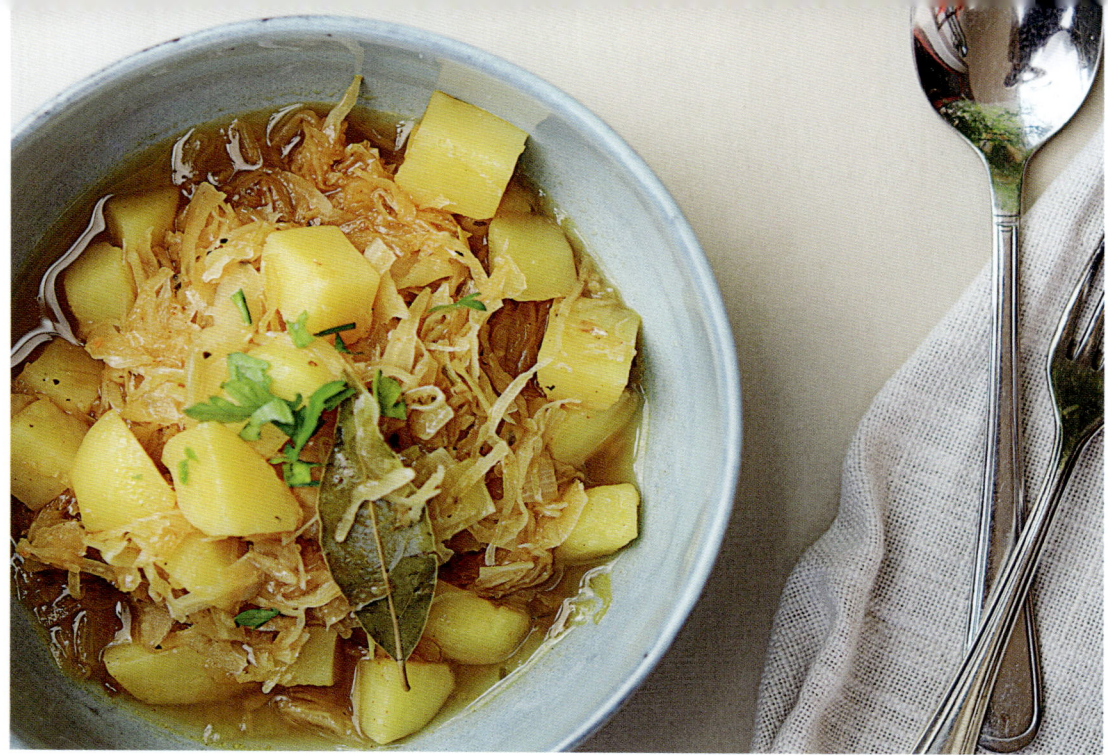

SAUERKRAUTEINTOPF

Sauerkraut liefert zahlreiche Vitamine und Mineralstoffe und fördert gleichzeitig eine gesunde Darmflora. Die wichtigen Milchsäurebakterien, die während des Gärungsprozesses von Sauerkraut entstehen, sorgen für ein intaktes Mikrobiom, was unser heimisches Superkraut zu einem hervorragenden probiotischen Lebensmittel macht.

Zubereitungszeit: 20 Minuten
Zutaten für 2 Portionen

1 Zwiebel
300 g Kartoffeln
1 TL Olivenöl
250 ml Gemüsebrühe
300 g Frischkost-Sauerkraut
1 Lorbeerblatt
Salz
Pfeffer
Paprikapulver

Die Zwiebel schälen und würfeln. Die Kartoffeln schälen, waschen und würfeln. Das Olivenöl in einer beschichteten Pfanne erhitzen und beides darin andünsten. Die Brühe zugeben und zugedeckt 5 Minuten dünsten.

Das Sauerkraut abtropfen lassen und mit dem Lorbeerblatt unter die Kartoffeln mischen. Mit Salz, Pfeffer und Paprikapulver würzen und zugedeckt weitere 10 bis 15 Minuten köcheln lassen.

Den Eintopf nochmals abschmecken und servieren.

BROKKOLI-KOHLRABI-EINTOPF

Zubereitungszeit: 25 Minuten
Zutaten für 4 Portionen

1 Knoblauchzehe
½ frische rote Chilischote
1 Brokkoli
3 Stangen Staudensellerie
1 Kohlrabi
3 EL Olivenöl
1 TL gemahlene Kurkuma
1 TL gelbes Currypulver
800 ml Gemüsebrühe
1 EL Pinienkerne
1 Bund Petersilie
abgeriebene Schale und Saft
    von ½ Bio-Zitrone
Salz
Pfeffer

Den Knoblauch schälen und hacken. Die Chilischote waschen und in feine Ringe schneiden, nach Wunsch mit oder ohne Kerne. Den Brokkoli und die Selleriestangen putzen, waschen und in kleine Stücke schneiden. Den Kohlrabi putzen, schälen und würfeln.

In einem Topf 1 EL Öl erhitzen. Knoblauch, Chilischote, Kohlrabi, Brokkoli und Sellerie darin bei mittlerer Hitze glasig andünsten. Die Gewürze zufügen und 1–2 Minuten anrösten. Die Brühe zugießen und alles etwa 15 Minuten köcheln lassen.

Die Pinienkerne in einer Pfanne ohne Fett anrösten. Die Petersilie waschen, trocken schütteln und die Blättchen grob hacken.

Zum Schluss die Zitronenschale in die Suppe geben und alles mit Zitronensaft, Salz und Pfeffer abschmecken. Die Suppe in Schalen füllen und mit Petersilie und Pinienkernen toppen.

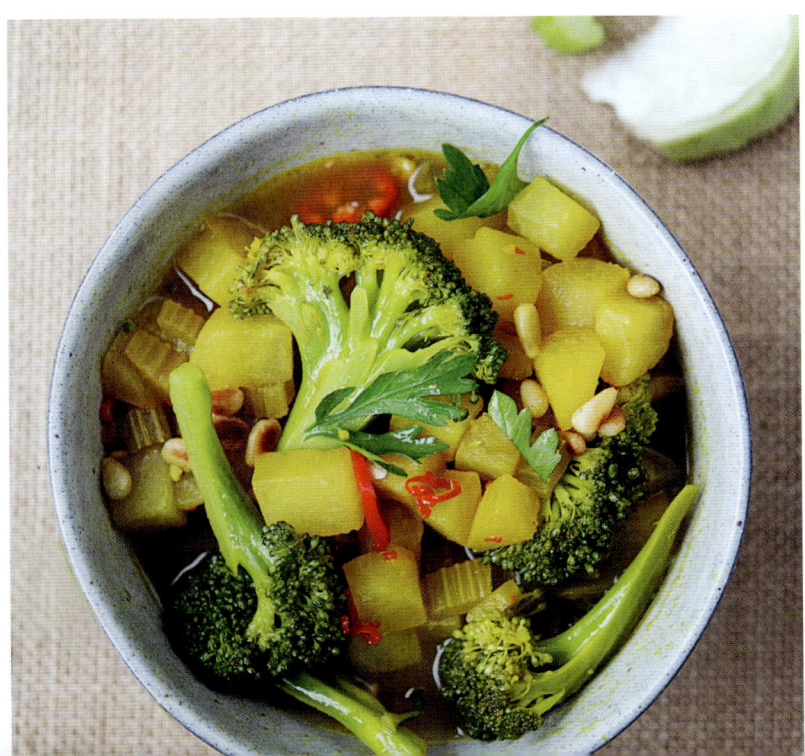

TOMATEN-PILZ-TOPF MIT CASHEWSAHNE

Dieses Gericht kommt bei mir fast wöchentlich auf den Tisch. Es ist ein richtiges Soulfood-Rezept, das der ganzen Familie schmeckt und für gute Laune sorgt. Kichererbsen und Pilze liefern zahlreiche Proteine und erhöhen damit den Spiegel der Hormone, die ein Sättigungsgefühl auslösen.

Zubereitungszeit: 20 Minuten
Zutaten 3–4 Portionen

1 große Zwiebel
1 Knoblauchzehe
200 g Champignons
200 g Kirschtomaten
1–2 EL Olivenöl
½ TL gemahlene Kurkuma
1 TL Tomatenmark
150 ml Gemüsebrühe
1 Glas Kichererbsen
    (230 g Abtropfgewicht)
1 TL getrockneter Majoran
150 ml Cashewsahne
Salz
Pfeffer
1 Spritzer Limettensaft
frischer oder getrockneter
    Koriander oder Petersilie
    nach Belieben

Die Zwiebel und den Knoblauch schälen und fein würfeln. Die Pilze putzen und vierteln. Die Tomaten waschen und halbieren.

Das Olivenöl in einem Topf erhitzen. Die Zwiebel und den Knoblauch kurz anbraten, bis die Zwiebel glasig ist. Kurkuma und Tomatenmark zufügen und 1 weitere Minute mitbraten. Anschließend mit der Gemüsebrühe ablöschen.

Die Kichererbsen in einem Sieb abgießen, mit kaltem Wasser abspülen und abtropfen lassen. Kichererbsen, Pilze, Tomaten, Majoran und Cashewsahne in den Topf geben und alles bei mittlerer Hitze 8 bis 10 Minuten köcheln.

Zum Schluss mit Salz, Pfeffer und Limettensaft abschmecken. Nach Belieben die Kräuter dazugeben.

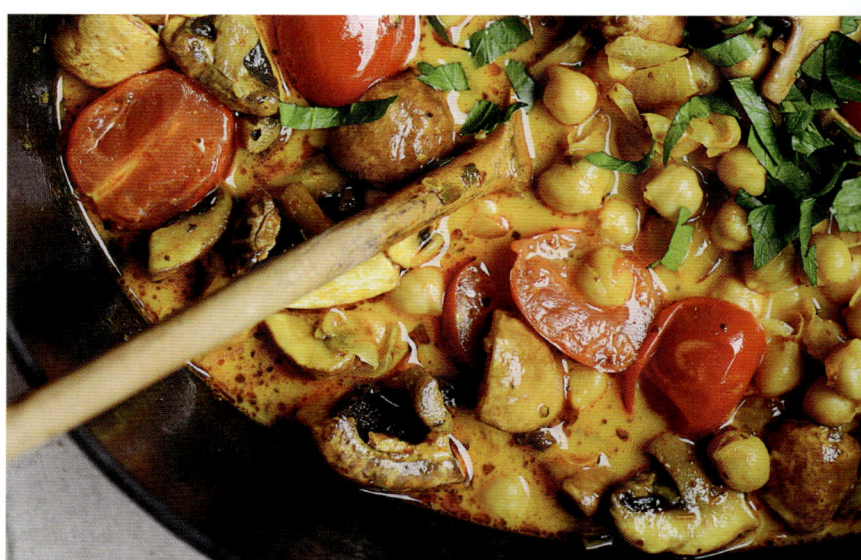

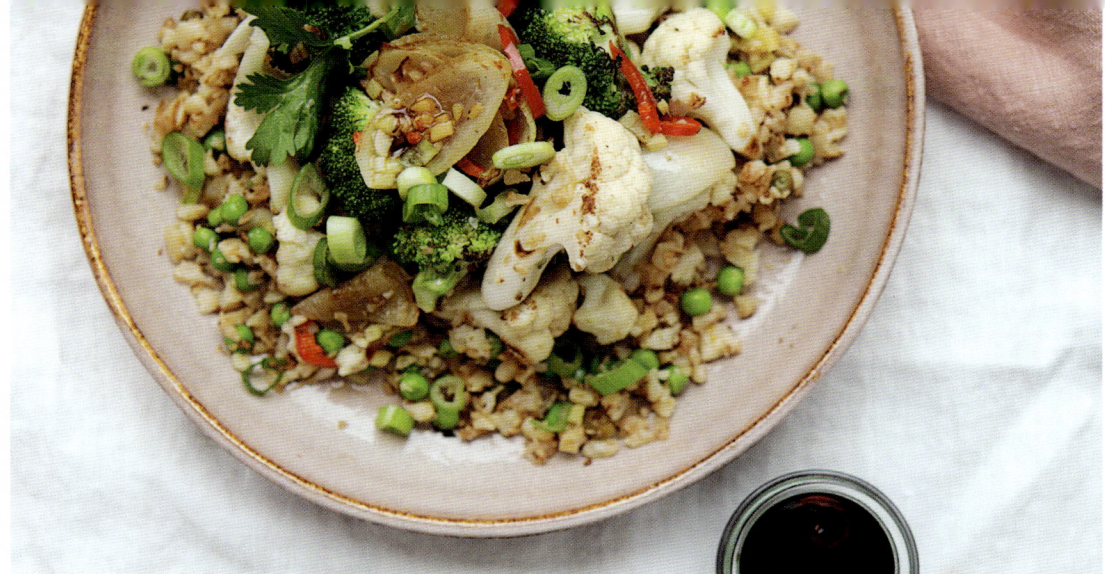

GEBRATENER BLUMENKOHLREIS

Zubereitungszeit: 25 Minuten
Zutaten für 2 Portionen

400 g Blumenkohl
2 EL flüssiges Kokosöl
1 Stück Ingwer (daumengroß)
1 Knoblauchzehe
1 kleine rote Chilischote
1 Zwiebel
2 Frühlingszwiebeln
200 g Brokkoli
150 g Erbsen (tiefgefroren
    oder frisch, ausgepalt)
2 EL kalt gepresstes Sesamöl
Salz
Pfeffer
Sojasauce zum Abschmecken
Saft von ½ Limette
Koriander oder Petersilie
    nach Belieben

Den Blumenkohl putzen, waschen und in Röschen teilen, ein Viertel davon beiseitelegen. Den übrigen Blumenkohl in der Küchenmaschine oder auf einer Gemüsereibe zerkleinern, bis etwa reiskorngroße Stücke entstehen. 1 EL Kokosöl in einer Pfanne erhitzen und den Blumenkohlreis bei mittlerer Hitze etwa 5 Minuten hellbraun anbraten. Anschließend warmhalten.

Ingwer und den Knoblauch schälen, die Chilischote putzen und halbieren. Alles fein hacken. Die Zwiebel schälen und vierteln. Die Frühlingszwiebeln putzen, waschen und in feine Ringe schneiden. Den Brokkoli putzen, waschen und in kleine Röschen schneiden.

Das restliche Kokosöl in einem Wok oder einer Pfanne erhitzen. Knoblauch, Ingwer und Chili darin anbraten. Anschließend Zwiebeln, Brokkoli, Blumenkohlröschen und Erbsen hinzufügen. Alles braten, bis es bissfest ist.

Nun den Blumenkohlreis unterheben, Sesamöl zufügen und kurz weiterbraten. Zum Schluss die Frühlingszwiebeln zufügen. Das Gericht mit Salz, Pfeffer, Sojasauce und Limettensaft abschmecken. Nach Belieben mit Koriander oder Petersilie garnieren.

BRATNUDELN MIT SAISONALEM GEMÜSE UND TOFU

Dieses Rezept beweist, wie einfach und lecker eine gesunde Ernährung sein kann. Bei uns ist es ein Klassiker, den die ganze Familie liebt. Und ganz nebenbei sorgt das saisonale Gemüse für zahlreiche Nährstoffe. Paprikaschoten sind reich an Vitamin C. Außerdem sind in Paprika Flavonoide und Carotinoide vorhanden, die eine antioxidative Wirkung haben.

Zubereitungszeit: 25 Minuten
Zutaten für 2 Portionen

250 g Reisbandnudeln
250 g Tofu
2 Zucchini
1 rote Paprikaschote
3 Frühlingszwiebeln
250 g Zuckerschoten
1–2 Knoblauchzehen
1 rote Chilischote
4 EL Sesamöl
1 Prise 5-Gewürze-Pulver
4 EL Tamari (glutenfreie Sojasauce)
2 EL No-Fish-Sauce
frischer Limettensaft

Die Nudeln nach Packungsanweisung garen. Den Tofu in Würfel schneiden. Das Gemüse putzen und waschen. Die Zucchini in Scheiben, die Paprika in Streifen und die Frühlingszwiebeln in Ringe schneiden. Die Zuckerschoten ganz lassen. Den Knoblauch schälen und hacken. Die Chilischote putzen, waschen und in feine Ringe schneiden.

Das Öl in einem Wok erhitzen. Den Knoblauch, den Chili und die Tofuwürfel hineingeben und mit dem 5-Gewürze-Pulver bestäuben. Alles 3 bis 4 Minuten abraten. Die Tofuwürfel aus dem Wok nehmen und beiseitestellen.

Die abgetropften Nudeln in den Wok geben und 4 bis 5 Minuten braten. Eventuell noch etwas Öl hinzufügen. Die Sojasauce, die No-Fish-Sauce, das ganze Gemüse sowie einen Teil der Frühlingszwiebeln dazugeben. Alles 5 bis 6 Minuten gar dünsten. Zum Schluss die Tofuwürfel unterheben und alles mit Limettensaft abschmecken. Den Wokinhalt auf zwei Teller verteilen und mit den restlichen Frühlingszwiebeln garniert sofort servieren.

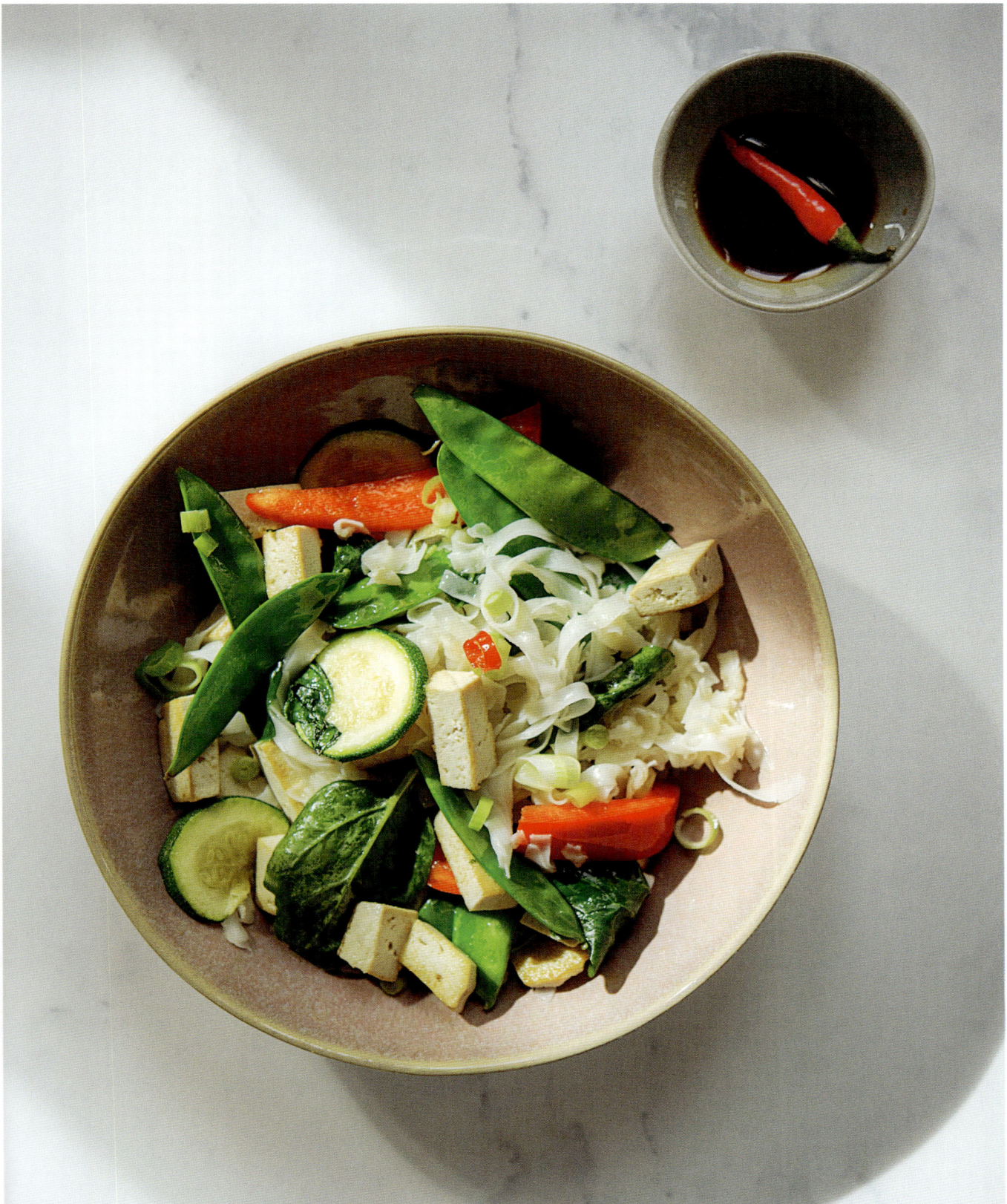

TOMATEN-KOKOS-CURRY

Wenn du Currys auch so sehr liebst wie ich, dann solltest du dieses Rezept probieren. Es gehört zu meinen absoluten Favoriten und ist wahnsinnig köstlich. Das Curry ist nährend, sättigt ohne zu belasten und die vielen guten Gewürze, mit denen es zubereitet ist, stärken dein Immunsystem auf natürliche Weise. Ich bereite das Curry meistens gleich in doppelter Menge zu. Das spart Zeit und schmeckt am zweiten Tag sogar fast noch besser.

Zubereitungszeit: 30 Minuten
Zutaten für 4 Portionen

1 Zwiebel
1 Stück Ingwer (daumengroß)
2 Knoblauchzehen
½ Chilischote
1 EL Kokosöl
1 Prise gemahlene Kurkuma
1 Prise Paprikapulver
1 Dose passierte Tomaten
  (400 g)
1 EL Tomatenmark
100 g rote Linsen
200 ml Kokosmilch
200 g Blattspinat
150 g Kirschtomaten
Meersalz
Saft von 1 Limette
1 Bund Koriander oder ½ Bund
  Petersilie

Die Zwiebel, den Ingwer und die Knoblauchzehen schälen und fein hacken. Chilischote putzen und den Stielansatz abschneiden. Die Kerne entfernen. Die Chilihälfte in feine Streifen schneiden.

Das Kokosöl im Topf erwärmen und die Zwiebel darin glasig dünsten. Anschließend Ingwer und Knoblauch, Chili sowie die Gewürze zufügen und kurz andünsten.

Nun passierte Tomaten und Tomatenmark zufügen. Alles etwa 5 Minuten bei mittlerer Hitze offen einkochen lassen.

Die Linsen kalt abspülen und mit 150 ml Wasser und der Kokosmilch zum Curry geben. Weitere 10 bis 15 Minuten köcheln, bis die Linsen gar sind.

Den Blattspinat verlesen, waschen, abtropfen lassen und grob hacken. Die Kirschtomaten im Ganzen und den Spinat zugeben und weitere 5 bis 7 Minuten köcheln lassen. Achtung: Der Spinat sollte nicht verkochen!

Das Curry mit etwas Meersalz, Limettensaft und Koriander oder Petersilie abschmecken.

Mein Tipp: Da das Curry am zweiten Tag fast noch besser schmeckt, empfehle ich es gleich in doppelter Menge zuzubereiten.

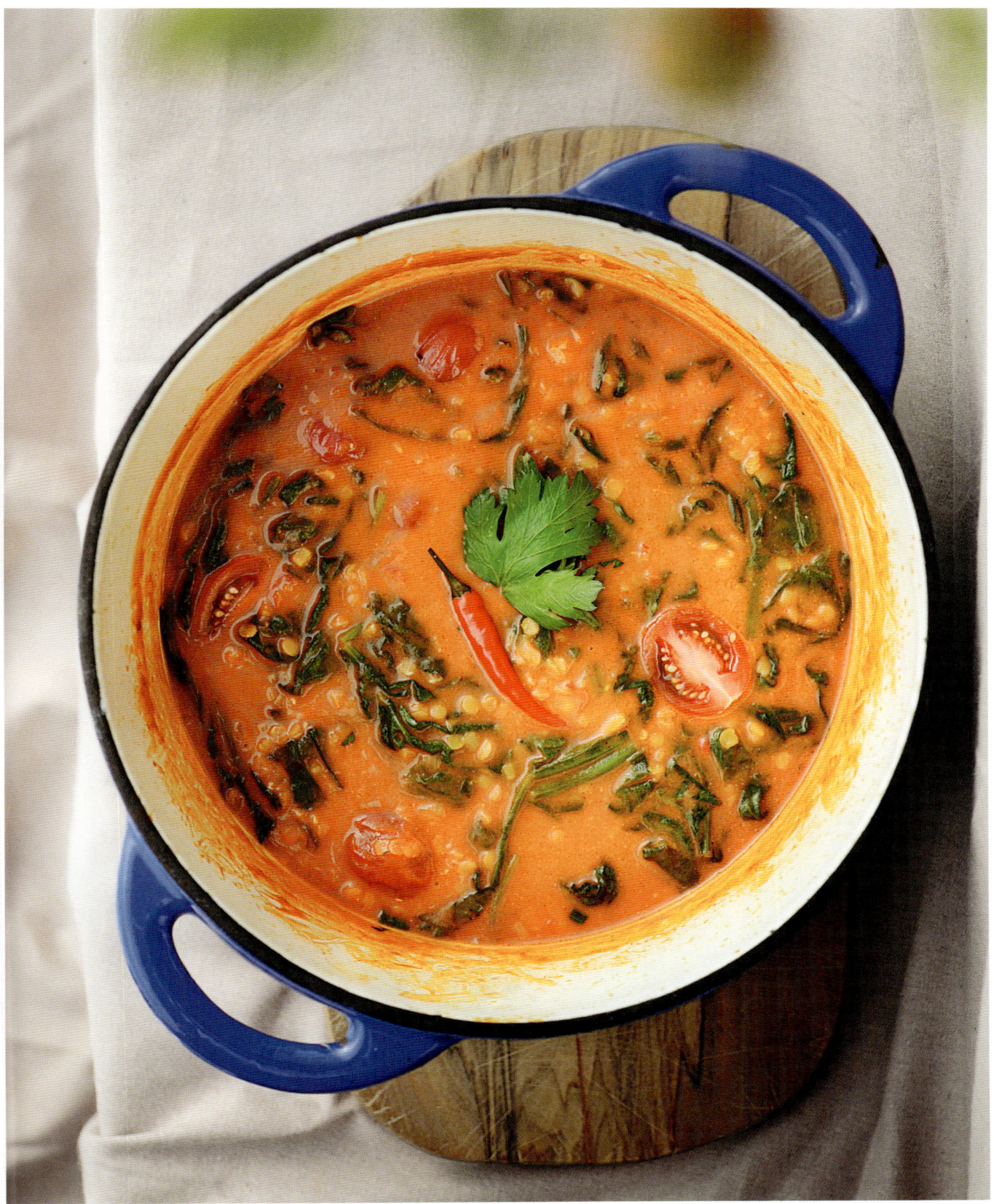

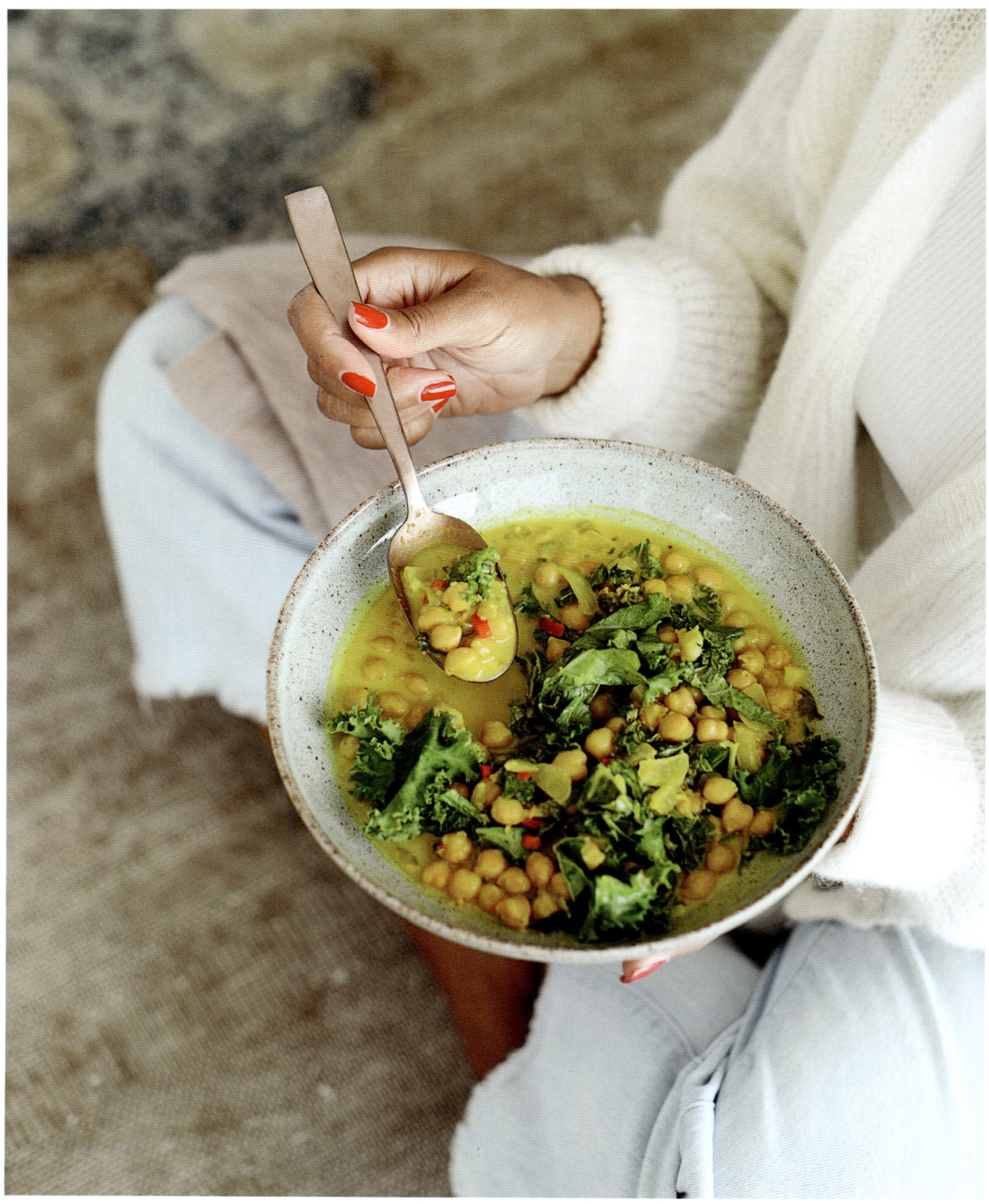

GRÜNKOHL-DETOX-EINTOPF

Dieses Rezept gehört zu meinen großen Favoriten in jeglicher Hinsicht. Zum einen ist es äußerst schnell zubereitet und wahnsinnig köstlich. Zum anderen ist es aufgrund seiner Zutaten ein wunderbarer Energielieferant. Kichererbsen sind reich an Proteinen und liefern viele Ballaststoffe. Damit halten sie den Blutzuckerspiegel stabil und sättigen gut. Grünkohl stärkt das Immunsystem und gilt als natürliches Antioxidans gegen Zellschäden und freie Radikale. Die im Kohl enthaltenen sekundären Pflanzenstoffe und Omega-3-Fettsäuren beugen stillen Entzündungen vor. Bereits 100 g Grünkohl (roh verzehrt) decken den empfohlenen Tagesbedarf an Vitamin C. Alles in allem also eine runde Sache, wie ich finde.

Zubereitungszeit: 20 Minuten
Zutaten für 3–4 Portionen

1 Zwiebel
4 Knoblauchzehen
1 Stück Ingwer (daumengroß)
1 rote Chilischote
6–7 Grünkohlblätter,
   alternativ Wirsing
1 Glas Kichererbsen
   (230 g Abtropfgewicht)
2 EL Kokosöl
1 TL gemahlene Kurkuma
2 TL Currypulver
400 ml Gemüsebrühe
200 ml Kokosmilch
1 Prise Salz
1 Prise Cayennepfeffer
Limettensaft

Die Zwiebel, den Knoblauch und den Ingwer schälen und in kleine Würfel schneiden. Die Chilischote halbieren, waschen und hacken. Den Grünkohl waschen, die Blattrippen entfernen und die Blätter grob hacken. Die Kichererbsen in ein Sieb abgießen, mit kaltem Wasser abspülen und abtropfen lassen.

Das Kokosöl in einem Topf erhitzen. Die Zwiebeln zufügen und glasig andünsten. Knoblauch, Ingwer und Chili zufügen und 2 Minuten weiterbraten. Anschließend die Gewürze, Kichererbsen, Gemüsebrühe und Kokosmilch zufügen und einmal kurz aufkochen.

Die Grünkohlblätter zufügen, die Temperatur reduzieren und alles 10 Minuten einköcheln lassen. Zum Schluss mit Salz und Cayennepfeffer würzen und nach Belieben mit Limettensaft abschmecken.

GUTE-LAUNE-CURRY MIT ERBSEN

Wer Eintöpfe langweilig findet, hat diesen noch nicht probiert. Das Kartoffel-Erbsen-Curry ist schnell zubereitet und unglaublich lecker. Gekocht ist es mit vielen Kräutern und Gewürzen wie Ingwer, Kurkuma und Chili, denen eine heilende und antientzündliche Wirkung auf unseren Organismus nachgesagt wird. Zusätzlich helfen diese Gewürze, unseren Stoffwechsel auf natürliche Weise anzukurbeln, was die Entgiftung unterstützt. Die leuchtend gelbe Farbe sorgt ihrerseits für gute Laune auf dem Teller. Das Auge isst schließlich mit, richtig?

Zubereitungszeit: 25 Minuten
Zutaten für 4 Portionen

1 kg neue Kartoffeln
1 Stück Ingwer (daumengroß)
1 kleine rote Chilischote
1 Knoblauchzehe
1 kleine Zwiebel
1 EL Kokosöl
1 Prise gemahlene Kurkuma
2 EL Madras-Currypulver
500 ml Gemüsebrühe
300 g Erbsen (tiefgefroren
    oder frisch, gepalt)
200 ml Kokosmilch
Salz
Pfeffer
Limettensaft
½ Bund Petersilie, gehackt

Die Kartoffeln schälen, waschen und halbieren. Den Ingwer schälen und hacken. Die Chilischote waschen, putzen, in Streifen schneiden oder ebenfalls hacken. Den Knoblauch und die Zwiebel schälen und in Würfel schneiden.

Das Kokosöl in einem Topf erwärmen. Die Zwiebeln und den Knoblauch zugeben und glasig dünsten. Die Gewürze dazugeben und 2–3 Minuten anrösten. Ingwer und Chili zugeben und alles mit der Gemüsebrühe ablöschen.

Die Kartoffeln hineingeben und etwa 15 Minuten gar kochen. Kurz vor Garzeitende die Erbsen und die Kokosmilch zufügen und alles mit Salz, Pfeffer, Limettensaft und Petersilie abschmecken.

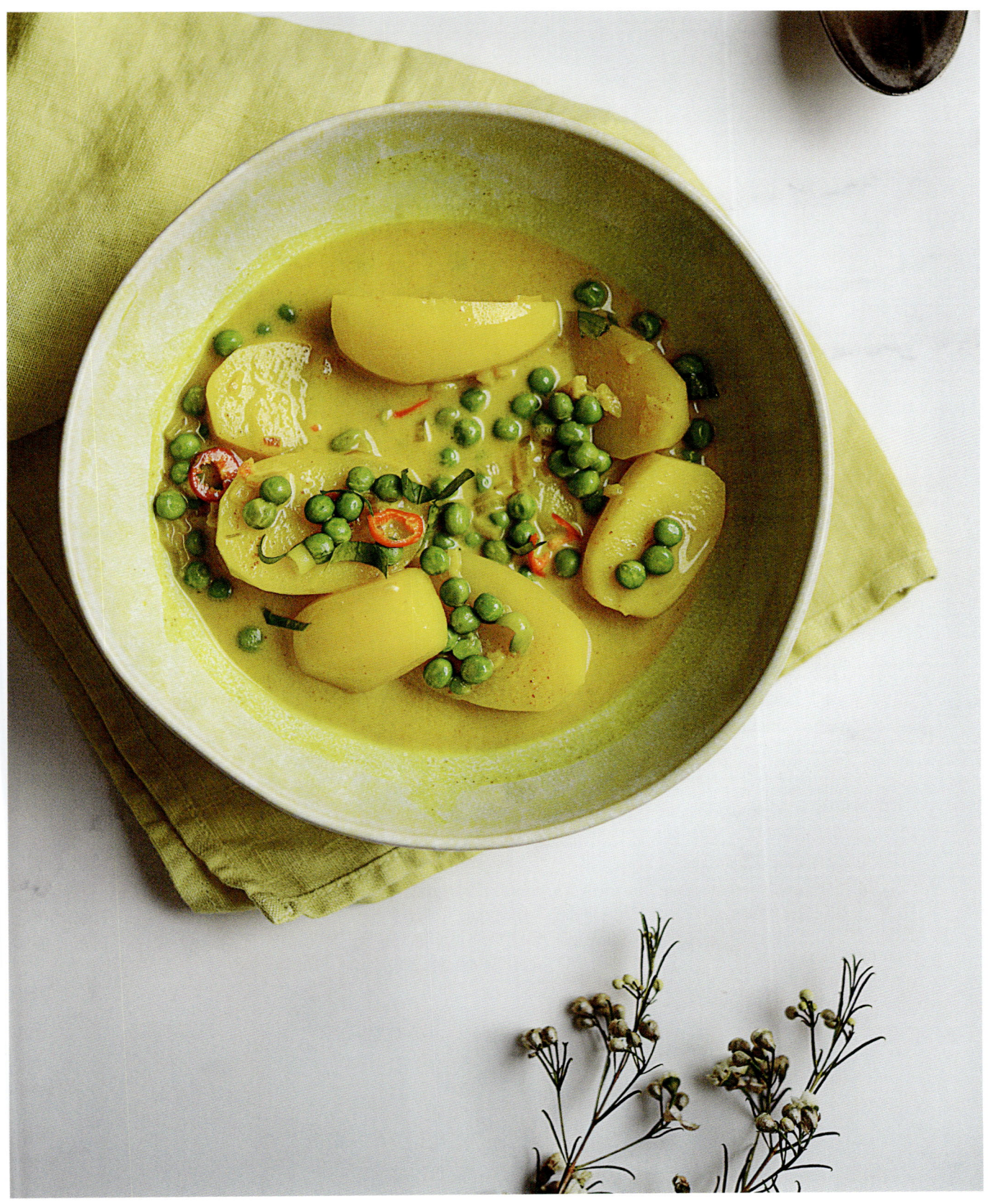

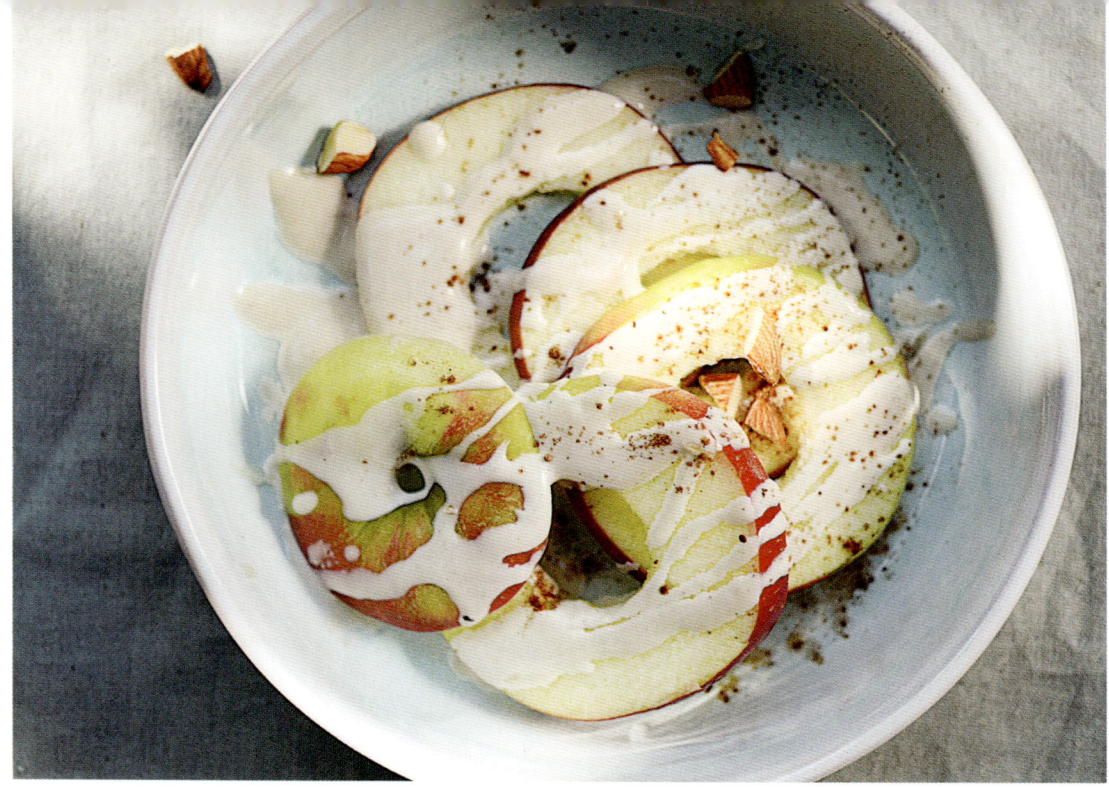

APFELRINGE MIT MANDELMUS

Wenn dich mal wieder die Lust auf Süßes überkommt, dann probiere diesen einfachen Snack für zwischendurch. Äpfel stecken voller gesunder Polyphenole und Vitamin C und sind damit antioxidativ. Der in Äpfeln enthaltene Ballaststoff Pektin sättigt und hilft, den Blutzucker zu stabilisieren. Mandeln sind sehr eiweißreich. Über eine ausreichende Eiweißzufuhr wird die Lust auf Süßes gehemmt. Alles in allem ist dieses Rezept der perfekte Snack für zwischendurch.

Zubereitungszeit: 5 Minuten
Zutaten für 1 Portion

1 Apfel
1 TL Mandelmus
1 Prise Naturally Good Rise & Shine Gewürz oder Zimt
1 TL gehackte Mandeln

Den Apfel waschen, das Kerngehäuse herausstechen und den Apfel quer in 1 cm dicke Ringe schneiden. Anrichten, mit Mandelmus, die gehackten Mandeln und Rise & Shine Gewürz oder Zimt darüberstreuen.

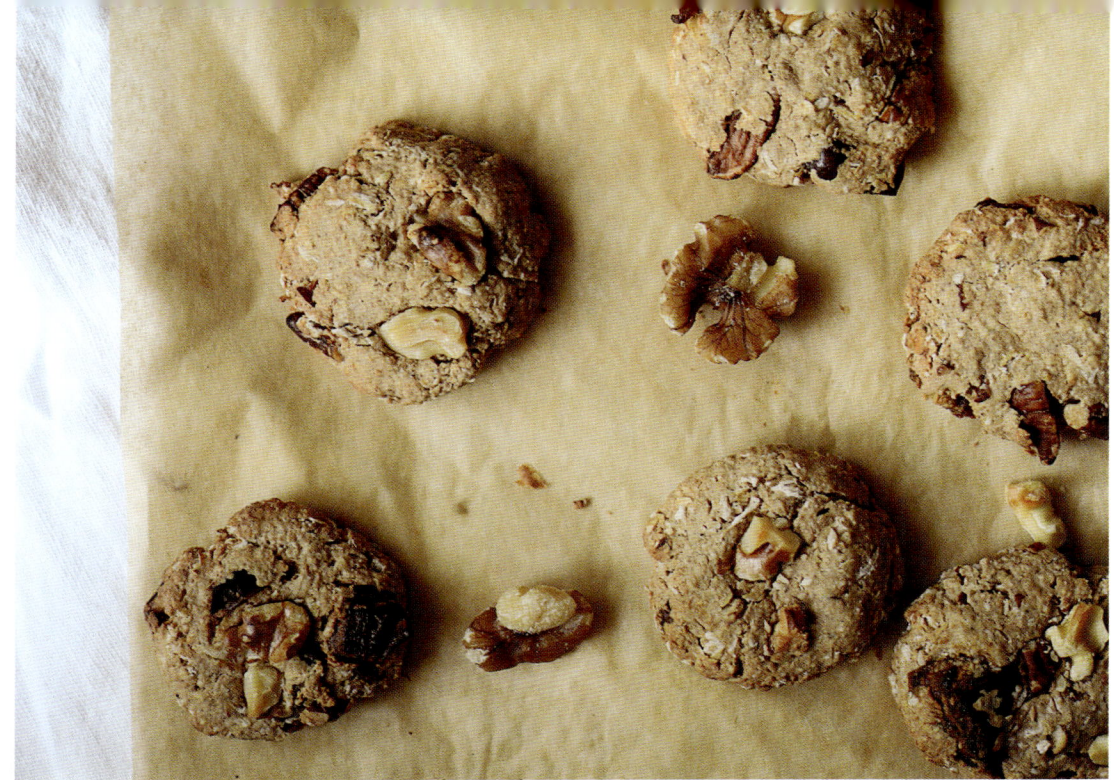

GESUNDE HAFERCOOKIES

Zubereitungszeit: 25 Minuten
Zutaten für 8–10 Stück

140 g gemahlene glutenfreie
   Haferflocken
1 TL gemahlener Zimt
½ TL Weinsteinbackpulver
1 Prise Meersalz
20 g Walnusskerne
30 g Kokosöl
60 ml Mandelmilch
2 EL Ahornsirup
80 g kernige glutenfreie
   Haferflocken
2–3 Medjool-Datteln

Den Backofen auf 175 °C Ober-/Unterhitze vorheizen. Ein Backblech mit Backpapier belegen.

Gemahlene Haferflocken mit Zimt, Backpulver und Salz mischen und beiseitestellen.

Die Walnusskerne grob hacken und beiseitestellen. Das Kokosöl in einem Topf zerlassen. Mandelmilch und Ahornsirup in eine Schüssel geben und das flüssige Kokosöl einrühren.

Die Medjool-Datteln mit einem Messer grob hacken. Datteln, beiseitegestellte Haferflocken, kernige Haferflocken und gehackte Walnusskerne unter den Teig heben. Nun aus dem Teig Cookies formen, diese auf das Backblech legen und im Ofen 10 bis 15 Minuten hellbraun backen.

DETOX-BEAUTY-CRÊPES MIT PFIRSICHKOMPOTT

Zubereitungszeit: 30 Minuten
Zutaten für 6–8 Crêpes

Für die Crêpes:

140 g Hafermehl oder
   gemahlene Haferflocken
1 Prise Meersalz
1 Prise gemahlene Kurkuma
2 EL Reismehl
1 EL gemahlene Leinsamen
1 TL zerlassenes Kokosöl
125 ml Mineralwasser
   mit Kohlensäure
200 ml Pflanzendrink
   (z. B. Mandel)
Kokosöl zum Ausbacken

Für das Pfirsichkompott:

4 reife Pfirsiche
1 Prise Zimt

Für die Crêpes alle Zutaten mit dem Handmixer verrühren und ca. 15 Minuten beiseitestellen. Falls der Teig zu dickflüssig sein sollte, noch etwas Wasser zugeben.

In der Zwischenzeit die Pfirsiche waschen, halbieren, vom Stein befreien und in kleine gleichmäßige Stücke schneiden. Die Pfirsichstücke in einen Topf geben und 50 ml Wasser dazugeben. Zimt zufügen und alles etwa 15 Minuten bei mittlerer Hitze zu Kompott einköcheln lassen.

Kokosöl in einer beschichteten Pfanne erhitzen. Einen Schöpflöffel Teig hineingießen und die Pfanne dabei leicht schräghalten, damit sich der Teig schön dünn verteilt. Die Crêpe nach 2 bis 3 Minuten wenden und gut ausbacken, anschließend warmhalten. Diesen Vorgang wiederholen, bis der Teig aufgebraucht ist.

Die Crêpes mit warmen Pfirsichkompott servieren.

Mein Tipp: Bereite das Kompott in größerer Menge zu und genieße es auf Brot oder zu deinem Porridge.

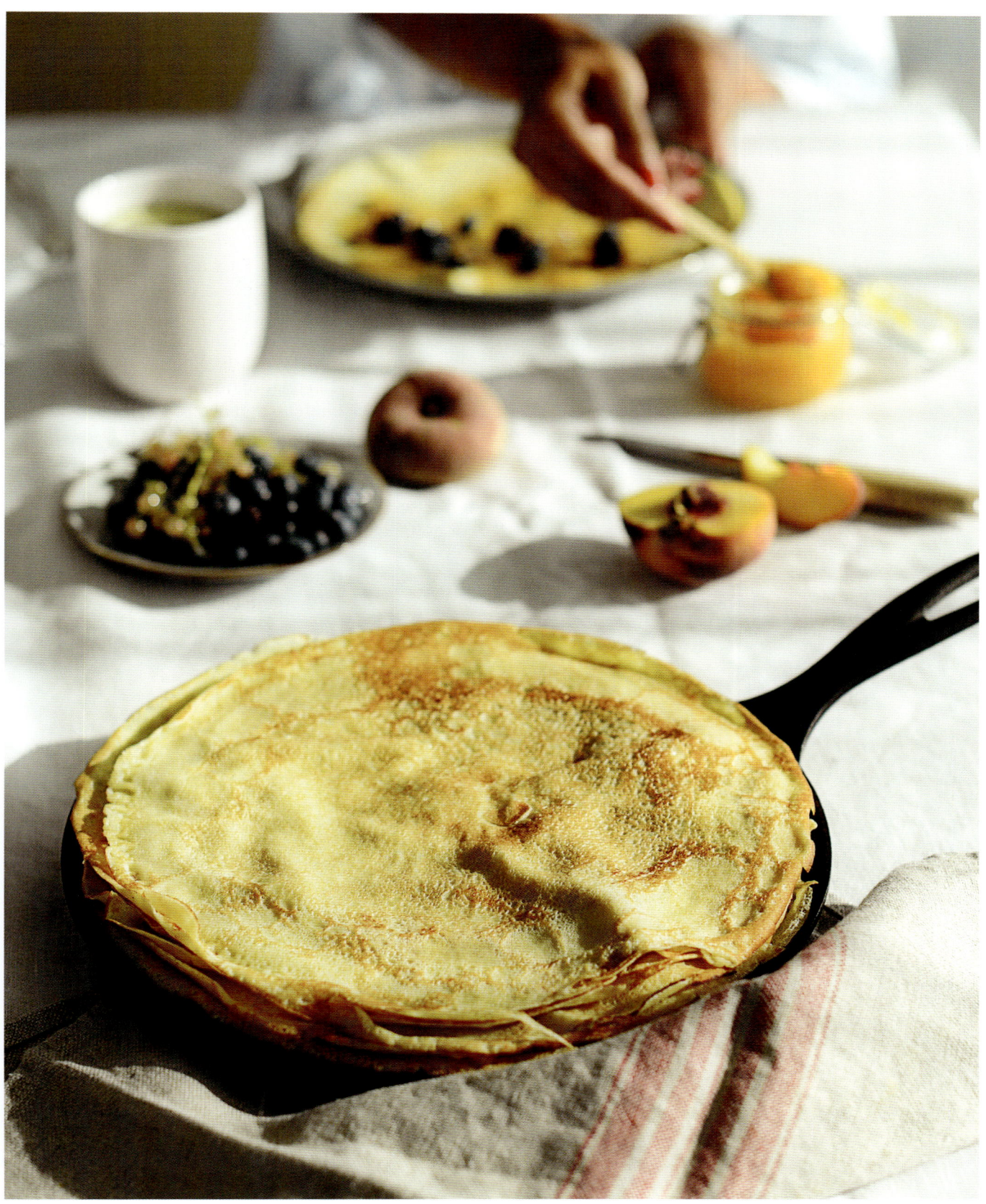

CHIA-SCHOKOLADEN-MOUSSE

Schokolade macht glücklich, und diese köstliche Mousse gleich in mehrfacher Hinsicht. Und gewiss wird niemand vermuten, dass dieser köstliche Pudding aus reinen und gesunden Zutaten besteht. Rohkakao liefert zahlreiche Mineralstoffe und ist aufgrund seiner antioxidativen Eigenschaften ein wahres Superfood. Chiasamen schmeicheln der Darmgesundheit und besitzen einen besonders hohen Eiweißgehalt. So wird die Chia-Schokoladen-Mousse zum gesunden Superfood-Snack.

Zubereitungszeit:
10 Minuten + Kühlzeit
Zutaten für 4 Portionen

50 g Bio-Chiasamen
20 g Rohkakaopulver
1 EL Naturally Good Rise &
   Shine Gewürz oder Zimt
25 g Bio-Mandelmus
250 ml Mandeldrink (oder
   Pflanzendrink nach Wahl)
Kakaonibs
1 Handvoll Beeren
Minzeblätter

Die Chiasamen in die Küchenmaschine geben und zu Mehl zerkleinern.

Kakao, Gewürz, Mandelmus und Mandeldrink zufügen und alles zu einer glatten Masse pürieren. Den Pudding auf 4 kleine Gläser aufteilen und 1–2 Stunden kühl stellen.

Vor dem Servieren mit Kakaonibs, Beeren und Minze garnieren.

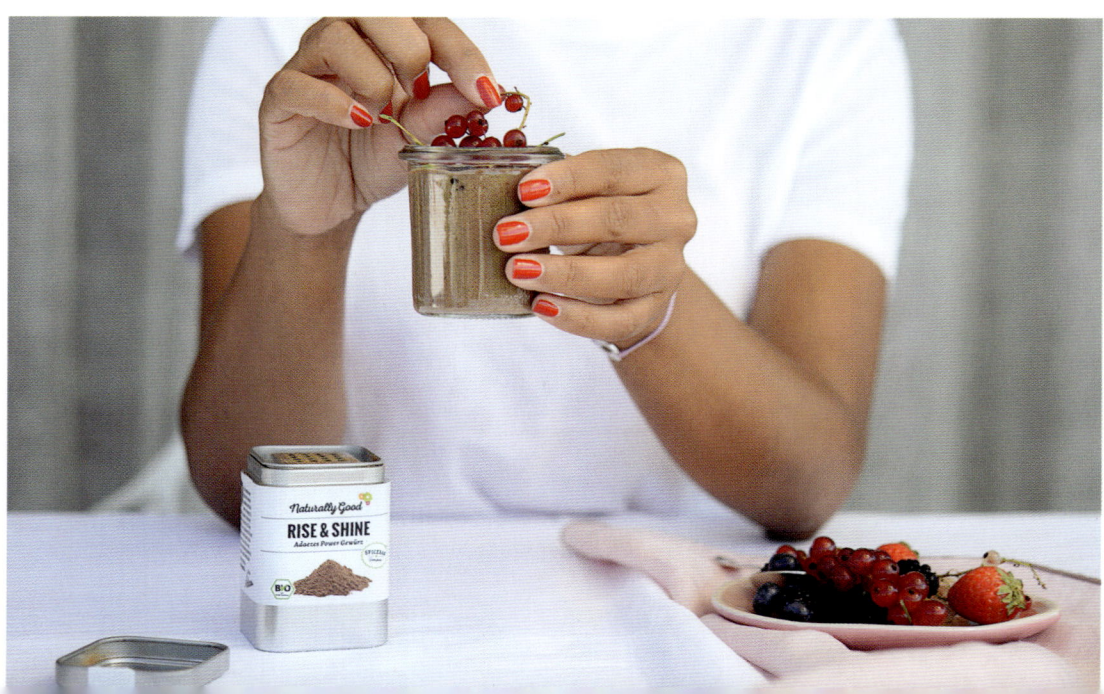

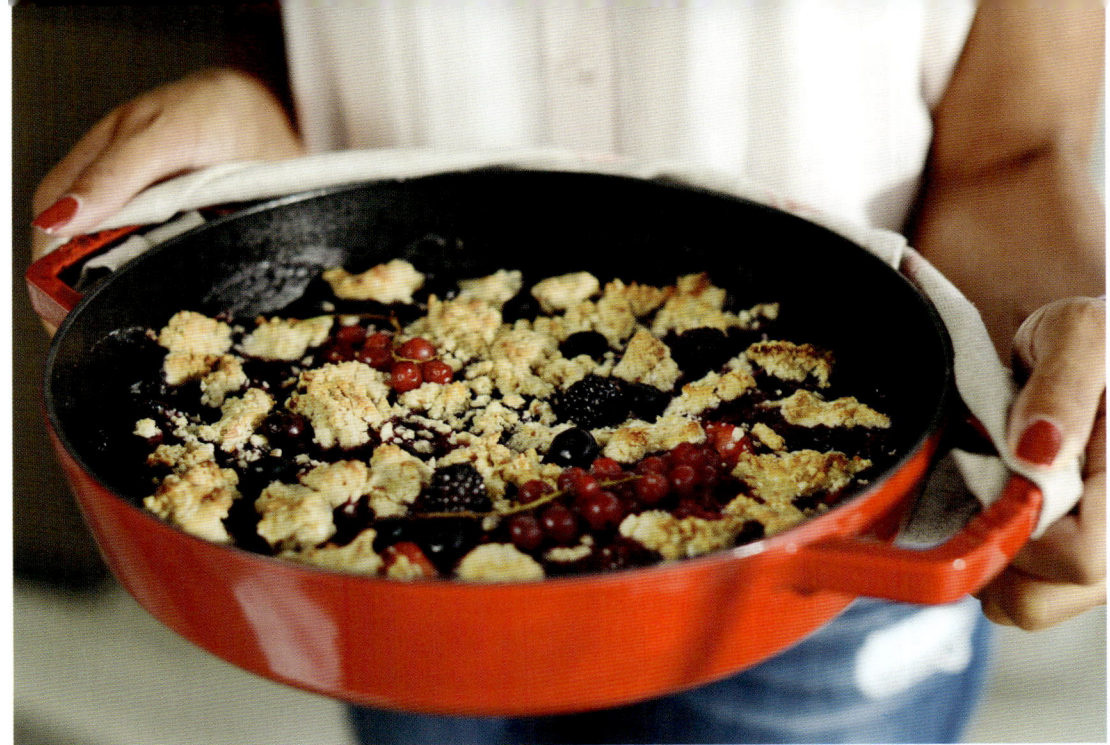

BEERENCRUMBLE

Dieses Rezept ist das perfekte Dessert, wenn Gäste kommen. Es besteht aus nahrhaften Zutaten und schmeckt warm aus dem Ofen am besten. Du kannst den Crumble ganz nach Belieben mit unterschiedlichen Obstsorten immer wieder variieren.

Zubereitungszeit: 30 Minuten
Zutaten für 2 Portionen

500 g gemischte Beeren
1 EL Zitronensaft
3 EL feine Hirseflocken
3 EL Mandelmehl
1 EL gehackte Mandeln
½ TL gemahlener Zimt
3 EL Mandelmus

Den Backofen auf 180 °C Ober-/Unterhitze vorheizen. Die Beeren vorsichtig waschen und auf einem Küchenpapier trocknen lassen. Die Beeren mit Zitronensaft in einer leicht gefetteten Auflaufform vermischen.

Aus Hirseflocken, Mandelmehl, gehackten Mandeln, Zimt und Mandelmus Streusel mischen. Die Streusel sollten leicht klebrig sein. Falls du das Gefühl hast, dass sie zu trocken sind, dann füge noch ein wenig Mandelmus hinzu.

Die Streusel über den Beeren verteilen. Den Crumble 15 bis 20 Minuten goldbraun backen.

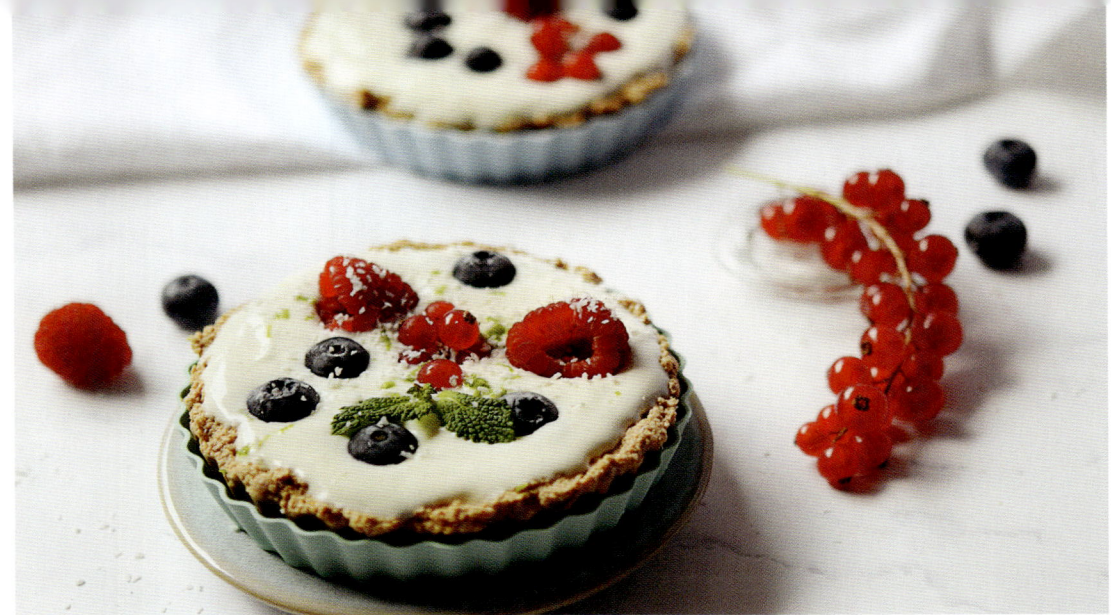

BEEREN-JOGHURT-TARTELETTES

Diese köstliche Nascherei ist ganz schnell gemacht, da sie nicht gebacken werden muss. In Verbindung mit Joghurt und Beeren schmecken die kleinen Tartelettes herrlich frisch. Die Törtchen schmecken schmeckt aber auch mit jeder anderen Obstsorte.

Zubereitungszeit: 20 Minuten
Zutaten für 4 Portionen

Für den Teig:
100 g Pekannusskerne
60 g Kokosflocken
8 getrocknete softweiche
  Aprikosen
1 Prise Meersalz

Für die Füllung:
½ Limette
100 g Mandeljoghurt
Ahornsirup
200 g Beeren nach Wahl
4 Minzeblätter

Zubehör:
4 Tarteletteformen

Für den Teig alle Zutaten in den Mixer geben und mixen, bis ein feuchter und leicht klebriger Teig entsteht. Den Teig vierteln.

Jede Tarteform mit Backpapier auslegen und jeweils eine Teigportion mit den Händen in die Form pressen. Kurz in den Kühlschrank oder ins Eisfach geben.

Für die Füllung die Limette heiß waschen, trocken reiben und einige Zesten von der Schale abziehen. Die Limette auspressen. Den Joghurt mit Ahornsirup, Limettensaft und -schale verrühren. Die Beeren waschen und trocken tupfen. Die Tartelettes aus den Formen heben und jeweils auf einen Teller setzen. Die Limetten-Joghurt-Mischung und die Beeren darauf verteilen. Mit Minze garniert servieren.

KIWI-EIS AM STIEL

Falls du nach dem perfekten Snack suchst, dann probiere unbedingt mein Kiwi-Eis. Es ist in wenigen Minuten zubereitet und schmeckt herrlich erfrischend. Dazu sind Kiwis auch äußerst gesund. Wusstest du, dass eine Kiwi den Tagesbedarf eines Erwachsenen an Vitamin C deckt? Zudem enthalten die Früchte weitere Vitamine und Antioxidantien, viele Ballaststoffe, Mineralstoffe und andere essenzielle Nährstoffe. Gerade an heißen Tagen schwitzen wir mehr und scheiden größere Mengen an Wasser und Mineralstoffen über die Haut aus. Das gesunde Kiwi-Eis hilft, diesen Flüssigkeits- und Mineralstoffverlust nachhaltig auszugleichen. Und das Beste: Es belastet den Kalorienhaushalt nicht.

Zubereitungszeit:
10 Minuten + Gefrierzeit
Zutaten für 8 Portionen

7 Kiwis
2 Limetten
3–4 Minzeblätter

Zubehör:
8 Eisförmchen
8 Eisstiele

Die Kiwis schälen und die Limetten auspressen. Kiwis, Limettensaft und Minze in einem Mixer oder mit einem Stabmixer fein pürieren.

Das Obstpüree auf 8 Eisförmchen verteilen und die Eisstiele hineinstecken. Das Eis mindestens 4 Stunden, besser über Nacht, gefrieren lassen.

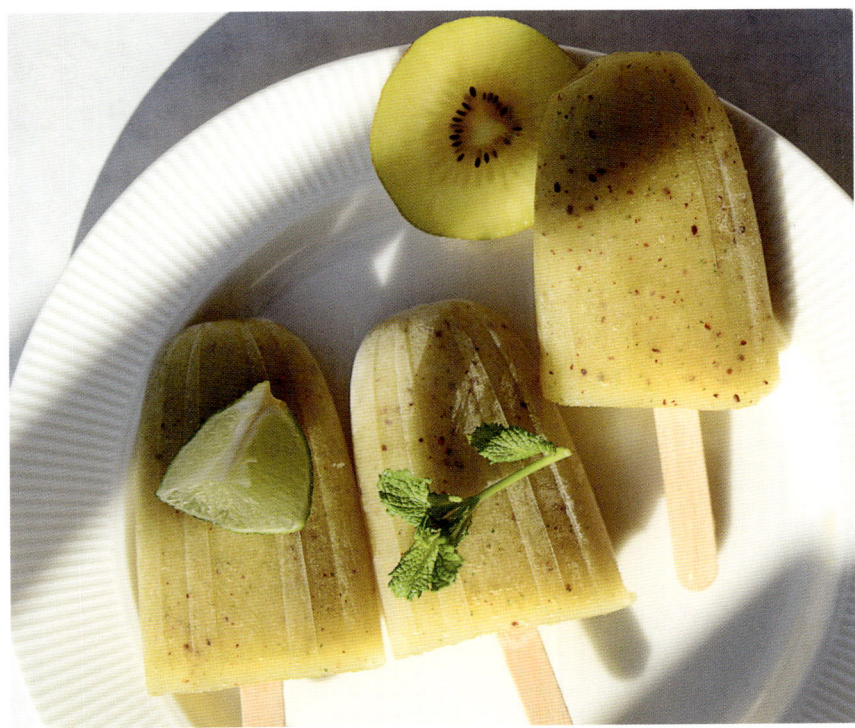

SCHOKO-EISKONFEKT

Weniger Süßigkeiten zu essen und stattdessen auf gesündere Alternativen zu setzen, wird dir mit diesem Rezept bestimmt nicht schwerfallen. Dass es sich hierbei um eine zuckerfreie gesunde Nascherei handelt, würde wohl niemand vermuten, aber genauso ist es. Für mich ist das Schokoladen-Eiskonfekt der perfekte Begleiter zum Kaffee am Nachmittag.

Zubereitungszeit:
15 Minuten + Gefrierzeit
Zutaten für ca. 12 Eispralinen

150 g Cashewkerne, 1–2 Stunden in Wasser eingeweicht
50 g Rohkakaopulver +
   1 EL zum Bestäuben
100 ml Ahornsirup
50 ml Kokosöl
1 TL gemahlener Zimt
1 Prise Meersalz
1 EL gehackte Pekannusskerne
30 g Kakaonibs + 1 EL
   zum Bestreuen
1 Handvoll Himbeeren

Zubehör:
kleine Backform, etwa
   13 x 18 cm

Cashewkerne abgießen und mit kaltem Wasser gründlich abspülen. Mit Kakao, Sirup, Öl, Zimt und Salz im Mixer zu einer cremigen Masse pürieren.

Die Mischung in eine Schüssel geben und 30 g Kakaonibs sowie die Pekannusskerne unterheben.

Nun die Masse in eine mit Backpapier ausgelegte Backform geben und die Oberfläche glattstreichen. Die Schicht sollte etwa 1,5 cm hoch sein. Die zusätzlichen Kakaonibs über die Masse streuen und das Ganze 3 bis 4 Stunden gefrieren lassen.

Das Eiskonfekt aus der Form heben und in kleine gleichmäßige Quadrate schneiden. Zum Schluss mit Rohkakao bestäuben. Die Himbeeren darauf anrichten.

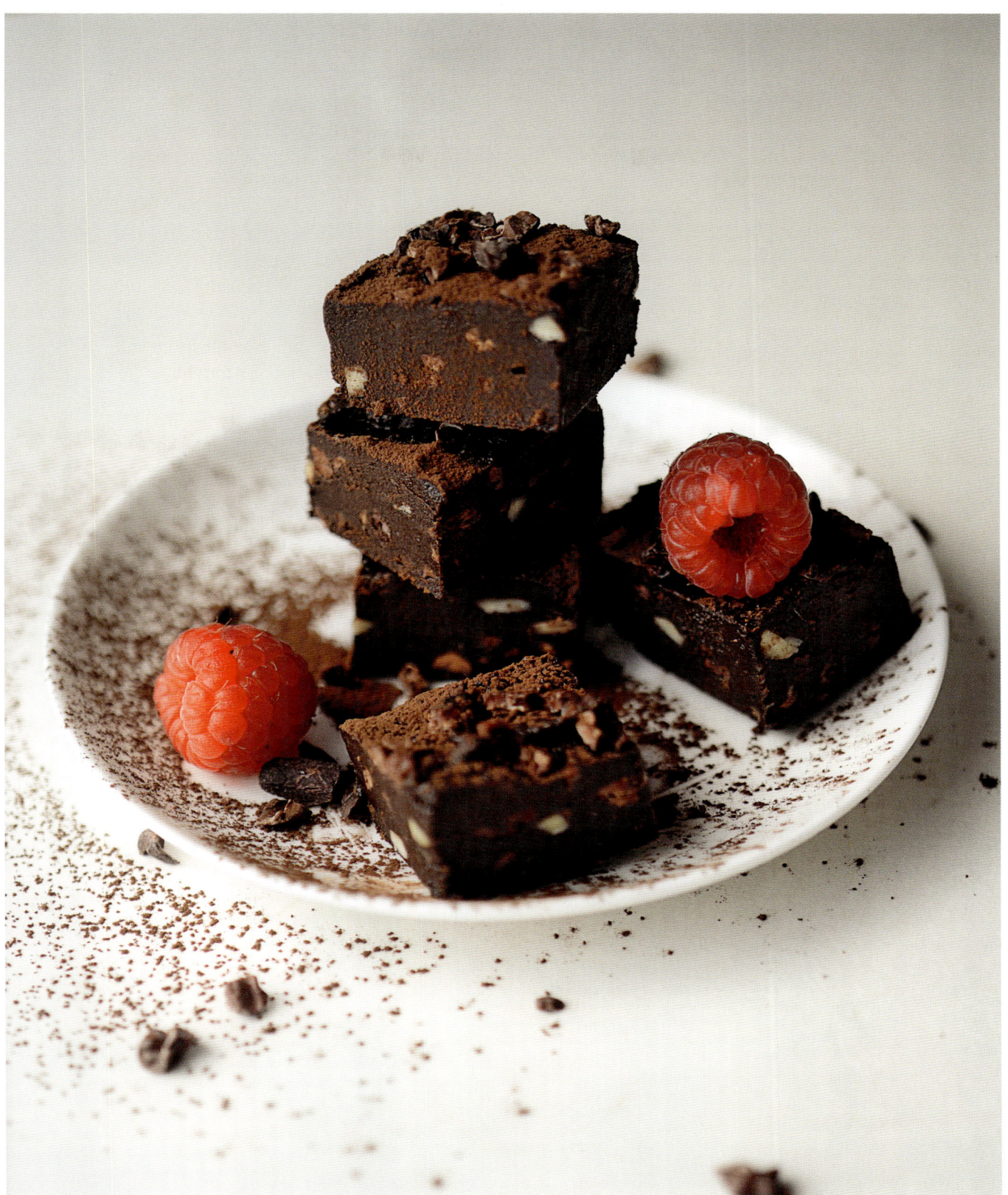

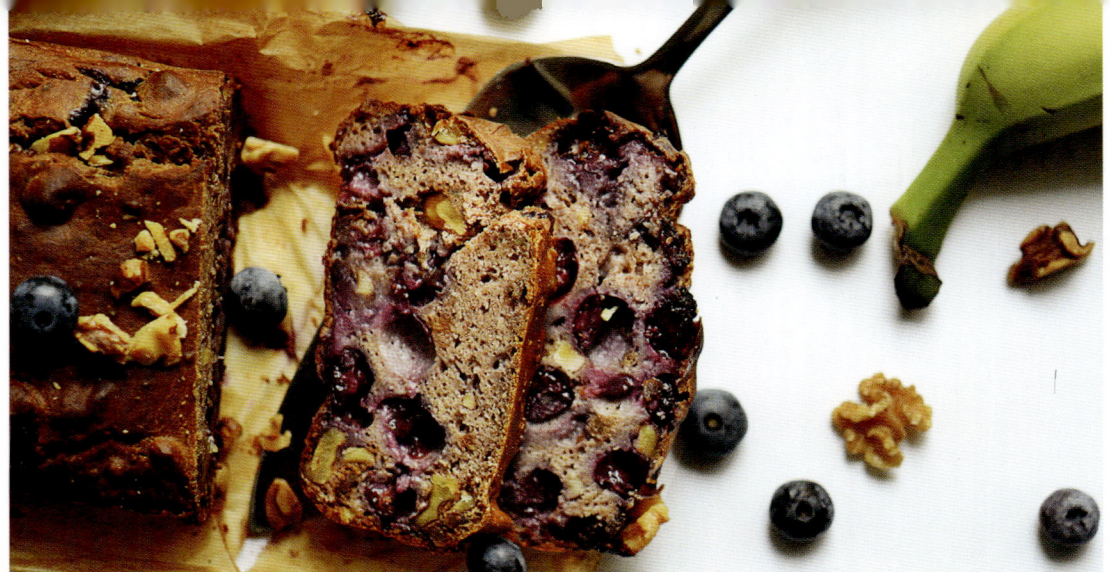

BANANENBROT MIT BLAUBEEREN

Bananenbrot ist einer meiner Klassiker, in dem ich immer wieder mal andere Zutaten verstecke. In dieser Version habe ich Blaubeeren und Walnusskerne untergemischt. Der perfekte Brainfood-Snack für Zwischendurch.

Zubereitungszeit: 1¼ Stunden
Zutaten für 8–10 Scheiben

3 reife Bananen
100 g Walnusskerne
300 g Blaubeeren
3 EL Mandelmus
1 TL gemahlener Zimt
200 ml Pflanzendrink
  (ich habe Mandel verwendet)
200 g Buchweizenmehl
½ Weinsteinbackpulver
2 EL gemahlene Mandeln

Zubehör:
Kastenform, 25 cm

Den Backofen auf 180 °C Ober-/Unterhitze vorheizen. Die Bananen schälen und mit einer Gabel zerdrücken. Die Walnusskerne grob hacken. Die Blaubeeren waschen und trocken tupfen.

Mandelmus mit Bananen, Zimt und Pflanzendrink in einer großen Schüssel verquirlen. Anschließend Mehl, Backpulver, Mandeln und gehackte Walnusskerne unterrühren. Zum Schluss die Blaubeeren vorsichtig unterheben.

Den Teig in eine mit Backpapier ausgelegte Kastenform füllen und 45 bis 50 Minuten hellbraun backen. Mit der Stäbchenprobe den Gargrad prüfen und bei Bedarf weitere 5 bis 10 Minuten backen.

Das Bananenbrot aus dem Backofen nehmen, auf ein Kuchengitter stellen und 10 Minuten in der Form abkühlen lassen. Anschließend aus der Form nehmen und vollständig auskühlen lassen.

COOKIE DOUGH PROTEINBÄLLCHEN

Dieses Rezept kann ich dir so sehr empfehlen. Erinnerst du dich noch an den Keksteig aus Kindertagen, den du nicht roh essen solltest? Genau so schmeckt Cookie Dough – nur eben in gesund. Ich bin mir sicher, dass die Cookie Dough Proteinbällchen nicht nur mein, sondern ganz bald auch dein Herz im Sturm erobern werden. Geschmacklich sind sie einfach zu gut und schnell zubereitet, was sie zum perfekten Meal-Prep-Snack für unterwegs macht.

Zubereitungszeit: 10 Minuten
Zutaten für 8–12 Bällchen

200 g Mandeln
2 EL Reissirup
1 TL Vanillepulver
1 TL Zimtpulver
3 EL Erdnussmus
3 EL Kakaonibs

Die Mandeln im Mixer fein mahlen. Anschließend die übrigen Zutaten (bis auf die Kakaonibs) hinzugeben und mit den Händen zu einem feuchten Teig verkneten.

Die Kakaonibs unterheben und die Masse mit den Händen zu kleinen Bällchen formen.

Mein Tipp: Luftdicht verpackt halten sich die Proteinbällchen bis zu 5 Tage im Kühlschrank. Falls du sie in größerer Menge zubereiten möchtest, kannst du sie auch einfrieren und nach Bedarf entnehmen.

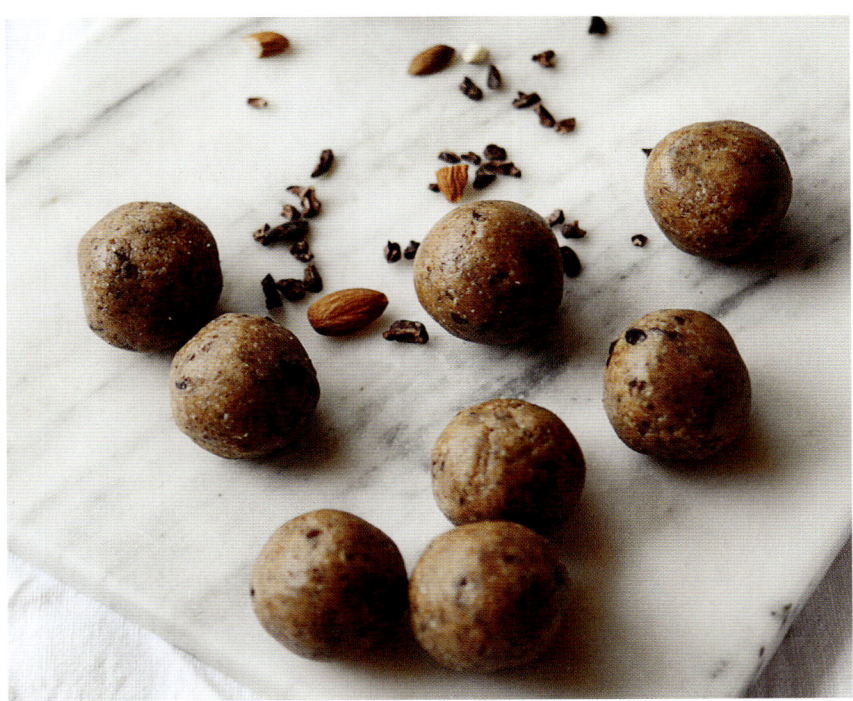

LIFE-CHANGING SONNENBLUMENKERNBROT

Ich werde immer wieder nach einem gesunden Brotrezept gefragt. Dieses hier ist schnell gemacht und liefert viele Nährstoffe sowie gesunde Fette. Ganz gleich, ob herzhaft mit selbst gemachtem Hummus und Avocado oder mit süßem Aufstrich wie einem Pfirsichkompott – mit leckeren Toppings wird dieses Brot zum gesunden Allrounder, den alle lieben.

Zubereitungszeit: 1,5 Stunden
+ 2 Stunden Ruhezeit

Zutaten für 1 Brot

- 145 g Hirseflocken (oder glutenfreie Hafer- oder Reisflocken)
- 135 g Sonnenblumenkerne
- 90 g geschrotete Leinsamen
- 65 g geschälte Hanfsamen
- 2 EL Chiasamen
- 4 EL gemahlene Flohsamenschalen
- 1 TL Meersalz
- 1 EL Ahornsirup
- 3 EL zerlassenes Kokosöl
- 350 ml lauwarmes Wasser
- 1 Handvoll Sonnenblumenkerne als Topping

Zubehör:

Kastenform, 25 cm

Zuerst die trockenen, dann die flüssigen Zutaten separat in einer Schüssel vermengen. Anschließend beides zu einem homogenen Teig verrühren.

Die Kastenform mit Backpapier auslegen. Den Teig in die Kastenform füllen und mindestens 2 Stunden (besser über Nacht) bei Raumtemperatur abgedeckt stehen lassen.

Vor dem Backen die Oberfläche des Teigs mit etwas Wasser bepinseln und die Sonnenblumenkerne darauf verteilen.

Den Backofen auf 175 °C Ober-/Unterhitze vorheizen und den Teig 20 Minuten backen.

Das Brot mit dem Backpapier aus der Form heben und weitere 50 Minuten ohne Kastenform auf einem Rost fertigbacken.

Das Saatenbrot vor dem Anschneiden auf einem Kuchengitter vollständig auskühlen lassen.

Mein Tipp: Im Kühlschrank hält sich das Brot mehrere Tage. Es kann auch in Scheiben geschnitten und eingefroren werden.

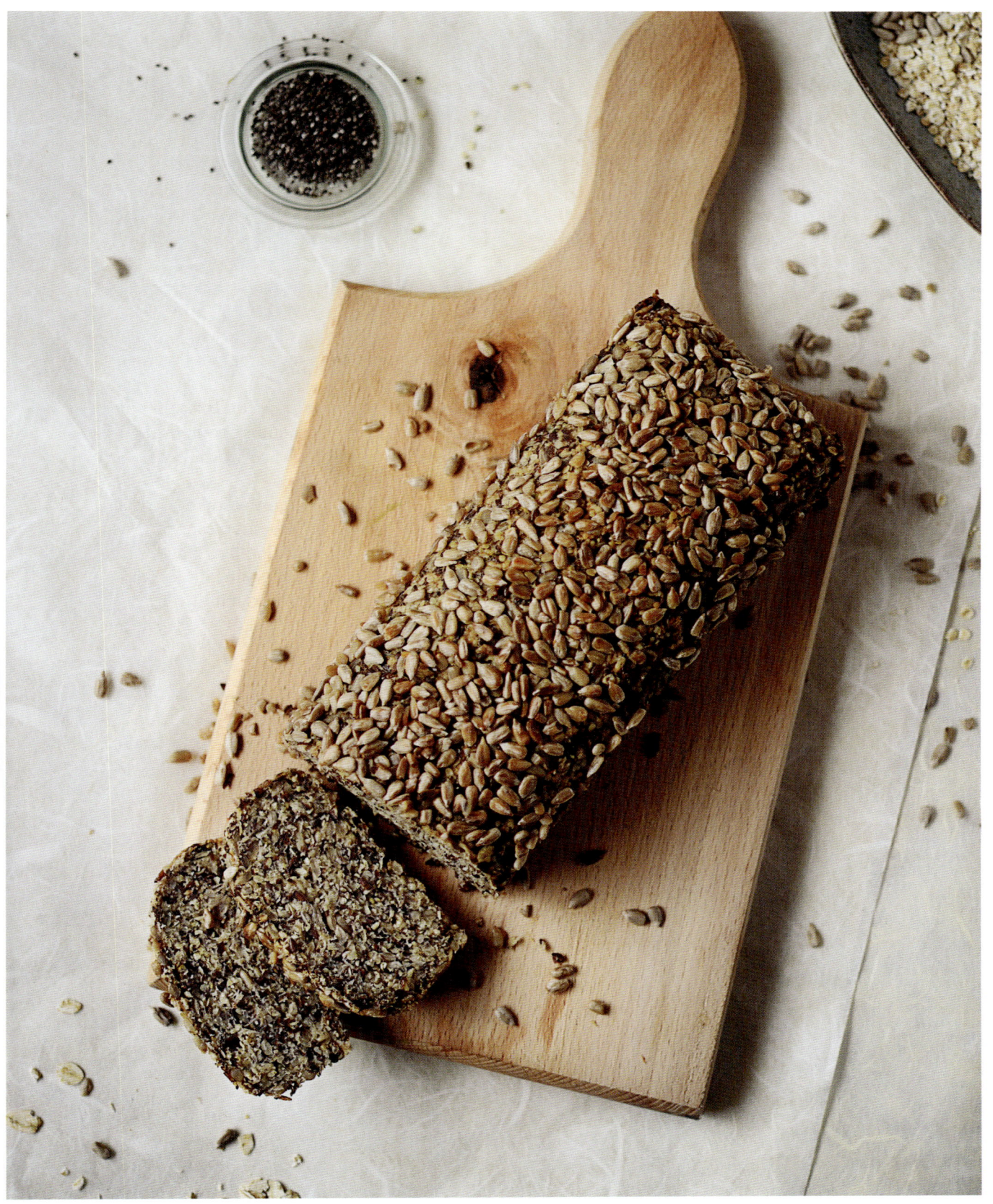

ZU GUTER LETZT ...

Was du denkst, bist du. Was du bist, strahlst du aus.
Was du ausstrahlst, ziehst du an. Buddha

In diesem Buch hast du erfahren, an welchen Stellschrauben du drehen kannst, um Körper, Geist und Seele im Einklang zu halten. Die Werkzeuge dazu, hast du jetzt an der Hand. Damit ist die Grundlage für deinen Weg zu einem »strahlendem Ich« gelegt. Nun liegt es an dir, die Verantwortung für dich, deine Gesundheit und deine Alltagsentscheidungen selbst in die Hand zu nehmen.

Sei dir darüber bewusst, dass du in jeder Minute entscheiden kannst, in welche Richtung du deine Gedanken und deine Energie lenkst. Warum sie also nicht dahin lenken, die gut für dich ist? In diesem Buch habe ich dir viele Impulse gegeben, die dich leichter und befreiter leben lassen, nun gilt es, sie für deine persönliche Bedürfnisse anzuwenden.

Viele denken, dass kleine Alltags-Entscheidungen nicht wirklich bedeutsam sind. Die Wahrheit aber lautet: Du hast es in der Hand. Manchmal genügt bereits ein neuer positiver Gedanke oder eine kleine Aufmerksamkeit, um entspannter zu leben und zufriedener zu werden. Gesundheit, Glück und Zufriedenheit ergibt sich aus den vielen kleinen Entscheidungen, die du täglich für dich triffst.

Dein Körper reagiert auf alles was du tust und was du denkst – immer. Deshalb können bereits kleine Handlungen immense Veränderungen auf körperlicher, geistiger und emotionaler Ebene anstoßen. Letztendlich ist es also die Summe an kleinen Entscheidungen, die du täglich für dich triffst, die den Unterschied machen. Das Schöne daran: geht es dir gut, dann strahlst du das aus – im Innen sowie im Außen.

Überlege dir, welche Energie du ab heute anziehen und welche du in dieser Welt verbreiten möchtest. Verbinde dich immer wieder mit dieser Energie, um ab jetzt in deinen Alltagsentscheidungen aus dieser Quelle zu handeln und zu schöpfen. Beschenkt wirst du mit mehr Energie, Vitalität, Leichtigkeit und Lebensfreude.

Ich wünsche mir, dass meine Übungen, Tools und Rezepte dir dabei helfen und dieses Buch zu deinem (Alltags-)Begleiter wird.

Welche gesunde Entscheidung wirst du ab heute täglich für dich treffen?

Herzlich *Adaeze*

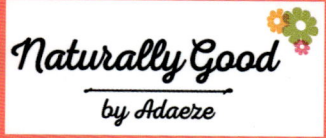

Weitere Informationen zu meinen Onlinekursen, Vorträgen, Retreats findest du auf: www.naturallygood.de
Instagram: @naturallygood_by_adaeze
Facebook: @naturallygood
Podcast: Naturally Good – Einfach, gesund und glücklich leben.

Dein Detox-Diary für das 21-Tage-Programm

Versuche täglich zu erspüren, wie du dich in den einzelnen Bereichen deines Lebens gerade fühlst und notiere es mit den einfachen Symbolen in der Tabelle.

sehr gut: ++ | gut: + | mittel: o | nicht so gut: – | eher schlecht: – –

	Ernährung	Entspannung & Schlaf	Bewegung & Fitness	Empathie & Kommunikation	Freunde, Familie &Partnerschaft	Persönliche Entwicklung & Innere Harmonie	Lebenseinstellung & Lebensfreude	Liebe & Dankbarkeit	Werte	Vision
Woche 1										
Montag										
Dienstag										
Mittwoch										
Donnerstag										
Freitag										
Samstag										
Sonntag										
Woche 2										
Montag										
Dienstag										
Mittwoch										
Donnerstag										
Freitag										
Samstag										
Sonntag										
Woche 3										
Montag										
Dienstag										
Mittwoch										
Donnerstag										
Freitag										
Samstag										
Sonntag										

Rezeptregister

Sachregister

Impressum

1. Auflage
© 2022 by Südwest Verlag, einem Unternehmen
der Penguin Random House Verlagsgruppe GmbH,
Neumarkter Straße 28, 81673 München.

Copyright © Adaeze Wolf 2022
Copyright Fotografie © Maria Schiffer 2022

Projektleitung: Eva M. Salzgeber
Producing & Satz: Nadine Thiel, kreativsatz, Baldham
Korrektorat: Lesezeichen Verlagsdienste,
Anna Christiane Gülicher-Loll, Köln
Umschlaggestaltung und Layout:
Julia Otterbach Design, München
Bildredaktion: Sabine Kestler
Illustrationen: s.e.m. unter Verwendung von Illustrationen
von gstudioimagen/Freepik und Alex_Doubovitsky/
iStock, Denis Novikov/iStock.
Reproduktion: Regg Media GmbH, München
Druck & Verarbeitung: DZS Grafik d.o.o., Ljubljana

Printed in Slovenia

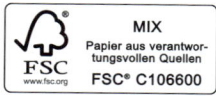

Penguin Random House Verlagsgruppe FSC® N001967

ISBN 978-3-517-10106-4
www.suedwest-verlag.de

Vielen Dank ...

Dieses Buch zu schreiben, war
mir eine Freude und ein großes
Bedürfnis. Es wäre aber ohne die
Unterstützung von wundervollen
Menschen nicht entstanden.

Ein besonderer Dank geht an
meine Familie, meine lieben Freunden und meinen Inner Circle. Danke,
dass ihr immer für mich da seid.
Ihr seid die wahre Energiequelle
in meinem Leben.

Danke an Maria, dass du auch bei
diesem Projekt wieder als liebe
Freundin und vertraute, professionelle Fotografin an meiner Seite
warst, um die schönsten Momente
(und Rezepte ;)) fotografisch einzu-
fangen. Dankeschön auch an Julia
für die schöne grafische Anmutung.

Ein herzlicher Dank geht an Eva
sowie die gesamte Penguin
Random House Verlagsgruppe.
Danke für deine professionelle
Begleitung und wunderbare Unterstützung – vom ersten Konzept
bis zum finalen Druck.

Danke auch an mein Naturally Good
Team für die wundervolle und
motivierende Unterstützung im
Background.

Und natürlich gilt ein besonderer
Dank meiner wundervollen Naturally
Good Community – ohne euch wäre
dieses Buch niemals entstanden.
Danke für euer Vertrauen und
das wunderbare Feedback zu
meiner Arbeit.